WOLFGANG HOFFMANN

Mutig Sein

Triumph
über Multiple Sklerose
& Gesundheit wiedererlangt

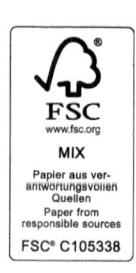

Mai 2021
© 2021 Wolfgang Hoffmann
Lektorat: Christa Opitz-Schwab
Layout, Satz & Umschlaggestaltung: Die Buchprofis der Buch & media GmbH
Umschlagvorderseite: nach einem Bild von sportfotograf.com/ Christian Bock
Herstellung und Verlag: BoD – Books on Demand, Norderstedt
Printed in Germany

ISBN 9783753425788

wogahoma
Wolfgang Hoffmann
https://www.wogahoma.info/
info@wogahoma.com

Handelsregister GR CH-350.1.010.956-4
UID CHE-377.211.44

WOGAHOMA

INHALT

Vorwort 7
Anmerkungen 10

Teil 1
Chronologische Aufarbeitung 17

1 Mieser Start 18
    1.1 Mist! Scheisse! 21
2 Markantes Schuljahr 28
    2.1 Mühsamer Schulstart 36
    2.2 Missmutig sein 50
    2.3 More Stories 54
3 Multiple Sklerose 62
    3.1 Medizinische Sichtweise 62
        3.1.1 Symptome 64
        3.1.2 Ursachen 66
        3.1.3 Diagnose 68
        3.1.4 Verlauf 71
    3.2 Meine Symptome 73
        3.2.1 Lähmungserscheinungen 73
        3.2.2 Wetterfühligkeit 74
        3.2.3 Temperatursensibilität 75
        3.2.4 Kribbelgefühle 76
        3.2.5 Schwindelgefühle 77
4 Meine Sichtweise 1 78
5 Miese Stimmung 84
    5.1 Müde sein 94
    5.2 Mental störanfällig 97

6	Magister Sportwissenschaft	104
	6.1 Mächtiger Schub	117
	6.2 Marie scheffeln	121
7	Möglichkeiten suchen	132
	7.1 Misstrauische Sentimentalität	142
	7.2 Mit Spass	149

Teil 2
Wege, neue Einsichten zu gewinnen 155

8	Möglichkeiten selektieren	156
	8.1 Musikalischer Stempel	156
	8.2 Mahnende Sensibilitäten	161
	8.3 Mangelerscheinungen sanieren	167
	8.4 Mentor suchen	180
	8.5 Mitdenkende Stunden	181
	8.6 Motivierende Sprüche	183
	8.7 Mehrere Sonderbarkeiten	196
9	Meine Sportaktivitäten	203
10	Meine Sichtweise 2	223
11	Mama Support	231
12	Mitmenschen schildern	251
13	Mut sammeln	269
	13.1 Mentale Stärke	273
14	Meine Sichtweise 3	280
15	Mutig sein	287
	15.1 Menschlich sein	292
16	Menschen sensibilisieren	295
17	Maskierte Seelen	302
	Interview	312

Vorwort

PS, PC, BMW, TV, SMS, ADHS, MS usw. – jede Abkürzung hat eine Bedeutung. In der heutigen multimedialen Zeit sind Abkürzungen ein Bestandteil der Kommunikation geworden. Doch als ich erfuhr, dass ich MS habe, stürzte meine Welt zusammen.

Multiple Sklerose. Dahinter verstecken sich Tausende Gesichter und Geschichten. Es kann jeden treffen. Es lauert tief im menschlichen Körper. Dann wird etwas ausgelöst – von innen und von aussen. Es ist unvorhersehbar. Es ist zu akzeptieren.

MS ist wie ein Vulkan. Es gibt bestimmte Anzeichen dafür, dass etwas passieren kann. Es bilden sich kleine Rauchwolken. Doch die ersten Ausbrüche werden kaum wahrgenommen. Diese unscheinbaren Ereignisse werden als nichts Besonderes erkannt. Die Situation beruhigt sich wieder. Der Alltag kehrt zurück. Doch unverhofft bricht der Vulkan mit seiner ganzen Kraft aus. Der Himmel verdunkelt sich, kleine und grosse Trümmer stürzen herab und das zähflüssige Magma reisst einen zu Boden. Jetzt ist alles vorbei – das glaubt man zumindest. Doch irgendwann hat der Vulkan sein Pulver verschossen, auch wenn er mehrere Ausbrüche dazu benötigt. Der Vulkan wird immer stiller und nach einer Weile ist er sogar inaktiv. Ist er einmal erloschen, bietet er ein gesundes Umfeld für zahlreiche Tiere, Pflanzen und den Menschen.

Es hat mehr als sechs Jahre gedauert, bis ich den Mut aufbrachte und mich entschloss, ein Buch über meine Erfahrungen zu schreiben. Und es hat weitere zehn Jahre gedauert, bis es nun fertig vor mir liegt. Den ersten – naiven – Gedanken, ein Buch zu verfassen, hatte ich im Laufe meines Studiums der Sportwissenschaften. Der endgültige Entschluss, meine Geschichte niederzuschreiben, oder zutreffender ausgedrückt, das Erlebte seit der MS-Diagnose im Jahr 2003 zu verarbeiten und den Weg in ein selbstverantwortliches und selbstständiges Leben zu schildern, ist durch mehrere Erlebnisse Ende 2009 gefallen. Seit damals mache ich mir unregelmässig schriftliche Notizen in meiner »Gedankenküche« zu Situationen, die mich beschäftigen oder die mich belastet haben. Auf der Grundlage dieser Notizen und mehrerer Gespräche mit Familienangehörigen und Freunden sowie aus zahlreichen persönlichen Erinnerungen ist dieses Buch entstanden.

Den entscheidenden Anstoss, mich mit meiner Vergangenheit noch einmal tiefgründig auseinanderzusetzen, bekam ich im Frühjahr 2015. Bis zu diesem Zeitpunkt verschwieg ich meine Lebensgeschichte – speziell die MS-Diagnose – gegenüber Aussenstehenden. Es gab zu viele negative Erlebnisse. Doch eine flüchtige Bekanntschaft löste emotional und gedanklich so viel in mir aus, dass nun die Zeit reif war. In diesem Moment folgte ich meiner Intuition und erzählte einfach drauflos. Es war anscheinend der richtige Zeitpunkt für mich, mich mit meiner Biografie, die mich dermassen geprägt hat, zu beschäftigen. Und so habe ich begonnen, mich sehr intensiv mit mir selbst, meiner Vergangenheit, meinen Gewohnheiten, meinen Werten und Lebenseinstellungen sowie meinem Umfeld zu befassen. Die Reise war sehr abwechslungsreich. Manche Erkenntnisse waren schwer zu verarbeiten. Es gab diverse Situationen, die ich nicht wahrhaben wollte. Doch die Klarheit, die ich danach fühlte, war eine riesige Erleichterung. Heute kann ich darüber schmunzeln. Genauso wie es Anspruchsvolles und Unangenehmes zu verarbeiten gab, gibt es viele schöne Erlebnisse und Erinnerungen. Manche bleiben unvergesslich, andere wiederum sind im Zuge des Schreibens wieder ins Bewusstsein gekommen und auch gleich wieder verschwunden. Ich bin glücklich, diese emotionale Achterbahnfahrt erlebt zu haben.

Die eingangs erzählte Vulkan-Metapher steht für die Hoffnung, die mich antreibt, und den Willen, gesund und ausgeglichen zu leben, sodass MS in mir erlischt. Dazu möchte ich auch alle Betroffenen und Interessierten ermutigen. Man sollte:

- Niemals aufgeben
- Ständig an sich selber arbeiten
- Neugierig bleiben
- Tief in Momente versinken
- Das tun, was man liebt
- Immer wieder etwas Neues ausprobieren
- Sein Leben und das Leben anderer lebenswert gestalten
- Kleinigkeiten einen höheren Stellenwert beimessen
- Erlebnisse und Emotionen intensiv wahrnehmen

Nichts ist mehr selbstverständlich!

Viel Vergnügen beim Lesen,

Wolfgang Hoffmann

Anmerkungen

Eine wesentliche Idee war, die Kapitel des Buches mit Überschriften zu gestalten, die M und S – in Anspielung an Multiple Sklerose – widerspiegeln. »MS« bedeutet mehr als ein Krankheitsbild. Ich wollte zeigen, dass es unzählige Kombinationen gibt, die für M und S stehen können. Meine Geschichte ist zudem als spannende Reise in einen Teil 1 »Chronologische Aufarbeitung« und einen Teil 2 »Wege, neue Einsichten zu gewinnen« aufgeteilt.

Im Zuge der Aufarbeitung meiner Lebensgeschichte ist es mehrmals zu »Gedankenblitzen« gekommen. Das heisst, während ich die Geschichten von damals niederschrieb, hatte ich plötzliche Erkenntnisse, die mich überrascht, verwundert oder persönlich bereichert haben. Denn ich habe in diesen Momenten gelernt, warum ich teilweise heute so bin, wie ich bin. Das wiederum gibt mir die Chance, mich zu ändern und weiterzuentwickeln. Diese »Gedankenblitze« habe ich dann an der entsprechenden Stelle in die Geschichte integriert und im Schriftbild als solche erkennbar gemacht. Sie folgen nicht dem chronologischen Ablauf, denn es liess sich nicht immer vermeiden, dass sich aktuelle Gedanken und die Erfahrungen der letzten Jahre miteinander vermischten.

Zusätzlich ist Lesen ein grosses Hobby von mir und hilft mir, mich mit Problemen auseinanderzusetzen, die Zeit zu vertreiben und Neues zu lernen. Immer wieder habe ich mir aus Büchern oder Zeitschriften Notizen gemacht, die ich ohne Bezug zu Autorin oder Autor niedergeschrieben und mit meinen eigenen Gedanken kombiniert habe. Also entschuldige ich mich bei all jenen, die womöglich eine Lebensweisheit oder Formulierung von sich wiedererkennen. Ich hoffe, Sie sind mir nicht böse, denn Sie haben mir sehr geholfen, sonst wären Sie nicht in meiner »öffentlichen« Geschichte gelandet!

Ausserdem war es nach einer fast dreijährigen Zeit des »Nichtschreibens« fast so, als würde ich eine zweite Auflage meines Buches verfassen. Zumindest war es spannend zu entdecken, wie sich meine Sicht auf das Leben, die Mitmenschen, die Natur und das Universum geändert hat. In der Kurzfassung: Seit der MS-Diagnose habe ich mich vom rationalen Kopfmenschen in einen intuitiven und empathischen Gefühlsmenschen gewandelt. Heutzutage bin ich glücklich, von mir behaupten zu können, je nach Situation beide Einstellungen sehr ausgeglichen miteinander ausleben zu können.

Mein Leben lang gilt der grösste Dank meiner Mutter, die gleich zu Beginn meiner Erkrankung alles in Bewegung gesetzt hat, um mir die beste medizinische Betreuung zu ermöglichen.

Genauso gilt mein Dank meiner Frau, meiner engsten Familie und meinen Freunden, die mir trotz meiner häufigen Stimmungsschwankungen und schwierigen Situationen zur Seite standen und stehen, mir einen sicheren Rückhalt geben und immer ein offenes Ohr für mich haben.

Ausserdem danke ich den zahlreichen Ärzten, die ihr Bestes gegeben haben, und den vielen Menschen, die mich im Laufe meines Lebens respektvoll begleitet, unterstützt und gefördert haben.

*Wenn du deine Rolle in der Welt besser verstehen willst,
dann schreib.*
– PAULO COELHO

Das Leben schreibt endlos viele Geschichten.
Das ist meine ...

Teil 1
Chronologische Aufarbeitung

1 Mieser Start

Es ist Ende August, ein angenehmer Morgen. Im Schatten ist es noch kühl, in der Sonne bereits warm. Der wolkenlose Himmel kündigt einen typischen heissen Sommertag an. An diesem Sonntagmorgen stehen viele junge und ambitionierte Nachwuchs-Strassenradrennfahrer an der Startlinie zu einem klassischen Rundrennen durch das Zentrum von Wiener Neustadt in Niederösterreich. Fünfzehn Runden und rund sechzig Kilometer gilt es so schnell wie möglich zu absolvieren – knapp vorbei an parkenden Autos, Hausmauern, Absperrungen, die Zuschauer und Fussgänger zurückhalten, sowie zahlreichen Verkehrsschildern, die einem speziell in den Kurven sehr nahe kommen können.

Die Nervosität steigt. Ich stehe am Start inmitten von anderen Radfahrern. Zu diesem Zeitpunkt bin ich achtzehn Jahre alt. Die Situation ist mittlerweile Routine, und dennoch habe ich ein leichtes Kribbeln im Bauch und freue mich auf das Rennen. Nach zahlreichen Starts in den vergangenen Jahren in diversen Nachwuchsklassen weiss ich genau, was passieren wird. Kaum ist der Startschuss gefallen, wird ohne Rücksicht volles Tempo gefahren. Bei uns Jungs gibt es nur die eine Taktik: Die Pedale so fest und schnell treten wie möglich – derjenige, der dieses Tempo von Anfang bis Ende durchhält, gewinnt. Die anderen werden Runde für Runde weiter zurückfallen.

Grundsätzlich liegen mir solche Rennen. Es gibt keine technischen Schwierigkeiten auf dem Kurs. Das Streckenprofil ist komplett flach. Der Kurs durch die Stadt verläuft mit vier 90-Grad-Abbiegungen und einer kurzen Zielgeraden. Ich kann all meine Stärken ausspielen: Sprint- und Antrittsschnelligkeit, das Fahren im Windschatten optimal ausnutzen und im Ebenen ein hohes Tempo lange halten können. Denn ich bin kein typischer Radrennfahrer, wie man sie häufig im Fernsehen sieht: Schmale Schultern, dünne Beine, wenig Körpergewicht, tendenziell geringe Körpergrösse und wenig Körperfett sucht man bei mir vergeblich. Aufgrund guter biologischer Voraussetzungen bin ich ein kräftiger, kompakt gebauter und »schwerer« Athlet. Zusätzlich war ich in der späten Kindheit Leistungsschwimmer, wodurch ich eine gewisse muskuläre Athletik bekommen und behalten habe. Das nutze ich an solchen Tagen gerne zu meinem Vorteil.

Ich bin mit keinem speziellen Ziel in das Rennen gestartet. Jedoch weiss ich aufgrund des Streckenprofils, dass ich in die Top 10 fahren kann. Sollte es zu einem Zielsprint kommen, ist für mich alles möglich. Ich bin fest davon überzeugt, dass ich durch meine zahlreichen Wettrennen und Wettkämpfe gegen meinen Bruder schnelle Beine bekommen habe. Und genauso durch das Flüchten vor möglichen Strafen von Eltern, Familienangehören und Freunden nach irgendwelchen Streichen, die ich ihnen gespielt habe.

Doch nach ein paar Runden kann ich dem Tempo der anderen leider nicht folgen. In meinen Augen hat das zwei Ursachen: (a) Mein Ziel ist die österreichische Einzel-Zeitfahrmeisterschaft eine Woche später. Somit bin ich ein wenig besorgt, dass mir dieses Tempo schaden könnte. Was natürlich nur eine fadenscheinige Ausrede ist, die ich mir mental zurechtgelegt habe. (b) Es gibt einen Wechsel des Strassenbelags beim Übergang von einer normalen Fahrbahn in eine Fussgängerzone. Die Kante in der Fahrbahn ist mir schon bei der Besichtigung als bedenklich aufgefallen. Leider hat sich das im Renntempo dann bestätigt. Jedes Mal beim Drüberfahren – und das zwei Mal pro Runde – verursacht diese Kante einen immensen Schlag auf das Rad. Ich muss stets den Lenker gut festhalten, damit er mir nicht aus den Händen gleitet. Zusätzlich bekomme ich diesen Schlag aufgrund der Position mit vorgelehntem Oberkörper am stärksten im unteren Rücken zu spüren. Schon während des Rennens kommt ein ungutes Gefühl in mir auf.

Am Ende wird es ein abgeschlagener Platz im hinteren Mittelfeld. Ein enttäuschendes Rennergebnis zum Vergessen! Zumindest habe ich den Zielsprint der kleinen Verfolgergruppe gewonnen. Das ist ein bisschen Genugtuung. Solche Situationen lasse ich mir nicht entgehen. Es wird bis zum Schluss gekämpft. Das Rennen ist erst beendet, wenn die Ziellinie überquert ist. Im Nachhinein habe ich den Eindruck, dass mir das Rennen weder als gute Vorbereitung für die österreichische Zeitfahrmeisterschaft geholfen hat, noch dass ich dadurch mein Selbstbewusstsein stärken konnte. Zu all dem kann ich aufgrund der Rückenschmerzen kaum vom Rennrad absteigen. Es ist ein permanenter stechender Schmerz im Lendenwirbelbereich. Zwar ist es nicht ungewöhnlich, dass man nach einem Radrennen Rückenschmerzen hat, denn die Position auf Rennrädern ist alles andere als wirbelsäulenfreundlich. Doch diesmal ist es anders.

Ich erinnerte mich daran, dass in der Pubertät eine leichte Verschiebung meines dritten Lendenwirbels festgestellt wurde. Ich hatte das nie als Schwachstelle gesehen und war seitdem immer bestrebt gewesen, mit zusätzlichem Training den Rückenbereich zu stabilisieren. Dieses Zusatztraining hatte ich in der letzten Zeit vernachlässigt. Deswegen ging ich davon aus, dass die Rückenschmerzen die Konsequenz des verabsäumten Trainings und der Stösse durch das Überfahren der Randsteine war. Ich suchte einen Schuldigen und fand ihn in den Randsteinen. Es machte mich wütend, dass die Organisatoren uns über diese Kanten gehetzt hatten, ich empfand das als gesundheitsgefährdend. Ich suchte Ausreden und das waren die Ersten, die mir einfielen.

Weder mein Trainer noch meine Mutter konnten meine miese Stimmung verbessern. Es war zu diesem Zeitpunkt unmöglich, mir Gutes zu tun. Ich sass auf dem Boden neben meinem Rennrad, das diesen wilden Ritt ohne Defekt überstanden hatte, und machte böse Miene zum guten Spiel. Um mich herum hockten viele meiner Mitstreiter und ein paar Radfreunde. Wir diskutierten über diverse Situationen des Rennens, während wir uns etwas Kühles zu trinken genehmigten. Auch der trockene Kuchen half nicht, die Stimmung zu heben. Ich hatte Rückenschmerzen und ein für mich beschissenes Rennen hinter mir. Ich wollte nur noch nach Hause und alleine sein.

Im Nachhinein betrachtet waren die anhaltenden Rückenschmerzen in den kommenden Tagen das erste Anzeichen der ausgelösten Multiplen Sklerose. Der zweite Auslösefaktor folgte eine Woche später.

1.1 Mist! Scheisse!

Wieder einmal ein geniales Wetter – mein Wetter – im heissesten Sommer der letzten Jahre: blauer Nachmittagshimmel, trocken, kaum Wind. Einmal treten und der Schweiss rinnt ununterbrochen, nur der Fahrtwind kühlt. Das Warmfahren, um den Körper auf die gewünschte Arbeitstemperatur zu bringen, ist schon Genuss pur. Ich betreibe den Sport, den ich liebe. Die Beine fühlen sich sehr gut an. In den Jahren des Radfahrens habe ich gelernt, sehr stark auf meinen Körper zu hören und somit ein Gefühl dafür bekommen, wie sich die Muskeln der Beine anfühlen. Es ist ein gutes Zeichen für mich, dass sich meine Beine bei wenig Anstrengung schwer angefühlen. Denn nachdem ich ein paar Intervalle im Renntempo absolviert habe, werden sie auf einmal leicht. Ich weiss, ich habe gut trainiert und bin auf den Punkt genau bereit, meine Leistungsfähigkeit und auch mein Talent heute zu bestätigen. Ich bin also hochmotiviert.

In dieser euphorischen Stimmung sitze ich seit ca. 25 Minuten auf dem Rennrad und fahre das Einzelzeitfahren der österreichischen Meisterschaft in Feldbach. So gut vorbereitet war ich noch nie. Obwohl mich die Rückenschmerzen und das schlechte Resultat der Vorwoche ein bisschen aus der Bahn geworfen haben: Jetzt konzentriere ich mich voll auf das Rennen. Es geht um sehr viel. Mein Ziel sind die Top 10. Ich will einen guten Eindruck hinterlassen. Es ist mein letztes Jahr in der Nachwuchskategorie Junioren. Bei einem guten Resultat steigen die Chancen, in einem U23-Team einen Vertrag zu bekommen, um so meinem Ziel »professioneller Radsportler« näher zu kommen.

Die Strecke liegt mir nicht hundertprozentig. Doch nach der Besichtigung war die Taktik für das Rennen relativ schnell klar: Vom Start weg sollte ich das Maximum meiner Leistung abrufen. Die Strecke geht die ersten fünf Kilometer leicht bergab. Dann über eine Autobahnbrücke, die zu vernachlässigen ist, da diese mit dem Schwung aus dem flachen Teil leicht überfahren werden kann. Anschliessend führt der Weg wieder etwa fünf Kilometer leicht bergab. Dann folgt der für mich anspruchsvolle Teil, es wird hügelig. Trotzdem ist es das Ziel, auch diese Etappe mit Vollgas zu bewältigen. Ich muss alles unternehmen, um das Tempo speziell bergauf hochzuhalten. So habe ich eine realistische Chance, mein Ziel zu erreichen. Schliesslich enden die Hügel in einem leichten, ca. zwei Kilometer langen Anstieg, der mit ein paar steileren Rampen von 50 bis 200 Meter Länge gespickt ist. Ich nehme sie für meine Verhältnisse sehr passabel und die Motivation steigt noch mal, als ich den letzten kleinen Anstieg zur Wende hinter mir habe. Mitten in einem kleinen Dorfzentrum muss ich um einen Brunnen fahren. Es bleibt keine Zeit, die kleine Kirche und den Gasthof genauer wahrzunehmen. Zu sehr bin ich darauf fokussiert, mich auf den Rückweg zu machen. Die gleiche Strecke zurück. Es ist gut zu wissen, dass ich das Schwerste hinter mir habe.

Jetzt kann ich mich auf meine Stärken verlassen. Ich bin im Vergleich zu anderen Radrennfahrern in meinem Alter ein Schwergewicht. Meine Stärken sind der Sprint, Antrittsschnelligkeit, Abfahrten, Taktik im Sprintverhalten und leichte bzw. kürzere Anstiege. Ausserdem kann ich meine Kraft bei Gegenwind immer gut ausspielen, was Vor- und Nachteile hat. Gegen den Wind schnell zu fahren kostet viel Kraft, und die habe ich. Der Nachteil: Schafft es ein anderer Radfahrer, direkt hinter mir im Windschatten zu fahren, hat er ein leichtes Spiel. Er muss etwa ein Drittel weniger Kraft aufwenden, um mit mir mithalten zu können. Das spielt aber bei einem Einzelzeitfahren zum Glück keine Rolle. Wichtiger ist in diesem Moment mein Trainer, der hinter mir im Auto das gesamte Rennen begleitet. Er beobachtet mich die ganze Zeit von hinten und kann so sehr gut abschätzen, wie schnell ich unterwegs bin. Mein Trainer kann mich durch langes Hupen pushen, durch kurzes energisches Hupen aber auch auf Gefahren aufmerksam machen. Er sieht, wie ich auf dem Rad sitze, kann die Körpersprache interpretieren, zu mir heranfahren und ein paar Worte mit mir wechseln. Zusätzlich ist Ersatzmaterial im Auto für schnelle Reparaturen, falls mein Rad einen Defekt oder einen Platten haben sollte. Eine Eskorte, um sich sorgenfrei wirklich zu hundert Prozent nur auf das Radfahren konzentrieren zu können.

Bei der vorletzten Brücke muss ich eigentlich aus dem Sattel in den Wiegetritt. Aber plötzlich bekomme ich keinen Druck mehr auf das rechte Pedal. Nicht weiter schlimm! Ich bin schon sehr müde und es kann sein, dass die Muskulatur zu sehr beansprucht wurde. Auch nach der Brücke versuche ich immer wieder in den Wiegetritt zu gehen, um das Tempo zu halten. Doch es geht nach wie vor nicht. Leichte Unzufriedenheit kommt in mir hoch, weil ich weiss, dass ich nicht meine volle Leistung abrufe. Der Kopf will schneller treten, aber der Körper spielt nicht mit. Ich versuche es immer und immer wieder. Irgendwas stimmt nicht. Doch ich schiebe diese ungewöhnliche Situation im Kopf auf die Seite und zwinge mich, weiter konzentriert zu bleiben. Ich sage mir: Bleib einfach sitzen! Das Treten funktioniert im Sitzen auch halbwegs. Zum Glück bin ich mit den Schuhen in den Pedalen fest mit dem Rad verbunden. So kann ich noch all meine Kraft auf die Pedale bekommen. Ich habe das Gefühl, der rechte Fuss würde ansonsten einfach aufhören zu treten. Jetzt ist der Moment gekommen, in dem ich einen noch schwereren Gang wähle und diesen bis zum Schluss beibehalte. Ich will mir so beweisen, dass ich super in Form bin und mein Ziel erreichen kann. So ein Gefühl hatte ich nie zuvor. Was ist das? Konzentriere dich, bis du im Ziel bist, ermahne ich mich auf den letzten Kilometern.

Mist! Scheisse! Ziel verfehlt! Ich bin sehr enttäuscht. Ausgepowert, kraftlos und traurig steige ich vom Rad und setze mich am Strassenrand in die Wiese. Ich bin verwirrt. Es kommt sogar eine Passantin und fragt mich, ob alles in Ordnung ist. Aber ich will nur alleine sein. Ich ringe nach Luft und grosse Enttäuschung, aber auch Sorge kommen in mir hoch. Warum ist das mit dem Bein passiert? Ich habe in dieser Situation alles gegeben. Persönlich weiss ich, dass ich besser und schneller Rad fahren kann. Oder habe ich mir Illusionen gemacht? Mit einem Top-5-Resultat hätte ich mein Talent und meine Stärke endgültig bewiesen. Dann hätte nach dem Abschluss des letzten Schuljahres einer Sportkarriere nichts im Wege gestanden.

Doch nach dem Zieleinlauf ist mir klar, dass etwas nicht stimmt. Das Rennen ist ganz anders verlaufen, als es hätte sollen. Bis jetzt habe ich mich immer auf meinen Körper verlassen können. Die Kontrolle über den Körper zu verlieren, löst eine tiefe Angst in mir aus. Und mit diesem Gefühl sitze ich nun ernüchtert und niedergeschlagen ein paar hundert Meter hinter der Ziellinie neben meinem Fahrrad und bin den Tränen sehr nahe.

Es wird nicht das letzte Mal sein, dass ich grosse Einsamkeit, Machtlosigkeit und Angst verspüre. Ich frage mich, was gerade passiert ist. Es ist alles so unerklärlich, so unerwartet. Ich traue mich kaum, zu meinem Trainer zurückzufahren, weil ich unsicher bin, wie er reagieren wird. Ich zwinge mich, auf andere Gedanken zu kommen, denn mein Trainer ist immer sehr objektiv, ehrlich und direkt, wenn es um die Analyse der Rennen geht. Ich schätze sein Feedback, bin daran gewachsen und froh, so einen Begleiter zu haben.

Doch diese Gedanken nützten alle nichts, da musste ich durch. Auf dem Rückweg zum Auto des Trainers war ich lethargisch. Es waren die schwierigsten Meter, die ich bis dahin mit dem Rad gefahren war. Ich sass auf dem Rennrad, mein linker Fuss im Klickpedal befestigt, der rechte hing lahm an der Seite herunter. Ich versuchte, auch den rechten Fuss in das Klickpedal einzuhängen, um den Zustand, den ich während des Rennens erlebt hatte, noch mal zu erleben. Und er bestätigte sich! Das rechte Bein zeigte kaum eine Reaktion auf meine gedankliche Anweisung, sich zu bewegen. Ich klickte mich rechts wieder aus und fuhr auf diese Weise die letzten Meter grübelnd zurück zum Auto. Aber wie sich später oft bestätigen sollte, macht es keinen Sinn, sich darüber Gedanken zu machen, was andere von einem denken. Es kommt immer anders! Auch wenn schon von aussen sichtbar war, dass mit meinem rechten Bein etwas nicht stimmte, würde ich das diesmal nicht als Ausrede für mein Versagen benutzen. Ich wollte mir selber nicht eingestehen, dass ich von Minute zu Minute mehr das Gefühl hatte, mein Bein immer weniger kontrollieren zu können. Das wurde in den kommenden Wochen zunehmend zur Last.

In mich gekehrt, befreite ich mich routiniert aus meiner Sportkleidung. Ich demütigte mich selber! Denn mein Trainer spendete Trost auf seine Art und Weise. Er hatte bemerkt, dass etwas nicht stimmte. Er machte keine Kommentare – zumindest kann ich mich daran nicht erinnern. Innerlich war ich weit vom Geschehen entfernt. Ich hatte mich in eine Seifenblase zurückgezogen und war mit allem, was ich machte, super vorsichtig, damit sie nicht platzte. Wir warteten noch auf das Rennergebnis: Platz 23 – in meiner Vorstellung bei Weitem nicht gut genug. Keine fünf Minuten später bin ich auf der Heimfahrt im Auto eingeschlafen. Das war eine meiner grössten persönlichen Niederlagen, und das einen Tag vor der Nachprüfung für den Einstieg in das letzte Schuljahr.

Der Druck, den ich mir sowohl bei der Einzelzeitfahrmeisterschaft als auch bei der Nachprüfung selber gemacht habe, war der zweite Auslöser.

Zu Hause angekommen, folgte ein schneller Rückzug in mein Zimmer. Selbstverständlich erzählte ich meiner Mutter von dem Rennen und was passiert war. Aber alles sehr kurz, ohne in Details oder auf das, was mich innerlich beschäftigte, einzugehen. In solchen Situationen ist es eine Gewohnheit von mir, mich zurückzuziehen von allem und jedem. Damals entschied ich, die Dinge zuerst mit mir selbst zu klären. Erst zu dem Zeitpunkt, als ich mir sicher war und wusste, was passierte, ging ich auf andere Menschen zu. Und auch erst dann, wenn ich selbst zu keiner Lösung kam, fragte ich nach Hilfe. Somit blieb mir in diversen Situationen verborgen, wie mir Freunde hätten helfen können und was sie zugleich trotzdem für mich geleistet haben. Zum Glück konnte ich diese Gewohnheit bis heute teilweise ablegen.

Zu dieser Zeit hatte ich keine Vertrauensperson, der ich meine Gefühle, meine Gedanken, meine Wahrnehmung von mir und der Welt erzählen konnte. Nicht einmal meiner Mutter habe ich alles sagen können. Klar war sie diejenige, die an meinem Verhalten und meinen Reaktionen interpretieren konnte, wie es um mein mentales und emotionales Befinden stand. Denn nichtsdestotrotz war sie es, die im Hintergrund alles für mich gemacht und mir so den Rücken freigehalten hat. Ich wusste zwar damals schon, dass ich mich auf die Unterstützung meiner Familie verlassen kann, doch ich wollte bzw. nutzte sie zu selten. Es hat sehr lange gedauert, bis ich auf Familienmitglieder und noch später auf Freunde zugegangen bin, um stressige Situationen gemeinsam zu bewältigen.

Ich habe erst sehr spät von meiner Mama erfahren, was sie alles in Bewegung gesetzt hat, als sie merkte, dass etwas nicht stimmte. Ganz entgegen meinem eigenen Eindruck, sie hätte erst nach einer ganzen Weile gehandelt. So kann man sich täuschen! Es hat lediglich ein paar Stunden gedauert, bis sie etwas unternommen hat.

Gleich am Montag nach dem Radrennen hatte ich zudem meine Nachprüfung. Natürlich war es auch hier meine Mama, die mich zur Schule brachte und mir Mut machte und gut zuredete. Um es kurz zu machen: Ich war sehr erleichtert, als ich strahlend das Schulgebäude verlassen konnte. Als mich meine Mutter abholte, sah sie schon von Weitem mein strahlendes Gesicht und wusste, dass in diesem Moment alles in Ordnung war. Ich hatte bestanden und konnte in das Abschlussjahr starten. Ein Glücksgefühl kam in mir hoch. Die körperlichen Schmerzen und emotionalen Niederlagen der letzten Tage waren vergessen.

Aber es dauerte nicht lange, da sollte sich mein körperlicher Zustand rapide ändern.

2   Markantes Schuljahr

Ich wollte trotz meiner gesundheitlich unsicheren Situation in die Schule gehen, um dabei zu sein. Die Schule war für mich sehr wichtig. Ich wollte diesen verdammten Matura-Abschluss haben! Auch wenn ich in den kommenden Wochen zwischen Arztterminen und Medikamenten in einer emotionalen Achterbahn gefangen war: Ich war unbeschreiblich glücklich, die Nachprüfung für den Eintritt in das Abschlussschuljahr geschafft zu haben. Dieser Stresssituation einen Tag nach einem sehr enttäuschend verlaufenen Radrennen standgehalten zu haben, ist im Nachhinein gesehen bemerkenswert. Zugleich war ich dennoch besorgt, weil ich nach wie vor nicht wusste, was mit meinem rechten Bein los war.

Nach mehreren Tagen war klar: Da stimmt etwas ganz und gar nicht. Das waren keine Folgen des Radrennens in Wiener Neustadt und auch nicht des Einzelzeitfahrens in Feldbach. Was war es wirklich? Ich hatte keine Ahnung und freute mich auf die Schule.

Am Ende der ersten Schulwoche hatte ich einen lange geplanten Gesundheitscheck. Dort wurde mir zur Analyse Blut abgenommen, das übliche EKG gemacht, neurologische Tests durchgeführt und anschliessend die erste Vermutung auf Multiple Sklerose geäussert. Jedoch waren mir die Konsequenzen in diesem Moment unklar. Ich hoffte noch und fragte nach, ob das Kribbeln in den Beinen von der Belastung während des Rennens kommen könnte. Der Arzt bestätigte diesen Eindruck und beruhigte mich, dass es ein paar Tage dauern könnte, bis das Kribbeln wieder verschwindet – zumindest habe ich das so verstanden! Damit war für mich die Sache erledigt. Doch als sich mein Zustand weiterhin verschlechterte, ging für meine Mutter die Hintergrundrecherche weiter. Sie holte die Meinung von mehreren Ärzten ein und begann so indirekt schon an der Diagnose zu arbeiten. Nur verschiedene unabhängige Fachmeinungen waren gut genug.

Natürlich bemerkte ich, dass mit meinem rechten Bein etwas nicht in Ordnung war. Innerhalb von wenigen Tagen, manchmal gefühlt auch von Stunden, verschlechterte sich meine Motorik auf der rechten Seite vom Bein bis unterhalb des Schulterblatts rapide. Für alles brauchte ich länger. Es war das erste Mal in meinem Leben, dass ich meinen Körper nicht unter Kontrolle hatte, zumindest einen Teil davon. Als Sportler war ich es gewohnt, dass mein Körper auf die Befehle des Gehirns reagierte. Es war normal, sich zu bewegen, ohne einen Gedanken daran zu verschwenden. Ich bin gegangen, gelaufen, aus dem Bett aufgestanden, Stufen hinauf und hinunter gestiegen, habe mich niedergesetzt und bin wieder aufgestanden – lauter alltägliche Bewegungen. Wollte ich Rad fahren, war es selbstverständlich, das rechte Bein über das Oberrohr des Rades zu schwingen, mich abzustossen, die Füsse auf die Pedale zu stellen und mit dem Radfahren zu beginnen. In gewisser Weise war es eine eingespielte Gewohnheit. Wollte ich zu Fuss von A nach B gehen, waren die Abläufe so automatisiert, dass sie nicht bewusst ausgeführt werden mussten. Und jetzt?

Das Gehen fiel mir zwar schwer, aber erst beim Treppensteigen in der Schule wurde mir bewusst, wie schlimm es tatsächlich war. Ich musste vom Keller in den zweiten Stock hinauf. Die ersten Treppen konnte ich noch halbwegs gut bewältigen. Doch je mehr Stufen ich hinaufstieg, desto weniger Kontrolle hatte ich über mein rechtes Bein. Nach mehreren Pausen war ich erschöpft und eingeschüchtert. Ich konnte es nicht leiden, Gefühle oder Schwäche zu zeigen. Und jetzt stand ich da, vor dem letzten Dutzend Stufen, und musste mit meinen Händen helfen, das rechte Bein eine Stufe hinauf zu stellen, weil es nicht mehr reagierte. Die Kraft zum Abstützen war noch vorhanden, aber die Ansteuerung versagte komplett. Mit dem linken Bein nahm ich zwei Stufen auf einmal, um vorwärtszukommen. Obwohl ich für einen kurzen Moment das Gewicht rechts halten konnte, hielt ich mich sicherheitshalber am Geländer fest. Abgekämpft oben angekommen, versuchte ich so unauffällig wie möglich ins Klassenzimmer zu kommen und beschloss, den ganzen Tag sitzen zu bleiben. Doch da hatte ich die Stunde im Physiksaal vergessen.

Die Stunde im Klassenzimmer war beendet und der kommende Unterricht fand im Physikraum statt. Beim Aufstehen konnte ich mein rechtes Bein wieder nicht kontrollieren. Ich verlagerte das ganze Gewicht auf mein linkes Bein und wollte losgehen. Wie ich mich gefühlt habe, kann jeder selber ausprobieren: Ziehen Sie mal ein Bein hinter sich her, ohne es bewusst zu benutzen oder sogar Gewicht darauf zu stützen! Es war sehr beängstigend. Ich konnte nichts machen. Zu diesem Zeitpunkt hatte ich keine Schmerzen. Ich überspielte meine Sorgen und machte mich, scherzend über meinen Zustand, mit meinen Schulkollegen auf den Weg in den Physiksaal. Ich registrierte, dass ein Bein ganz schön schwer hinterherzuziehen ist. Der Weg war mir bisher noch nie so lang vorgekommen. Dankend kam mir ein Mitschüler zu Hilfe, der mich in dieser Situation stützte und mich so bis zum Ende des Ganges begleitete. Entgangen sind mir dagegen die Reaktionen und Blicke der anderen Schüler. Sie waren mir auch gleichgültig. Ich war gut drauf und das wollte ich geniessen. Zumindest nach aussen hin.

Am Nachmittag nach der Schule sass ich in meinem Zimmer auf dem Bett und versuchte meine Gedanken zu ordnen. Zugleich versuchte ich intensiv, meine rechte Beinmuskulatur anzusteuern, immer und immer wieder. Nichts passierte! Das Gleiche probierte ich auch mit dem Gehen. Vor meinem Zimmer gab es einen etwa drei Meter langen Gang, der nur einen Meter breit war. Das war optimal, um mich jederzeit mit den Armen abstützen zu können. Und so begann ich, mir den menschlichen Gang in all seiner – oberflächlich betrachteten – Einfachheit bewusst zu machen. Ich legte es darauf an, die Unterschiede der rechten und linken Körperhälfte bewusst wahrzunehmen: Wie fühlte es sich an, wenn die Ferse den Boden berührte? Auf welchem Punkt setzte die Ferse überhaupt auf? Wie war das Gewicht auf dem Fuss verteilt, lag es auf der Innenkante oder mehr auf der Aussenkante? Welche Funktionen hatten die einzelnen Zehen? Wo spürte ich wann wie viel Gewicht? Was passierte kurz vor dem Abdrücken? Wie wurde der endgültige Schrittwechsel tatsächlich eingeleitet und welche Muskulatur brauchte es dazu? Wie stark musste ich das Sprunggelenk stabilisieren? Wie verhielt sich die Beinmuskulatur beim Gehen? Wo nahm ich den Impact beim ersten Bodenkontakt wahr? Wie intensiv war der Impuls in der Hüfte, wenn ich die Geschwindigkeit veränderte? Wie sehr beugte ich mein Knie? Fragen über Fragen, und die Liste könnte noch lange fortgesetzt werden.

Diese Beschreibung soll zeigen, wie intensiv ich mich schon nach dem ersten Auftreten der Symptome mit der Wahrnehmung von Bewegungsabläufen und später auch mit sensorischen Störungen beschäftigt habe. Anfangs versuchte ich vergeblich, Unterschiede wahrzunehmen. Und obwohl ich bald gewisse »Tests« gefunden hatte, brauchte es noch Zeit, Medikamente und mentale Prozesse, bis ich Zustandsveränderungen wirklich feststellen konnte. Von Anfang an war zum Beispiel eine »Testbewegung«, den Impuls beim Auftreten der Ferse auf den Boden zu bestimmen. Eine andere war es, das Knie zu beugen und zu strecken und dabei den Hautkontakt in der Kniekehle wahrzunehmen. Viele weitere

»Tests« sollten in den nächsten Stunden und Tagen folgen. Dazu gehörten u. a.:
- Im Bett liegen, sich mit einer Decke zudecken und die angenehme Wärme spüren ist etwas Selbstverständliches – aber nicht mehr für mich. Ich weiss, beide Beine sind unter der Decke, ich sehe es, doch rechts kann ich nicht wahrnehmen, ob es kalt ist oder warm. Bis heute ist es für mich ein Test, nur die Zehen, den Fuss oder das Knie unter der Decke hervorzuschieben, um zu sehen, wie der Körper reagiert. Kann ich die Temperaturunterschiede wahrnehmen?
- Nadelstiche. Für mich ein Klassiker unter den Testmethoden. Damals dachte ich mir: Nimm eine Nadel und schau, wie sich die Stiche anfühlen! Und das tat ich. Jede einzelne Zehe, Fusssohle, Fussrücken, Köchel, Wade, Schienbein, Knie, Oberschenkel, Hüfte, Bauch, Oberkörper: Überall, wo ich mich selber stechen konnte, probierte ich es aus. Zu Anfang sogar so fest, dass ich zu bluten begann. Ich habe ja nichts gespürt. Später begann ich, die Nadel von einem Punkt im ständigen Kontakt über die Haut zu ziehen, z. B. vom Sprunggelenk bis über das Knie. Ich gebe zu bedenken, dass ich den ganzen Spass natürlich auch auf der linken Seite durchführte, um eine Referenz zu bekommen.

Heute bin ich mir bewusst, dass der Körper an den verschiedenen Stellen eine unterschiedliche Dichte an Rezeptoren hat. Deswegen ist es sinnvoll, eher dort zu testen, wo eine gute Wahrnehmung möglich ist. Dazu gehören fast alle Muskeln und weniger die Gelenke oder Knochenstellen. Ausserdem bin ich mir darüber im Klaren, dass es auch bei gesunden Menschen ohne physiologische Symptome zu Wahrnehmungsunterschieden kommen kann.

- Der »König« unter den Test endete damit, dass ich mir kochendes Wasser über mein rechtes Bein schüttete. Das gesamte Szenario ist so absurd, dass es in seiner Dummheit fast schon wieder amüsant ist. Kein vernünftiger Mensch kommt auf die Idee, so was zu machen. Doch in dieser Situation war ich alles andere als vernünftig. Ich wollte wissen, wo meine Grenzen waren. Und die Empfindung ändert sich rapide, wenn man auf dem Rand der Badewanne sitzt, sich kochendes Wasser über die Haut leert und denkt: Cool, ich spüre nicht einmal das! Gleichzeitig ist das total beängstigend. Mittlerweile gibt es diesen Wahrnehmungstest in abgeschwächter Form jeden Tag unter der Dusche. Er ist angenehmer, schnell und aussagekräftig. Das fliessende Wasser verdeutlicht mir genau die unterschiedliche Impression.
- Das Gegenteil zum kochenden Wasser war, Eiswürfel an den Körper zu halten und abzuwarten, ob er reagiert, und wenn ja, wie. Ich folgte damit dem gleichen Prinzip wie mit dem heissen Wasser. Denn man möchte es nicht glauben, aber der Körper stellt sich anders auf Wärme bzw. Kälte ein. Und so absurd die Tests waren – es entstanden auch gleich die ersten Überlegungen, welche Vorteile diese Gefühllosigkeit haben könnte. In den folgenden Jahren fällte ich allerdings ein immer wieder anderes Urteil darüber.

Nach den zahlreichen Tests gingen mir tausend weitere Gedanken durch den Kopf: Würde das für immer so bleiben? Wieso passierte das mir? Konnte ich trotzdem Rad fahren? Konnte ich mit diesen Lähmungserscheinungen überhaupt irgendeinen Sport betreiben? Was könnte ich unternehmen, um meine körperliche und geistige Gesundheit zu verbessern? Im Hintergrund stand bei allen Überlegungen immer die Frage: Wann würde mein Zustand endlich wieder besser?

Die Situation war zum Verrücktwerden. Es sollte noch über einen Monat dauern, bis ich mir die entscheidende Frage stellte: Was will ich? Will ich mich bemitleiden lassen und ein Leben im Rollstuhl führen – oder habe ich den Mut, an mich und ein selbstständiges Leben zu glauben?

Der Gedanke an den Rollstuhl war gar nicht so abwegig. Ich stellte mir vor, was ich alles mit und im Rollstuhl erreichen könnte. Die Paralympics waren in Gedanken schon ein Thema, in einer Sportart, bei der ich die Beine nicht einsetzen musste. Es sollte etwas mit Geschwindigkeit zu tun haben, Sprint oder Marathon im Rollstuhl zum Beispiel. Als ehemaliger Nachwuchs-Leistungsschwimmer wären auch Schwimmdisziplinen realistisch ...

> Beim Schreiben dieser Zeilen muss ich schmunzeln. Ich erinnere mich gerne an diesen Moment zurück, unter anderem weil im Laufe der ersten Jahre nach der MS-Diagnose immer mal wieder ähnliche Gedanken aufkamen. Letztendlich zeigt es mir, dass ich – so aussichtslos die Situation auch scheinen mochte – stets nach neuen Perspektiven gesucht habe. Ich habe damals den Mut aufgebracht, optimistisch in die Zukunft zu schauen. Ich würde mir immer meinen Weg suchen. Es war der Beginn einer inneren Veränderung: Ich begann – teilweise kompromisslos – das zu machen, was mich glücklich macht. Ich begann auf mein Bauchgefühl zu hören. Ich begann MS als Chance wahrzunehmen, das Leben intensiv zu leben. Ich begann mehr im Hier und Jetzt zu sein. Ich bin ab diesem Zeitpunkt mental immer stärker geworden.

In dieser Zeit passierte etwas Paradoxes (oder in einer solchen Situation vielleicht auch »Normales«): Ich eignete mir an, vor allem zwei unterschiedliche Masken zu tragen – eine für die Schule und die andere für zu Hause. Erstere charakterisierte sich dadurch, dass ich meine Symptome herunterspielte, meine Schmerzen und Unsicherheit überspielte und Witze darüber machte. Nachdem ich nicht wusste, was ich genau hatte, erschien mir das als sinnvoller Weg gegenüber meinen Mitschülern und Mitmenschen. Ausserdem wollte ich keine Schwäche zeigen. Ich wollte die Symptome nicht als Ausrede nutzen, dass ich meine körperlichen und geistigen Leistungen nicht bringen konnte. Dabei half mir, dass ich in der Klasse als Sturkopf und Einzelgänger bekannt war und als Aussenseiter galt. Mit der zweiten Persönlichkeitsausprägung verhielt es sich komplett anders. Ich zog mich innerlich zurück und redete mir ein, ich müsste die Situation selber und ohne Hilfe bewältigen. Doch das endete zeitweise in einer langen und tiefen Einsamkeit. Nach aussen hin wollte ich perfekt sein.

Wow ... Nach mehr als zehn Jahren wird mir bewusst, wie ich u. a. mit Gewohnheiten, innerer Unsicherheit, meinen Mitmenschen und meiner Repräsentation nach Aussen umgehe. Sich im Nachhinein wünschen, in vielen Momenten anders zu reagieren, macht keinen Sinn mehr. Bedeutungsvoller ist die Einsicht, dass selbstkritisches Reflektieren der eigenen Persönlichkeit zu sehr spannenden, überraschenden und zukunftsweisenden Einsichten führen kann.

2.1 Mühsamer Schulstart

Es war für mich eine riesige Herausforderung, mich jeden Tag neu zu motivieren und bis zu sechs Stunden lang konzentriert dem Unterricht zu folgen. Ich habe nicht einmal meinem Sitznachbarn und den besten Freunden über meinen gesundheitlichen Zustand informiert. Obwohl ich seit Tagen unbekümmert mein rechtes Bein hinter mir her zerrte, habe ich mich nie gefragt, was meine Mitschülerinnen und Mitschüler, Lehrer oder Freunde dachten. Ich gehe davon aus, dass sie mein Handicap bemerkt haben. Es war mir egal. Zumindest redete ich mir das ein. Denn tatsächlich war es mir sehr unangenehm, nach aussen verletzlich zu wirken. Innerlich loderte ein gedanklicher Vulkan in mir. Es war anstrengend, das falsche Spiel gegenüber mir und meinen Mitmenschen zu treiben. Es ist höllisch energieraubend, ständig eine heile Fassade aufrechtzuerhalten und so zu tun, als ob alles in Ordnung wäre. Denn innerlich war ich sehr zerrissen, weil ich nicht wusste, was da mit mir passierte. Als naiver junger Mann erklärte ich mir selbst und meinen Mitschülern, es sei nur eine Verletzung. Doch dieses augenscheinliche Märchen wurde erschüttert, als am Beginn der zweiten Schulwoche – am 10. September 2003 – die erste wegweisende MRT-Untersuchung gemacht wurde.

Auf dem Weg zur Untersuchung fragte ich meine Mama darüber aus, denn bisher kannte ich nur das Röntgen – und das nach zahlreichen Stürzen und Brüchen nur zu gut. Eine MRT war neu für mich. Als ich nervös bei der Anmeldung stand und einen recht langen Fragebogen ausfüllen musste, war ich überfordert. Mir ging das alles zu schnell und es kam mir seltsam vor. Ich wusste nur, dass die Ärzte quasi in meinen Kopf schauen wollten. Dann wurde ich aufgerufen. Ich betrat eine enge Umkleidekabine, sozusagen ein Vorgeschmack auf das, was mich erwartete. Dort zog ich mich bis auf die Unterhose aus und legte Armbanduhr und Schmuck ab, da kein Metall am Körper bleiben darf.

Der MRT-Apparat ist eine angsteinflössende Maschine. Er hat in der Mitte ein Loch, das einem engen Tunnel gleicht, in den der Patient geschoben wird. Das kann sehr beklemmend sein. Ich wurde gebeten, mich auf die Liege zu legen. Dann wurden der Kopf und die Halswirbelsäule in einer Art Käfig stabilisiert, sodass ich mich nicht mehr bewegen konnte. Die Beine wurden hochgelagert. Kopfhörer sollten mich vor dem Lärm schützen. Warum das nötig war, erlebte ich wenige Minuten später. Ich bekam Hinweise, wie die Untersuchung ablaufen würde, und einen Notfallknopf, den »Panic Button«, in die Hand gedrückt. Mit den Worten der Assistentin: »Wir sind im ständigen Kontakt mit Ihnen und falls es nicht mehr geht, drücken Sie den Alarm«, fuhr die Liege in den Tunnel der Maschine ein.

Platzangst war jetzt fehl am Platz. Meine Arme wurden an meinen Körper gedrückt. Als die Liege stoppte, öffnete ich die Augen. Ich sah einen blauen Strich und ansonsten nur die weisse Rundung der Tunnelröhre ca. eine Handbreit vor meinem Gesicht. Wie eng war das denn? Sollte ich den Panikknopf drücken? Nein! Jetzt reiss dich zusammen und bleib einfach ruhig liegen, beschwor ich mich. Doch der grössere Schreck folgte, als es plötzlich extrem laut und nervig zu hämmern und zu klopfen begann. Es waren sehr unangenehme Geräusche, doch ich lag weiterhin bewegungslos und liess die Untersuchung über mich ergehen. Zum einen hatte ich gar keine andere Wahl und zum anderen wollte ich wissen, was mit mir los war. Und diese Untersuchung war ein wichtiger Schritt, um endlich zu erfahren, was mir fehlte. Die Ärztin redete ab und zu mit mir und nach einiger Zeit wurde die Liege wieder hinausgefahren. Ich war sehr erleichtert, da ich glaubte, es sei vorbei. Doch weit gefehlt: Ich bekam jetzt ein sogenanntes Kontrastmittel gespritzt und gleich darauf lag ich wieder im Tunnel.

Ich verlor jegliches Zeitgefühl. Den Bewegungsdrang zu unterdrücken war teuflisch schwer. Ich konnte mich nicht an der Nase kratzen, nicht die Arme oder Beine ein bisschen anders hinlegen. So wie ich am Beginn der Untersuchung positioniert worden war, so lag ich noch immer da. Mittlerweile war meine Lage sehr unangenehm. Ich konnte nur versuchen, ruhig auf das Ende der Untersuchung zu warten. Es kam mir seltsam vor, dass ich am Kopf, am Hals und an der Wirbelsäule untersucht wurde, obwohl doch mein Bein nicht funktionierte.

Gedanken kamen und gingen: Warum hämmert das so laut? Was macht diese Maschine mit mir? Habe ich den Fragebogen richtig ausgefüllt? Muss ich noch was für die Schule arbeiten? Was gibt es heute im Fernsehen? Mir wird kalt! Wie langweilig das ist, hier herumzuliegen! Na ja, die werden schon wissen, was sie mit mir machen ...

Noch seltsamer wurde es nach der Untersuchung. Ich sollte noch mal im Warteraum Platz nehmen. Als ich aus der Umkleidekabine kam, war ich erleichtert. Doch dann sah ich Mamas Gesichtsausdruck. Sie machte sich Sorgen und konnte es nicht überspielen. Jetzt wusste ich, dass es etwas Ernstes ist. Bestätigt wurde meine Vermutung, als wenige Minuten später die leitende Ärztin auf uns zukam. In der Hand hielt sie den bereits ausgewerteten Befund. Ich blieb sitzen und beobachtete, wie sich die Ärztin mit meiner Mama besprach. An die folgenden Momente und das Gespräch kann ich mich nicht mehr erinnern. Ich weiss nur, dass mich meine Mama beruhigte und erklärte, es müssten noch ergänzende Untersuchungen gemacht werden.

Zur weiteren Abklärung meines Zustandes fuhren wir am darauffolgenden Tag in ein Krankenhaus, das auf neurologische Erkrankungen spezialisiert war. Krankenhäuser sind keine Orte, an denen man sich gerne aufhält. Die Fassade des Gebäudes war alt, das Areal so gross, dass es schwer war, sich zurechtzufinden. Wir gingen bei herbstlich kaltem und windigem Wetter vom Parkplatz in das am weitesten gelegene Eck zu einem unauffälligen zweistöckigen Gebäude. Es warteten nur wenige Leute und so dauerte es nicht allzu lange, bis die erste Untersuchung begann. Ich musste sowohl psychologische, physiologische als auch neurologische Tests über mich ergehen lassen. Es wurden die Reaktionen meiner desensibilisierten Seite getestet – zum Beispiel wie lange ich brauchte, bis ich bzw. mein Körper auf Wärme, Kälte oder Schmerz reagierte.

Es stellte sich heraus, dass ich einen kompletten sowohl motorischen als auch sensorischen Ausfall hatte, also quasi eine halbseitige Körperlähmung. Weiters wurde detailliert analysiert, welche Bereiche von den Einschränkungen betroffen waren – das war die gesamte rechte Körperhälfte, vorder- und rückseitig, von den Zehenspitzen bis unter das Schulterblatt bzw. fast Brusthöhe. Mittels EEG (Analyse der Gehirnströme) überprüften die Ärzte, welche Bereiche des Gehirns eventuell betroffen sein könnten. Es war einer der zermürbendsten Computertests, die ich je gemacht habe. Ich sass vor einen Bildschirm. In die Haare bzw. auf die Kopfhaut hatte man mir ein klebriges Kontaktgel gegeben und dann eine Mütze übergezogen, aus der zahlreiche Kabel zum Messgerät führten. Ich kam mir vor wie ein Versuchskaninchen. Meine Aufgabe bestand nun darin, mich auf die Mitte eines leuchtend grünen Bildschirms zu konzentrieren, auf dem sich schwarze Punkte bzw. Figuren hin und her bewegten. Ich hatte keine Zeit, über Sinn oder Unsinn der Untersuchung nachzudenken. Es kostete meine volle Aufmerksamkeit, auf den Bildschirm zu starren, ohne die Augen abschweifen zu lassen und sich im Raum zu verlieren. Wieder einmal verlor ich jegliches Zeitgefühl, es kam mir vor wie eine halbe Ewigkeit. Anschliessend wurde wieder eine MRT-Untersuchung gemacht. Ich denke, es war Teil eines Standardverfahrens, das beim Verdacht auf eine neurologische Erkrankung durchgeführt wird.

Am Ende dieses langen Untersuchungstages bekam ich meine erste Cortisoninfusion – ein »Allheilmittel«, das alle entzündlichen Stellen im Körper bekämpft, aber auch zahlreiche Nebenwirkungen hat. Ich kann mich nicht erinnern, ob ich gefragt wurde – es wurde mir einfach verabreicht. Das Überraschende war, dass sich innerhalb von Stunden eine Verbesserung meiner Symptome bemerkbar machte. Das war eine Erleichterung und gleichzeitig beunruhigend. Denn wie stark musste das Medikament sein, wenn es in so kurzer Zeit schon eine Linderung bewirkte? Das sollte ich einige Tage später erleben.

Ich erinnere mich an eine weitere Autofahrt ins Spital. Es war Samstag und so früh, dass es noch relativ dunkel war. Ich sass am Beifahrersitz und starte ins Leere. Die Lichter waren verschwommen, ich kam mir vor wie in einer Filmszene. Wie geistig weggetreten sah ich die Häuser, die anderen Autofahrer und die vielen Lichter. Alles wirkte surreal. Wie sich herausstellte, war das einer von vielen noch folgenden Momenten, in denen ich an nichts dachte. In meinem Kopf war es vollkommen still. Es war ein sehr beruhigender Augenblick, den ich intensiv geniessen konnte.

Als wir beim Spital ankamen, wurde ich aus meinem Nirwana gerissen. Ich bekam wieder eine Cortisoninfusion. Ich hatte keinen Bock mehr auf diese Medikamente. Klar half es, meinen Zustand zu verbessern, doch irgendetwas löste eine innere Unruhe aus. Das Lähmende an solchen Infusionen ist, dass es ewig dauert, bis die Medizin in den Körper tropft. Dabei geht es darum, dass der Körper das Medikament gut aufnehmen kann, ohne überfordert zu werden. Doch heute war ich irgendwie im Stress. Ich wollte unbedingt noch in die Schule, da wir am Samstag einen coolen Stundenplan hatten: Biologie, Spanisch, Musik und Englisch.

Es dauerte heute länger als sonst. Es wurde immer später. Zuerst musste ich warten, bis die Ärztin mir die Nadel für die Infusion setzte. Das war schon ärgerlich. Dann stellte sie den Tropf so langsam ein, dass es endlos brauchte, bis sich die grosse Infusionsflasche leerte. Ich blickte ständig auf die Uhr. Die erste Stunde war schon vorbei. Bis ich in die Schule kommen würde, wäre die zweite Stunde auch schon zu Ende. Ich befürchtete, den ganzen Samstag zu verpassen. Ich musste etwas ändern! Ohne die Ärztin zu fragen, drehte ich den Tropf einfach auf! Somit schoss – und das meine ich wortwörtlich – der Rest der Infusion in meine Vene. Das fühlte sich heftig an. Die kühle Flüssigkeit der Infusion vermischte sich mit dem warmen Blut, sodass ich eine Gänsehaut bekam. Doch das war es wert. Ich war fertig, rief die Ärztin, um mir die Nadel zu entfernen, und machte mich auf den Weg in die Schule. Die gesamte Autofahrt drückte ich wie nach jeder Infusion einen Tupfer auf die Einstichstelle. Trotzdem kam ich erst gegen Ende der dritten Stunde in der Schule an. Aber ich war glücklich und sehr gut drauf. Ich war high!

Am Ende des Unterrichts verliess ich das Schulhaus und sah auf der anderen Strassenseite meine Mutter im Auto sitzen und auf mich warten. Ohne nach links oder rechts zu schauen ging ich direkt auf sie zu. Ich hatte das Gefühl, dass mir nichts passieren konnte. Ich schwebte förmlich über die Strasse. Dazu muss man wissen, dass 200 Schüler fast gleichzeitig aus dem Schulhaus stürmten. Viele wurden ebenfalls von ihren Eltern abgeholt. Dazwischen tummelten sich Rad- und Mopedfahrer sowie Schulbusse. Mir doch egal! Ich war high und konnte machen, was ich wollte, und alles fühlte sich gut an.

Bis zu dem Punkt, als die Wirkstoffe nachliessen. Ich klappte wie aus dem Nichts zusammen. Komplett energielos fiel ich zu Hause irgendwie ins Bett. In meinem Kopf herrschte eine Leere, die mir in dieser Ausprägung neu war. Es fühlte sich an, als hätte ich gerade ein Radrennen von Wien nach Bregenz in der Sommerhitze hinter mir, andererseits aber auch so, als würde ich einen Schleier ablegen. Einen emotionalen Schleier, den ich in den letzten Wochen – oder vielleicht schon seit meiner Kindheit – angelegt hatte. Ich habe ihn in der Schule, vor den Doktoren und im Alltag getragen, weil ich glaubte, mich damit zu schützen. Doch ich war bereit, aus diesem »Zusammensacken« zu lernen und es besser zu machen. Natürlich war mir das in dieser Situation noch nicht bewusst.

Nach Stunden erwachte ich im selben Gewand, das ich in der Schule getragen hatte, und in der gleichen Position, wie ich ins Bett gefallen war. Ich war völlig orientierungslos, denn es war hell draussen und schon Sonntagmorgen. Ich nahm mir Zeit, um munter zu werden und alles einzuordnen, was in den letzten 24 Stunden passiert war. Einerseits wurde mir die Wirkung der Medikamente sehr bewusst und andererseits verstand ich nun auch, warum man sie langsam verabreichte. Fliesst das Cortison zu schnell in den Körper, ist es, als ob Benzin in ein Feuer geschüttet wird: eine kurze, aber sehr intensive Flamme und dann ein tiefer Fall. Diese Achterbahnfahrt von Hochs und Tiefs wiederholte sich in unterschiedlicher Ausprägung noch mehrmals.

Etwa Anfang Oktober 2003 lag ich wieder einmal erschöpft im Bett, vollgepumpt mit Medikamenten. Die Stimmung war auf dem Tiefpunkt. Seit gut einer Woche bekam ich die »Cortisonbomben« verabreicht. Bisher waren meine Symptome weitgehend unverändert.

Plötzlich zuckte meine rechte grosse Zehe, weil mich etwas kitzelte. Ich setzte mich langsam auf und blickte zu meinem Fuss. Eine Fliege krabbelte darauf herum und wenn sie auf der grossen Zehe war, begann es zu kitzeln. Jeder von uns kennt dieses Kribbeln, das eine Fliege auf der Haut verursacht. Normalerweise ist es ein nerviges Gefühl. Man versucht sie zu erschlagen oder zumindest seine Gliedmassen zu bewegen, um die Fliege zu verjagen. Ersteres fiel mir schwer und zu Zweitem war ich nicht fähig. Ich genoss das Kitzeln vielmehr in vollen Zügen und war super happy. Es war das erste Mal seit Wochen, dass ich auf meiner rechten Körperhälfte wieder etwas wahrnehmen konnte. In mir explodierte die Zuversicht, bald wieder laufen zu können, und mir wurde schlagartig bewusst, dass die Medikamente zu wirken begannen.

In den darauffolgenden Tagen horchte ich intensiv in mich hinein. Ich wollte die Unterschiede zwischen der linken und rechten Körperhälfte erspüren. Besser gesagt, ich begann sie zu vergleichen. In mir verankerte sich immer mehr ein Ziel: Ich werde alles ausprobieren und unternehmen, damit sich meine rechte Körperhälfte eines Tages wieder so wie die linke anfühlt.

> Dieses Ziel hat sich nicht geändert. Bis heute sind meine Körperhälften minimal unterschiedlich sensitiv. Ich gehe etwas später genauer darauf ein.

Tag für Tag provozierte ich Situationen, um die Unterschiede zu testen. Ich nutzte die neurologischen Tests, welche die Ärzte und Ärztinnen bei den ersten Tests und bei Folgeuntersuchungen durchführten genauso wie die bereits beschriebenen selbst erfundenen Wahrnehmungstests. Dazu gehörte u. a.:
- Mit einer Nadel über die Haut streichen, mit dem gleichen Druck auf jeder Körperhälfte.
- Unterschiede der Lufttemperatur wahrnehmen. Ich fing sogar an, an kälteren Tagen kurze Hosen zu tragen, nur um Unterschiede zu spüren.

Zu einem späteren Zeitpunkt, als ich wieder Rad fahren konnte, war diese Situation ein ständiger Begleiter, da sich die Differenzen durch den Fahrtwind oft sehr deutlich bemerkbar machten.

- Bei Verstauchungen und Prellungen macht es Sinn, mit einem Eisbeutel die Stelle zu kühlen, um die Schwellung einzudämmen. Das machte ich mir auch ohne Verletzung zunutze. Wie fühlte sich kalt an?
- Langsam auf einer Linie einen Fuss vor den anderen setzen oder das Gleichgewicht auf einem Bein halten: Diese Balanceübungen waren zwei von vielen, die motivierend und einfach waren. Zugleich waren sie ein guter Massstab, inwieweit die motorische Ansteuerung funktionierte.

Bei all diesen Tests zeigte sich: Seit dem Erlebnis mit der Fliege kamen meine motorische und sensorische Wahrnehmung und Ansteuerung immer mehr zurück. Es begann bei der rechten grossen Zehe und setzte sich über die anderen Zehen und anschliessend über Fussballen, Fussgewölbe und nach hinten zur Ferse fort. Als ich Anfang Oktober wieder mein Fussgelenk bewegen konnte, waren mit etwas Vorsicht auch erste sichere Schritte möglich. Die Welt kam für mich wieder in Ordnung und ich freute mich über jede kleine Verbesserung. Die Empfindung wanderte den Körper immer weiter hinauf. Es fühlte sich so an, als würden ganze Ameisenstrassen das Bein hinaufklettern, bis sie dann auf Brusthöhe ankamen und verschwanden.

Ende Oktober konnte ich zum ersten Mal am Sportunterricht teilnehmen und ein paar Tage später traute ich mir zu, mit dem Fahrrad in die Schule zu fahren. Ich musste die Bewegungen nicht neu erlernen, sie waren nach wie vor im Gehirn bzw. in den Muskeln »abgespeichert« und ich konnte sie ohne Probleme wieder abrufen. Ich stellte mir den Prozess wie ein verstopftes Abflussrohr vor: Rund eineinhalb Monate lang war die Leitung blockiert gewesen. Es kam kein Wasser bzw. keine Informationen vom Hirn bei der rechten Körperhälfte an. Mit den Medikamenten löste sich diese Blockade dann Schritt für Schritt auf. Es war ein befreiender

Vorgang, der zusätzlich dadurch erleichtert wurde, dass kein neues Bewegungslernen notwendig war. Doch es passierte etwas anderes: Ich lernte, die Bewegungen sehr bewusst auszuführen. Fast jeden einzelnen Bestandteil der für uns Menschen selbstverständlichen und alltäglichen Abläufe analysierte ich »gedanklich«. Indem die Medikamente langsam ihre Wirkung zeigten, wanderte ich mit meinem Bewusstsein für Bewegungen den Weg von den Zehen bis auf Brusthöhe mit hinauf. Es wurde mir immer besser verständlich,

- wie sich jede Zehe beim Gehen verhält;
- wie das Fussgewölbe beim Schrittwechsel Spannung aufbaut und Energie freisetzt;
- dass Gehen nicht funktioniert, wenn keine Kontrolle über das Sprunggelenk vorhanden ist;
- dass der Fuss und somit das Bein nur kontrolliert aufgesetzt werden können, wenn Kontrolle über das Knie (u. a. durch die Oberschenkelmuskulatur) vorhanden ist – sonst beugt, streckt oder kippt das Knie unkontrolliert in irgendeine Richtung;
- wie sich muskuläre Dysbalancen – Unterschiede zwischen rechter und linker Körperhälfte – auf das Wohlbefinden und natürlich auf Bewegungen auswirken und wie viel der Körper gleichzeitig kompensieren kann;
- wie wichtig die Wahrnehmung von äusseren Faktoren (harter oder weicher Bodenbelag, eben oder uneben, Temperatur, Wind) für die Bewegungssteuerung ist;
- wie die Kontrolle über Muskeln funktioniert. (Die Ansteuerung von einzelnen Muskeln kam immer für die gesamte Muskelgruppe, z. B. Quadrizeps femoris, auf einmal zurück. Ich konnte einen Muskel nicht teilweise steuern. Das war insofern bedeutend, da es zeigte, wie komplex der Körper funktioniert. Ein Muskel arbeitet immer mit anderen zusammen.)

Diese Wochen, in denen die Motorik zurückkam, waren äusserst lehrreich. Das sollte mir in der Zukunft zugutekommen. So faszinierend die Sensibilisierung der Bewegungsabläufe war, so frustrierend waren jedoch die fast unveränderte Thermoregulation und andere Symptome.

Die Tage kosteten mich so viel Energie, dass ich zu Hause fast nur geschlafen habe – teilweise bis zu achtzehn Stunden. Wach sein wurde zum Luxus. Vollgedröhnt mit sehr starker Arznei war die Reaktion des Körpers, mich ausser Gefecht zu setzen. Er brauchte alle Energie, um die Medikamente zu verarbeiten. Mein einziges Anliegen war, in die Schule zu gehen, um den Unterrichtsstoff nicht zu verpassen. Ich hatte fest vor, trotz der Umstände in diesem Jahr die Schule abzuschliessen. Mit einem starken Willen und der Unterstützung eines guten Schulkameraden schaffte ich es, kaum Inhalte zu verpassen. Nach der Schule schlief ich meist bis zum nächsten Morgen. Es war mir teilweise unmöglich, zu lernen, zu lesen oder auch nur fernzusehen, geschweige denn mir Bewegung zu verschaffen. So erschöpft zu sein und nichts machen zu können war für mich, der immer in Bewegung gewesen war, extrem verstörend. Aber ich konnte nicht anders.

Doch dann begann sich mein Zustand langsam zu bessern, wobei die motorische Ansteuerung deutlich schneller wieder möglich wurde als die sensorische Wahrnehmung. Als ich meine Zehen und dann die Waden-, Oberschenkel- und Rumpfmuskulatur wieder bewusst einsetzen konnte, stieg die Zuversicht. Gleichzeitig wurde meine Geduld nicht zum letzten Mal auf die Probe gestellt.

Rund zwei Wochen nach den ersten Untersuchungen hatte meine Mutter schon eine MS-Spezialistin ausfindig gemacht. Ende September sassen wir um 21.30 Uhr im Wartezimmer der Ärztin. Damals konnte ich noch nicht wissen, welche Bedeutung das Warten für mich in Zukunft bekommen würde. Jetzt war ich vor allem ungeduldig. Ich war müde, erschöpft und wollte eigentlich nur schlafen. Dieses Wartezimmer mit seiner hohen Decke, dem alten Parkettboden und den Holzstühlen wurde in den kommenden Jahren zu einem zweiten – manchmal ungemütlichen – Wohnzimmer. Während der Wartezeit löcherte ich meine Mama mit Fragen. Ich wollte wissen, was genau das Fachgebiet dieser Ärztin war, aber sie sagte nichts dazu. Also stöberte ich in den ausliegenden Magazinen herum, wechselte von Sessel zu Sessel, probierte aus, welche Stellen des Parkettbodens knarrten, und versuchte, meine Langeweile zu überdauern.

Schliesslich öffnete sich die Tür und die Ärztin bat uns ins Sprechzimmer. Der weiss gestrichene Raum wirkte durch seine indirekte Beleuchtung warm und angenehm. Eigentlich ein Ambiente zum Wohlfühlen, aber leider begann mir das Ausmass meiner Erkrankung jetzt erst wirklich bewusst zu werden. Mama überreichte der Ärztin meine Unterlagen und diese machte mit mir die üblichen Tests: Reflexe bei Knie und Ellbogen, Augenbewegungen usw. Ich kann mich weder an die Details erinnern noch an das konkrete Gespräch im Anschluss. Ich hatte bis zu diesem Zeitpunkt keinen blassen Schimmer, wie dramatisch und einschränkend die Medizin solche Befunde beurteilte. Auch wenn die Ärztin umfangreich erklärte, was die Diagnose Multiple Sklerose bedeutet – die Erinnerungen sind sehr lückenhaft und nicht vorhanden. Filmriss aus Eigenschutz? Dunkel sehe ich mich noch unruhig auf dem Stuhl neben meiner Mutter herumrutschen. Ich war wie ein kleines Kind, das sich nur mit sich selber beschäftigte und der Umgebung keine Aufmerksamkeit schenkte. Aber als ich gefragt wurde, ob ich noch Fragen hätte, wollte ich wissen, wann ich wieder Sport treiben bzw. Rad fahren könne. Die Antwort haute mich um! Meinte sie das ernst? Ich sollte ein halbes Jahr keinen Sport machen? Hatte sie den Verstand verloren? Nichts wie raus hier! Ich wollte es nicht glauben, aber ich konnte nichts ändern.

Die Ärztin erklärte uns, welche Auswirkungen Hitze auf den menschlichen Körper hat. Vor allem aber war interessant zu erfahren, wie viel Stress intensive sportliche Betätigung im Körper auslöst. Wenn der Körper schon geschwächt ist – bei mir waren es das intensive Training zur Wettkampfvorbereitung, der Lernstress für die Nachprüfung und hohe Ansprüche an mich selbst –, ist die Wahrscheinlichkeit höher, dass MS ausbricht.

> Auf den dritten Auslösefaktor hatte ich keinen Einfluss. Es war angeblich das Wetter. 2003 war mit zahlreichen Hitzewellen einer der heissesten Sommer der letzten Jahrzehnte.

Obwohl die ersten Nachrichten ziemlich ernüchternd waren, bin ich auch mit guten Erinnerungen aus der Praxis gegangen. Auf dem Weg aus dem Sprechzimmer war es zunächst still um mich herum und auch in mir. Gleich darauf schossen mir wieder tausend erfreuliche und weniger erfreuliche Gedanken durch den Kopf. Und dann kippte ich in eine fast euphorische Stimmung. Ich war überdreht. Vielleicht war ich erleichtert, jetzt zu wissen, was mit mir los war und was ich dagegen unternehmen konnte. Ich redete wie ein Wasserfall vor mich hin, balancierte an der Gehsteigkante und sprang herum. Meine Mama war überrascht, wie plötzlich sich meine Stimmung ändern konnte: zuerst still und nachdenklich, fast apathisch, jetzt geradezu glücklich. Wenige Momente später war das Hochgefühl schon wieder vorbei.

> Den Umstand, dass die Aussicht auf Heilung gering war, hatte ich verdrängt. Obwohl es sich bei meiner Art von MS um keine lebensbedrohliche Ausprägung handelt, ist die Gefahr gross, dass ich immer mehr die Kontrolle über meinen Körper

verlieren könnte. Damit mental umzugehen ist zur Lebensaufgabe geworden. Ich kann damit leben, sollte die Störung der Temperaturwahrnehmung bleiben. Hauptsache, ich kann mich wieder ohne Einschränkung bewegen. Ich möchte meinen Körper, wie vor der Erkrankung, wieder unter Kontrolle bekommen.

Auch wenn mich der Gedanke, dass ich vermutlich keinen Militär- oder Zivildienst leisten musste, kurzfristig strahlen liess, kamen immer mehr Sorgen über die notwendige medikamentöse Behandlung auf. Ich stand vor der Frage, für welche Medikation ich mich entscheiden sollte. Sollte es die Standardtherapie sein, bei der ich einmal im Monat sehr starke Infusionen bekommen würde und hierfür jedes Mal vier bis sechs Stunden im Ärztezimmer sitzen müsste, da sie nur langsam in den Körper tropfen durfte, weil sonst die Nebenwirkungen zu heftig wurden? Die Alternative war ein damals neues Medikament namens Copaxone. Die Herausforderung: Es war ein Medikament, das ich mir selber aufbereiten und spritzen musste. Dafür war mit weniger Nebenwirkungen zu rechnen. Die Entscheidung traf ich gemeinsam mit meiner Mutter: Es sollte das Copaxone werden.

Obwohl wir bis fast um Mitternacht bei der Ärztin waren, ging ich am nächsten Tag wieder motiviert in die Schule. Jetzt hatte ich Klarheit und wusste, welche Behandlungen auf mich zukommen würden. Allerdings sagte ich in den ersten Tagen ausser meinem Klassenvorstand niemandem etwas. Jahre später erst habe ich erfahren, welchen Aufwand wieder einmal meine Mutter betrieben hat. Sie ist zu mehr oder weniger allen meinen Lehrern gegangen, hat ihnen meine Situation erklärt und sie gebeten, anderen Kollegen oder den Schülern nichts darüber zu erzählen. Und ich habe tatsächlich keine Veränderung im Verhalten der Lehrer bemerkt. Das hat mir gutgetan, denn ich wollte kein Mitleid. Ich wollte wie jeder andere behandelt werden. Das war mir enorm wichtig, aber daraus resultierte auch, dass ich mich intensiver als andere anstrengen musste. Die Latte hatte ich mir selber so hochgelegt und das war gut so.

2.2 Missmutig sein

Aufgrund der Krankheit verlor ich am Anfang des Schuljahres viel Zeit. Trotz der ungewöhnlichen Situation war es mir aber sehr wichtig, mich konzentriert auf den Abschluss vorzubereiten.

> Wie sollte ich als damals 18-Jähriger mit dieser Situation umgehen? Da hatte ich den Sommer noch in vollen Zügen genossen und dann wurde am Ende der Ferien meine ganze Welt auf den Kopf gestellt. Dafür gab es keine Erfahrungswerte und keiner im Familien- und Freundeskreis konnte mir Rat erteilen. Wie auch! Somit war es an mir, diesen Spagat zwischen dem Absolvieren des letzten Schuljahres und der Konzentration auf meine gesundheitlichen Bedürfnisse zu schaffen. Es war jener Zeitraum, in dem ich – wie man mir auch sagte – schnell erwachsen geworden bin. Ich machte einfach das Beste aus meiner Situation. Erst Jahre später wurde mir sukzessive verständlicher, wie sich in diesem kurzen Zeitraum meine Lebenseinstellung, Persönlichkeit und allgemeinen Wertvorstellungen positiv wie negativ verändert haben.

Anfangs plätscherte das Schuljahr so dahin. An vielen Tagen war ich oft nur körperlich präsent und verschlief den Rest der Zeit zu Hause. Das konnte ich mir nur leisten, weil mein Sitznachbar eine unbeschreibliche Hilfe war. Ob Mitschriften, zusätzliche Erklärungen, fast permanentes Abschreiben von Hausaufgaben, begleitendes Coaching während des Unterrichts oder »illegale« Unterstützung bei Schularbeiten – ich konnte mich auf ihn verlassen. Zu mehr reichte es bei mir stellenweise nicht. Die starken Medikamente beeinflussten meine Konzentration und Motivation und daher vor allem die Lernbereitschaft. An manchen Tagen war ich wiederum sehr präsent und aufmerksam im Unterricht und hatte Freude am Lernen und daran, mit den Schulkollegen Zeit zu verbringen. Es war wirklich eine Herausforderung, mit der Situation umzugehen.

Es dauerte bis November, bis das Cortison aus meinem Körper wieder halbwegs ausgeleitet war. Die Ärztin erklärte, so etwas könne, je nach Dosis, sogar mehrere Jahre dauern. Nur durch eine kontrollierte Reduzierung der Cortisongaben und weitere Massnahmen könne der Körper vernünftig mit dem Abbau der Gifte umgehen. Ich war froh, dass ich gut auf dieses klassische »Ausschleichen« reagierte. Die einzigen alternativen Behandlungen, auf die ich mich einliess, waren die Besuche bei einem ganzheitlichen Mediziner und einer Kinesiologin. Beide haben mir vor allem auf der mentalen und energetischen Ebene weitergeholfen. So war es möglich, dass ich bereits Ende November mit dem nächsten und rückblickend betrachtet wohl mit dem entscheidenden Schritt beginnen konnte: Ab diesem Zeitpunkt wurde das Spritzen zu einem täglich notwendigen Übel.

Copaxone hiess das Medikament, das ich mir an einem kalten Morgen zum ersten Mal selbst spritzte. Dieses Medikament war damals das neueste im deutschsprachigen Raum. Ich musste ein trocken gelagertes Pulver mit einer im Kühlschrank aufbewahrten Flüssigkeit vermischen. Von nun an musste ich jeden Tag eine Spritze mit diesem Mix aufziehen und ihn mir in eine Falte am Bauch, Bein, Rücken oder am Gesäss injizieren. Sich eine Spritze in den eigenen Körper zu rammen kostet allerdings viel Überwindung. Es erfordert Mut, die Angst, falsch zu spritzen, und die Ungewissheit, was passieren könnte, zu bezwingen. Das Spritzen ist niemals zur Routine geworden, auch nicht nach zwei Jahren, als die Forschung fertig gemischte Injektionen zur Verfügung stellte. Über vier Jahre lang war es morgendliche Routine, mir das Medikament selbst zu verabreichen, wobei es an manchen Tagen leichter, an anderen Tagen schwieriger gelang. Die Haut war für ein bis zwei Tage an den entsprechenden Stellen sehr gereizt und ich konnte keine Spritze zweimal hintereinander am gleichen Punkt ansetzen. Es dauerte eine Zeit, bis ich einen Zyklus gefunden hatte, der den geringsten Schmerz verursachte: von der Bauchfalte links vorne weiter nach hinten Richtung Rücken wandern und das gleiche Vorgehen auf der rechten Seite. Eine zusätzliche Option waren die oberen Gesässbacken. Erträglicher wurde die Prozedur, wenn ich die Hautstelle vorab kühlte, um die Schmerzrezeptoren zu betäuben. Das ging ganz gut bzw. musste halt gut gehen, denn immerhin haben mich die Spritzen lange Zeit begleitet. Und sie halfen.

Die Wochen vergingen und ich gewöhnte mich an den Rhythmus: in der Früh spritzen, frühstücken, mit dem Bus in die Schule fahren, aktiv im Unterricht mitarbeiten und nach dem Mittagessen meist schlafen bzw. erholen. Erst am späten Nachmittag war ich wieder in Stimmung und hatte genug Energie, um mich den Schulaufgaben zu widmen. Ich bemerkte bald körperliche und mentale Verbesserungen. Anfangs waren es sprunghafte Fortschritte, die auf das Medikament Cortison zurückzuführen waren, im Anschluss erfolgten die Besserungen fast unmerklich. Doch das musste erst mal ausreichen, denn ich hatte das klare Ziel vor Augen, das Schuljahr erfolgreich abzuschliessen. Diese Fokussierung half mir, mein Leiden ein wenig zu vergessen.

Und das war schlecht! Zwar hatte ich die Gegebenheiten akzeptiert, aber ich verdrängte viele Symptome. Der Abschluss war zu wichtig, um mich auf meine MS-Erkrankung herauszureden. Wie sich diese Belastung auswirkte, ist schwer zu beurteilen. Ich fand mich öfters in der Situation wieder, dass der »Kopf« lernen wollte, die Konzentration und der körperliche Zustand aber nicht erlaubten, diesen Wunsch auch umzusetzen. Und so begann schleichend ein wichtiger Lernprozess in meinem Leben. Ich begann zu verstehen, dass ich bei allem auch auf meinen Körper hören musste. So einfach dieser Satz hier niedergeschrieben ist: Ich benötigte Jahre, um dies zu verinnerlichen und mir zur Gewohnheit zu machen. Es gab immer wieder kleine Rückschläge, die mich lehrten, anders mit mir umzugehen. Denn nichts war mehr selbstverständlich für mich, speziell nicht körperliche Bewegung und Denken bzw. Lernen.

Je näher die Abschlussprüfungen rückten, desto mehr fokussierte ich mich auf meine Prüfungsschwerpunkte. Alle anderen Schulfächer wurden unwichtig, was sich in den Tests und Noten widerspiegelte. Ich wollte mit aller Gewalt das Schuljahr beenden und wurde immer verkrampfter. Mehrmals hatte ich Glück und ich glaube, dass mir manche Lehrer bei der Beurteilung von Hausaufgaben und Prüfungen entgegengekommen sind.

Einen grossen Motivationsschub erlebte ich noch vor den Abschlussprüfungen: Wir konnten an einer Ausbildung zum Sportinstruktor teilnehmen. Dies war ein Pilotprojekt der österreichischen Sportakademie und unserer Schule mit sportlichem Schwerpunkt. Ziel war es, einerseits Einblick in die Tätigkeit eines Trainers zu bekommen und andererseits unser Wissen zu vertiefen. Zudem war es eine anerkannte Berufsausbildung in Österreich, die wir erworben haben. Ich war »Feuer und Flamme« für diesen Kurs.

Die Maturamonate Mai und Juni 2004 erlebte ich wie in Trance.

Ich konnte mich lange und intensiv auf die Prüfungen vorbereiten und dennoch war die Angst zu versagen immer dabei. MS war kein Thema. Ich hatte mehr Angst vor noch einem Jahr Schule als vor gesundheitlichen Rückschlägen.

Dann war es vorbei! Ich hatte den ersehnten Schulabschluss – wie geil war das denn! Ich musste morgen nicht mehr in die Schule gehen und auch nicht nach den Sommerferien. Tiefe Erleichterung, Zufriedenheit, Dankbarkeit. YES! Ich hatte wirklich etwas für mich Grosses geschafft und abgeschlossen. Verflucht viel Druck – den ich mir selber auferlegt hatte – fiel von mir ab. Als ich strahlend meine Eltern umarmte, hatte ich das Gefühl, gleichzeitig die ganze Welt zu umarmen. Stolz konnte ich mich nun weiteren Herausforderungen widmen. Auf dem Weg zu einem feierlichen Mittagessen blickte ich aus dem Auto in den Himmel. Mir gehörte die Welt! Ich war stolz auf das, was ich heute erreicht hatte. Ab sofort hatte ich die Chance, meine Träume zu verwirklichen: Das war zum einen gesund zu werden und zum anderen professioneller Radfahrer zu werden.

> Ja, ich hatte MS akzeptiert. Dennoch passierte es – sowohl im letzten Schuljahr als auch in den folgenden Jahren – immer wieder, dass ich MS vergass, sobald ich meine gesamte Aufmerksamkeit über einen längeren Zeitraum einem »Projekt« (Matura, Sportausbildungen, Jobs, Radfahren usw.) widmete.

2.3 More Stories

Im Laufe des letzten Schuljahres gab es einige Erlebnisse und Erkenntnisse, an die ich mich noch sehr lebhaft erinnere. Allerdings kann ich sie zeitlich nicht korrekt zuordnen, daher sind sie hier als kurze Geschichten notiert.

A Geliebtes Rad

Ein grossartiger Tag: Ich fahre mit dem Rad in die Schule! Es regnet leicht, aber ich rufe freudig in aller Frühe: »Ich bin zurück!« Ein glücklicher Moment aus heiterem Himmel.

Verwundert wendet sich meine Mutter zu mir und fragt, ob sie mich – wie die letzten Wochen – in die Schule bringen soll. »Hast du hinausgeschaut? Es regnet draussen!«

»Eben deshalb! Sag ich doch: Ich bin zurück! Ich fahre wieder mit dem Rad in die Schule«, grinse ich bis über beide Ohren. Ich ziehe meine Regenhose an und mache mich auf dem Weg.

Dazu muss man wissen, dass es trotz der Diagnose immer mein Ziel war, wieder Rad zu fahren. Das Radfahren hatte stets eine bedeutende Rolle für mich gespielt. Ich liebte diese Freiheit auf dem Rad, sobald ich unterwegs war. Es war meine Entscheidung, schnell oder langsam, hochtourig oder schweisstreibend zu fahren. Hatte ich mir eine Route in den Kopf gesetzt, waren das Wetter oder meine Stimmung egal – die Strecke zu beenden war das Ziel. Speziell wenn ich mir ein Highlight überlegt hatte, wie einen Berg bezwingen, einen Geschwindigkeitsrekord aufstellen oder ein Wettrennen gegen Mopedfahrer, konnte mich nichts stoppen. Solange ich Energie hatte und in die Pedale trat, kam ich vorwärts und war zufrieden. Doch das Rad war auch für mehr als vier Jahre mein Transportmittel in die Schule, die an einem Berg lag. An jedem Schultag, bei Wind und Wetter und zu jeder Tageszeit war ich damit unterwegs. Das erklärt, warum dieser Tag etwas so Besonderes war, denn ich hatte so lange darauf verzichten müssen. Selbst jetzt beim Schreiben löst die Erinnerung an dieses Hochgefühl noch eine Gänsehaut aus, ich grinse und werde mir bewusst, wie entscheidend solche kleinen Erlebnisse sein können. Ich sehe vor meinem inneren Auge, wie ich den Radweg in die Schule fahre und welche Freude ich dabei empfinde, eigenständig unterwegs zu sein.

Bis Weihnachten fuhr ich regelmässig mit dem Rad in die Schule und trainierte ab und zu. Obwohl die Ärztin mir ein sechsmonatiges Sportverbot nahegelegt hatte, damit der Körper sich auf die Medikamente einstellen bzw. sich erholen konnte, hatte sie mir im nächsten Satz eine Hintertür offengelassen: »Wenn es dir guttut, Sport zu machen, dann mach es. Hauptsache, du hast Freude daran.«

Wie prägend diese Empfehlung war, zeigte sich schnell. Für mich war klar, dass ich die Bewegung brauche. Nicht nur, weil ich es gewohnt war, sondern weil es für eine mentale und physische Balance unumgänglich war, mich zu fordern. Ab März trainierte ich weniger, denn ich benötigte mehr Zeit zum Lernen und zum Ausarbeiten von Schulaufgaben. Es war mir nicht möglich, mehrere Stunden Rad zu fahren, ohne danach total erschöpft zu sein.

B   Die dominante Seite

Jeder Mensch hat eine bevorzugte Seite, mit der er schreibt, Brot schneidet, die Tür öffnet usw. Bei mir ist dies rechts – und ich bin davon überzeugt, dass mir das bei meinem Krankheitsverlauf entgegengekommen ist. Denn meine erste Intuition, alle Bewegungen links wie rechts neu zu erlernen bzw. zu wiederholen, war vollkommen angemessen. Eine Symmetrie der Bewegungen jeglicher Art zu erreichen ist bis heute für mich ein Ziel und eine Motivation.

C   Ab zum Militär

Rund zwei Jahre vor der MS-Diagnose wurde ich zur militärischen Musterung einberufen, um eine Bestandsaufnahme meiner geistigen und körperlichen Fitness zu machen. Zu diesem Zeitpunkt wurden keine Auffälligkeiten festgestellt. Am Ende des Tages bekam ich den Bescheid, für das Militär tauglich zu sein. Ich hatte keine Lust, beim Militär nur einen gewöhnlichen Dienst zu leisten. Ich hätte gerne etwas mit mehr Abenteuer oder Adrenalin gemacht. Doch damals gab es für Flieger, Alpinjäger oder Ähnliches keinen Bedarf. Deshalb entschied ich mich für die Alternative Zivildienst. Der Gedanke, ein Jahr als Zivilhelfer etwas Gutes zu tun, gefiel mir. Allerdings verschwendete ich im Schulalltag keine unnötigen Gedanken daran. Das Thema würde früh genug wieder auf mich zukommen.

Schon beim ersten Besuch bei der MS-Spezialistin machte diese uns darauf aufmerksam, dass ich mit meinen Einschränkungen vermutlich von dem Dienst befreit würde. Die motorischen Ausfälle seien zu gravierend, um den Militär- oder Zivildienst zu leisten. Und so wurde ich im Dezember 2003 als untauglich eingestuft. Erleichterung und Freude waren die dominierenden Gefühle, die ich bei diesem Bescheid empfand. Insbesondere auch deshalb, weil ich davon überzeugt war, dass ich mich nun, ohne ein Jahr zu verlieren, auf den Berufssport als Radfahrer vorbereiten könnte. Auch wenn ich mich damit abgefunden hatte, einen gemeinnützigen Dienst für die Gemeinschaft zu leisten, war das nicht meine erste Wahl für meine Zukunft gewesen.

D Keine Bewegung ist keine Lösung

Die MS-Spezialistin hatte mir gleich beim ersten Besuch erklärt, dass ich rund ein halbes Jahr auf meinen geliebten Radsport verzichten müsse. Der Körper brauche alle Energie, um die Symptome zu bekämpfen, die Selbstheilung anzuregen und sich auch mental zu regenerieren. Sie sollte recht behalten. Es war mir kaum möglich, wirklich lange und konzentriert Sport zu treiben. Schon nach wenigen Minuten zwang mich die Erschöpfung zu einer Pause. Schlimmer noch war die Zeit nach einer körperlichen Aktivität: Ich brauchte Ruhe und Schlaf. Wenige Minuten Bewegung erforderten je nach Intensität mehrere Stunden Erholungszeit. Beim Schulsport fand ich mit der Zeit einen guten Kompromiss zwischen Anstrengung und genügend Pause. Der Schulsport half mir zu realisieren: Bewegung hilft mir unglaublich. Es war ein gutes Gefühl, sich gespürt zu haben, und es gab direkt danach immer einen Moment, in dem ich mich sehr wohl fühlte.

Rund drei Monate nach der Diagnose versuchte ich dieses Gefühl auch in meiner Freizeit herbeizuführen und begann sehr unregelmässig wieder Rad zu fahren. Angefangen von leichtem Spazierenfahren bis später auch kurzzeitig mit sehr hohen Intensitäten, bis ich mich fast übergeben musste. Es half mir, mich selbst zu spüren, und dafür nahm ich in Kauf, danach todmüde zu sein. Es war auch die Phase, in der ich austesten wollte, welche Belastung mein Körper vertrug. Was konnte ich leisten, ohne danach zu leiden? Ich lernte, auf meinen Körper zu hören. Schritt für Schritt tastete ich mich an meine Grenzen heran. Es war für mich entscheidend, diese zu kennen, und ich stellte fest, dass ich mehr leisten konnte, als es anfangs zu erwarten war. Ich lernte auch, dass die richtige Dosierung an sportlicher Aktivität eine Gratwanderung war. In sich hineinzuhören, was der Körper an Aktivität zulässt, ohne dafür büssen zu müssen, war verdammt anspruchsvoll. Es sollte Jahre dauern, bis ich ohne Sorge in jeder Dauer und Intensität Sport treiben konnte.

E   Urlaub

Im Februar ging es in den Skiurlaub nach Obertauern, Salzburg. Dabei war ich mir erst nicht sicher, ob ich mir das zumuten konnte. Andererseits war es unglaublich gut und wichtig, aus dem Alltag auszubrechen. Die ständige Tretmühle mit Spritzen, Lernen, Schlafen und der Ungewissheit, wie es weitergeht, war sehr belastend. Den Skiort kannte ich gut, ich hatte dort mit dreieinhalb Jahren das erste Mal auf den Skiern gestanden und war seitdem fast jährlich da gewesen. Ich kannte das Hotel, die Pisten und Hütten und das erleichterte mir das Entspannen. Es lief darauf hinaus, dass ich meist für mich alleine unterwegs war. Nach dem gemeinsamen Frühstück mit der Familie wollte ich so schnell wie möglich auf die Ski. Das war meistens so gegen zehn Uhr vormittags. So hatte ich die Ruhe und Zeit, um sowohl am Lift als auch beim Skifahren in mich hineinzuhören. Wie wirkte sich die Belastung des Skifahrens auf meinen geschwächten Körper aus? Wie fühlten sich die Bewegungen an? Gab es Unterschiede in der Kältewahrnehmung? Um es kurz zu machen: Es war sehr anstrengend für mich. Nach rund drei Stunden traf ich mich mit der Familie auf einer Hütte zum Essen und ging im Anschluss direkt zum Hotel zurück. Dort schlief ich meist bis zum Abend und kroch erst zum Abendessen wieder aus dem Bett. Doch es gab keine Minute, die ich hätte missen wollen. Es war einer der schönsten Urlaube, da ich ihn sehr intensiv erlebt habe.

F   Sozialer Rückzug
Lasst mich in Ruhe. Ich muss das zuerst mit mir selber regeln. Erst dann kann ich auf euch zugehen und darüber reden. Das waren meine Gedanken, mit denen ich mich ins Abseits gestellt habe. Ich habe mich zurückgezogen, wollte oft nichts mit anderen zu tun haben. Ich brauchte Zeit, um meine Gedanken zu sortieren und mir darüber klar zu werden, wie ich mit der aktuellen Situation umgehen wollte und was ich tun konnte, um das Beste daraus zu machen.

Ich kam nicht auf die Idee, dass es womöglich einfacher sein könnte, wenn ich mit anderen Menschen spreche, die mich unterstützen können – egal ob Familie, Freunde oder Ärzte. Irgendwie war ich der Meinung, keiner könne wissen, wie ich mich fühle, weil keiner diese oder ähnliche Erfahrungen gemacht hat. Paradoxerweise wollte ich mich genauso wenig mit anderen MS-Patienten austauschen. Ich wollte das alles selber auf die Reihe kriegen. Dass ich dadurch zeitweise sehr zurückgezogen gelebt habe, war mir nie so richtig bewusst. Dabei hätte es genügend Gelegenheiten gegeben, mich anderen anzuvertrauen, denn meine Familie und engen Freunde waren immer für mich da. Hatte es mir genügt, zu wissen, dass sie da sind, wenn ich sie brauche? Warum konnte oder wollte ich keine Hilfe annehmen? Das sind Fragen, die ich mir rückblickend stelle – und ich weiss keine Antwort darauf.

Ich habe aus dieser Zeit drei Dinge über mich gelernt: Ich brauche extrem lange, bis ich jemandem vertraue, mich öffnen kann und so sein, wie ich bin. Da ich mich durch den sozialen Rückzug sehr gut kennengelernt habe, bin ich ausserdem der Überzeugung, dass ich nur jene Menschen in meinem Leben haben will, die sich auch selber kennen oder sich zumindest Gedanken über sich selber machen. Ich brauche manchmal einen Tritt in den Hintern, jemanden, der mich aus der Isolation und aus meinem Gedankenkäfig herausholt. Das war auch das Seil, an dem ich mich in der Zukunft aus dem Gedankensumpf herausziehen konnte – dank Familie und Freunden.

G Wartezeiten

Ein ungewollter Begleitumstand meiner Erkrankung war das ständige Warten. Dazu gehörten die Wartezeiten bei den unzähligen Arztbesuchen und natürlich das ungeduldige Warten auf Besserung. Ich wartete
- auf die öffentlichen Verkehrsmittel, die mich zur Arztpraxis transportierten,
- bis ich zur Untersuchung aufgerufen wurde,
- bis alle Tests gemacht waren,
- bis ich die Befunde abholen konnte,
- auf die Einschätzung der Befunde durch Experten,
- auf gute Nachrichten, die mir Hoffnung gaben,

- auf Hilfe von aussen – die ich nicht immer wollte,
- auf gesundheitliche – körperliche und mentale – Verbesserungen,
- dass die Zeit vergeht ...

In Bezug auf meine körperlichen Symptome und mentalen Auseinandersetzungen mit mir selbst fühlte ich mich als einsamer Krieger. Allerdings hatte ich mich dazu (unbewusst) selbst entschieden. Doch ich wusste viel zu wenig über den Gegner, gegen den ich kämpfte. Auch wenn ich die Situation und die neuen Umstände immer mehr akzeptierte, war es irgendwann an der Zeit, sich mit dem Thema Multiple Sklerose auseinanderzusetzen.

Eines vorweg: Ich habe ein mulmiges Gefühl dabei. Warum, steht im nächsten Kapitel.

3 Multiple Sklerose

Dieses Kapitel war im Zuge des Schreibens meine grösste Herausforderung. Denn ich habe mich nie mit der Entstehung, den Verläufen, den physiologischen Hintergründen und möglichen langfristigen Auswirkungen von Multipler Sklerose beschäftigt. Von Anfang an hatte ich ein enormes Desinteresse, mich damit auseinanderzusetzen. Bis zu diesem Moment! Die hier geschilderte medizinische Sichtweise ist eine Wiedergabe von den Homepages der Österreichischen und der Schweizer Multiple Sklerose Gesellschaft.[1] Multiple Sklerose in verständlichen Worten zu erklären war nie mein Interesse, deswegen will ich es den Experten überlassen. Im Anschluss beschreibe ich meine Sichtweise, mein Wissen und meinen Eindruck von MS von damals. Später folgen aktuelle Einsichten und Erkenntnisse, die sich über die Jahre ergeben haben.

3.1 Medizinische Sichtweise

Einfach übersetzt bedeutet multiple »viele« und Sklerose, von skleros (= hart) abstammend, »Narben«. Der Ausdruck Multiple

---

[1] https://www.multiplesklerose.ch/de/ (15.10.2019) und http://www.oemsg.at/ (15.10.2019).

Sklerose beschreibt die Schädigungen im Bereich von Gehirn und Rückenmark, dem zentralen Nervensystem (ZNS). Heute wissen wir, dass MS eine entzündliche Erkrankung des ZNS ist, die bei jedem Patienten unterschiedlich verlaufen kann. Das zentrale Nervensystem steuert das Denken und die körperlichen Aktivitäten und Funktionen per Signalübermittlung. Die einzelnen Signale werden über Nervenfasern übertragen. Diese Nervenfasern sind wie elektrische Kabel mit einer Art Schutz- bzw. Isolierschicht umgeben, dem sogenannten Myelin. Kommt es zu einer durch einen immunologischen Prozess ausgelösten Entzündung im Bereich des Myelins, entstehen Übertragungsfehler. Dies äussert sich in den jeweiligen Symptomen wie Kribbeln, Gefühlsverlust, Sehstörungen, Schwierigkeiten beim Gehen.

Die genaue Ursache von MS ist trotz intensiver Forschung nach wie vor nicht bekannt. Weiterhin wird ein Zusammenspiel von genetischer Veranlagung und Einfluss durch Umweltfaktoren diskutiert. Es können vielfache Symptome und Behinderungen einzeln oder in Kombination auftreten. Die Störungen betreffen verschiedene Körperfunktionen wie zum Beispiel Seh- und Gleichgewichtsstörungen, Lähmungen an Beinen, Armen und Händen, Schmerzen sowie Blasen- und Darmstörungen. Viele MS-Betroffene leiden zusätzlich unter grosser Müdigkeit, Sensibilitätsstörungen und Konzentrationsschwächen.

Welche Symptome auftreten, hängt davon ab, welcher Teil des zentralen Nervensystems betroffen ist. Kommt es zu neuen Störungen mit entsprechenden Entzündungsherden, nennt man dies einen Schub. Ein Schub entsteht nicht plötzlich, sondern entwickelt sich über Stunden und Tage. Ebenso benötigt es einige Zeit, bis sich die Symptome wieder zurückbilden. Die Rückbildung kann vollständig sein oder unvollständig. Über die Zeit kann es durch die unvollständige Rückbildung der Ausfälle und Narbenbildung zu einer Zunahme von Behinderungen kommen.

Bei achtzig Prozent der Betroffenen zeigen sich die ersten Symptome im Alter von 20 bis 40 Jahren. MS ist somit die häufigste neurologische Krankheit in diesem Lebensabschnitt. Bei drei bis zehn Prozent kann sich MS bereits im Kindesalter entwickeln, seltener auch erst im höheren Erwachsenenalter. Insbesondere bei der nicht schubförmigen MS, nämlich der primär progredienten Form (von Beginn an schleichend-zunehmender Verlauf) beginnt die Erkrankung meist erst nach dem 40. Lebensjahr.

3.1.1 Symptome

Im Laufe einer MS-Erkrankung können verschiedene Gebiete des zentralen Nervensystems (ZNS = Gehirn und Rückenmark) vom Krankheitsprozess betroffen sein. Je nach betroffener Region können die Symptome sehr unterschiedlich sein und von Person zu Person, aber auch bei derselben Person je nach Dauer und Schweregrad der Erkrankung sowie Tagesform variieren. Die »typische MS« gibt es nicht. Die meisten Betroffenen erleben mehr als ein Symptom im Verlauf der Erkrankung, aber in individueller Kombination. Manche Symptome treten bei vielen Betroffenen auf, aber kaum jemand erfährt alle möglichen Symptome. Mögliche Symptome können sein:

- Sehstörungen (z. B. Sehschwäche, Doppelbilder)
- Sprech- und Schluckstörungen
- Schwindel
- Empfindungsstörungen (Kribbeln, Temperaturempfindlichkeit)
- Fatigue (Müdigkeit)
- Muskelschwäche
- Muskelsteife (Spastik)

- Kognitive Störungen (z. B. Konzentrations- und Gedächtnisstörungen)
- Depressionen und Stimmungsänderungen
- Schmerzen
- Blasen- und Mastdarmstörungen
- Sexuelle Funktionsstörungen

Wann sollte man an die Diagnose MS denken? Neurologische Symptomatik der schubförmig verlaufenden MS zu Erkrankungsbeginn:
- Sensibilitätsstörungen (30 bis 40 Prozent): Parästhesien (Ameisenlaufen) bzw. eine Beeinträchtigung der Berührungsempfindung in ein oder mehr Extremitäten, meist an Händen und Füssen allmählich beginnend, dann Ausbreitung und an Intensität zunehmend. Eventuell Übergang auf (untere) Stammregion und die andere Körperseite.
- Lhermitte-Zeichen (ca. 5 Prozent): beim Neigen des Kopfes nach vorne »elektrisierendes« Gefühl im Rücken und in den Beinen.
- Motorische Störungen (Mono- oder Paraparese), Gangstörung (30 bis 40 Prozent): Ausmass variabel, von leichter Beeinträchtigung (Ungeschicklichkeit, Ermüdbarkeit, Schweregefühl, Steifigkeitsgefühl der Beine) bis zu hochgradiger Lähmung reichend.
- Sehstörungen – Optikusneuritis (15 bis 20 Prozent): akut oder subakut Nachlassen der Sehschärfe (auf einem Auge), Zentralskotom (Sehverlust in der Mitte des Gesichtsfeldes), Störung des Farbensehens. Häufig Schmerzen bei Augenbewegungen.
- Hirnnervensymptome (10 bis 15 Prozent): Doppelbilder, periphere Fazialisparese, seltener (zu Beginn) sensible Störung im Gesicht oder Trigeminusneuralgie. Vertigo (Schwindel) – isoliert oder mit anderen Hirnstammsymptomen.

- Fatigue (abnorme Ermüdbarkeit, normaler Tagesablauf kann nur erschwert bewältigt werden).
- Selten liegen bei Krankheitsbeginn Kleinhirn-Störungen, Harnblasenentleerungsstörungen, kognitive Beeinträchtigungen, Schmerzen vor.

Das erstmalige Auftreten einer klinischen Symptomatik, welche den Verdacht auf die Diagnose MS ergibt, wird bei schubförmigem Verlauf »klinisch isoliertes Syndrom« (CIS), entsprechend dem ersten Erkrankungsschub, bezeichnet.

Der Krankheitsbeginn der primär progredient verlaufenden MS (PPMS) ist schleichend, dies bedeutet eine zunächst fast unmerkliche Symptomatik, die sich über den Zeitraum von Monaten verstärkt und meist erst später erkannt wird. In der Mehrzahl liegt eine spastische Parese der Beine vor.

Handelt es sich um eine zerebrale klinische Symptomatik, wird die Durchführung einer MRT-Untersuchung von Gehirn und eventuell Rückenmark vorzunehmen sein. Bei spinaler klinischer Präsentation (etwa Myelitis – Rückenmarksentzündung) werden eine spinale und eine zerebrale MRT empfohlen. Bei Optikusneuritis (Sehnerventzündung) soll die MRT des Gehirns auf jeden Fall durchgeführt werden. Ergänzend sind Untersuchungen von Liquor und VEP sehr zu empfehlen.

3.1.2 Ursachen

Die genauen Ursachen der Multiplen Sklerose sind bisher nicht endgültig geklärt. Man geht derzeit davon aus, dass Autoimmunmechanismen bei der Entstehung der Erkrankung eine wichtige Rolle spielen. Unter Autoimmunität versteht man, dass das Immunsystem fälschlicherweise bestimmte Zellen des eigenen Körpers attackiert. Das Immunsystem, das zur körpereigenen Abwehr dient, soll helfen, fremde Zellen und Eiweissstrukturen, vor allem Bakterien und Viren, rechtzeitig zu zerstören, bevor ein grösserer Schaden entstehen kann. Zusätzlich sind die Zellen des Immunsystems wichtig, um körpereigene beschädigte oder abgestorbene Zellen abzuräumen. Einige der Immunabwehrzellen sind bei MS fehlgeleitet und greifen intakte Substanzen im zentralen Nervensystem an und schädigen dieses.

Eine autoimmune Ursache der MS wird durch viele Argumente unterstützt: Man kann zum Beispiel bei Tieren durch Immunisierung mit Nervengewebe Erkrankungen auslösen, die der Multiplen Sklerose sowohl klinisch als auch pathologisch sehr ähnlich sind. Weiters greifen alle Therapien gegen die MS, die sich bis jetzt als wirksam herausgestellt haben, in die Netzwerke des Immunsystems ein. Ausserdem kommt es nicht selten vor, dass Patientinnen und Patienten mit Multipler Sklerose noch zusätzlich an anderen Erkrankungen leiden, bei denen ebenfalls eine autoimmune Ursache vermutet wird. Dazu zählen bestimmte Erkrankungen der Schilddrüse, Formen des Diabetes mellitus, Gelenkerkrankungen und einige andere mehr.

Weiterhin wird ein Zusammenspiel verschiedener Faktoren wie genetische Veranlagung und Umwelteinflüsse vermutet. Beispiele dafür wären bestimmte Viren als Infektionserreger, Vitamin-D-Mangel oder geografische Besonderheiten. Bisher konnte jedoch kein einzelner Faktor als alleiniger Auslöser identifiziert werden. Vermutlich müssen mehrere Einflüsse zusammentreffen, damit die MS ausgelöst wird.

MS gilt aber nicht als genetische Erkrankung im eigentlichen Sinn und ist auch nicht ansteckend. Die Erkrankung verläuft chronisch über viele Jahre, allerdings spricht einiges dafür, dass sie im Laufe der Zeit an Aktivität verliert. Da die Multiple Sklerose so vielgestaltig ist, ist die Diagnose gelegentlich schwer zu stellen. Die Wirksamkeit der Behandlung ist oft nicht sicher einzuschätzen und der Verlauf schwer prognostizierbar.

3.1.3 Diagnose

Am Anfang steht das Gespräch mit dem Facharzt für Neurologie. Besprochen werden Art und zeitlicher Verlauf der Beschwerden und Symptome sowie eventuelle frühere Erkrankungen – die »Anamnese«. Die anschliessende neurologische Untersuchung (der »Neurostatus«) kann wichtige Hinweise geben, ob Störungen des Zentralnervensystems (also von Gehirn, Rückenmark und Sehnerven) vorliegen. Überprüft werden im Wesentlichen folgende Aspekte:
- Funktion der Augen
- Funktion der Hirnnerven
- Empfindung von Berührung, Temperatur und Schmerzen
- Muskelkraft und Muskelspannung
- Koordination der vegetativen Funktionen (Zusammenspiel der Nervenleitung für Harnblase, Mastdarm, Sexualorgane)

Die Symptome werden standardisiert ermittelt und dokumentiert, sodass sie mit den Ergebnissen anderer behandelnder Fachärzte vergleichbar sind.

Besteht nun für den Neurologen der Verdacht auf MS, folgen weitere Untersuchungen. Am wichtigsten ist die Magnetresonanztomografie (MRT) des Gehirns und eventuell auch des Rückenmarks. Bei dieser völlig schmerzlosen Untersuchung befindet sich der Patient für 15 bis 30 Minuten auf einer Liege in einer an beiden

Enden offenen Röhre; durch Magnetfelder können nun millimetergenaue Schichtbilder von Gehirn und Rückenmark aufgenommen werden, sofern nötig wird auch ein Kontrastmittel verabreicht. Frische oder ältere Entzündungsherde im Rahmen einer MS können so sichtbar gemacht werden, allerdings können sehr ähnliche Veränderungen auch bei vielen anderen Erkrankungen auftreten. Auch wenn sich daher in den MRT-Bildern auf MS verdächtige Herde (»Läsionen« oder auch »Plaques« genannt) zeigen, sollte die Diagnose auf jeden Fall durch weitere Untersuchungen abgesichert werden. Die MRT ist nicht nur ein Mittel zur Diagnosestellung, sondern sie dient auch zur Kontrolle des Krankheitsverlaufs, zur Standortbestimmung bei einem bevorstehenden Medikamentenwechsel und bei einem klinischen Verdacht auf einen MS-Schub.

In aller Regel folgt nun eine Untersuchung des Nervenwassers (des »Liquors«). Durch eine Lumbalpunktion wird mit einer feinen Nadel im Bereich der Lendenwirbelsäule das Nervenwasser aus dem Wirbelkanal entnommen. Durch spezielle Laboruntersuchungen des Liquors lässt sich nun feststellen, ob eine Entzündung im Zentralnervensystem vorliegt. Vor allem der Nachweis sogenannter »oligoklonaler Banden« (spezieller, von Entzündungszellen im Liquor gebildeter Eiweissstoffe) spricht für die Diagnose einer MS. Da aber entzündliche Liquorveränderungen auch bei anderen Erkrankungen des Zentralnervensystems vorkommen können, ist auch durch die Liquoruntersuchung kein »Beweis« der Diagnose MS möglich.

Eine weitere mögliche Beurteilungsmöglichkeit ist eine Untersuchung durch visuell und akustisch evozierte Potenziale (VEP bzw. AEP). Evozierte Potenziale sind elektrische Spannungsunterschiede, die nach einer durch Strom eingeleiteten Reizung

bestimmter Nervenleitbahnen aufgezeichnet werden. Man unterscheidet folgende Potenziale:
- Visuell evozierte Potenziale (VEP): Reizung des Sehsystems
- Sensibel evozierte Potenziale (SEP): Reizung der Haut
- Motorisch evozierte Potenziale (MEP): Reizung von Kopf, Hand- und Fussmuskeln

Da die genannten Sinnessysteme nach einer Reizung die Signale über Nervenfasern weiterleiten, kann dann durch die Messung der jeweiligen Nervenleitgeschwindigkeiten auf die Funktionstüchtigkeit der Nervenbahnen im Rückenmark sowie des Sehnervs zurückgeschlossen werden. Bei MS kann diese Leitgeschwindigkeit durch die teilweise oder gänzliche Zerstörung der Myelinschicht verzögert oder ganz unterbrochen sein.

Wie diagnostiziert man nun also MS? Was »beweist« die Erkrankung? Es ist nicht die einzelne Untersuchung, die zählt, sondern die Kombination charakteristischer Befunde. Wesentlich sind der Nachweis von im Verlauf der Zeit wiederholt auftretenden entzündlichen Herden in Gehirn, Rückenmark und Sehnerv und der Nachweis, dass diese Herde an jeweils unterschiedlichen Stellen entstehen. Von grosser Wichtigkeit ist auch der Ausschluss einer grossen Zahl anderer Erkrankungen, die einer MS ähneln können und nicht verwechselt werden dürfen. In der Zusammenschau all dieser Befunde gelingt es dem erfahrenen Facharzt für Neurologie, die richtige Diagnose zu stellen.

Leider ist es nicht in jedem Fall möglich, länger zurückliegende Symptome als erste Krankheitszeichen einer MS zu definieren. Da mit der Diagnose eine Reihe von Veränderungen im Leben eines Betroffenen verbunden ist, ist diese äusserst sorgfältig zu stellen. Nur eindeutige, mindestens 24 Stunden anhaltende und nicht durch andere Erkrankungen erklärbare neurologische Symptome können rückwirkend in Einzelfällen als Erstsymptom gedeutet werden.

3.1.4 Verlauf

MS verändert sich im Verlauf. In den frühen Phasen der Multiplen Sklerose wandern die meisten Entzündungszellen von der Blutbahn über die Blut-Hirn-Schranke in das Nervensystem ein. Im weiteren Verlauf ändert sich aber die Charakteristik der Entzündung: Die Entzündungszellen müssen nicht mehr vom peripheren Blut einwandern, weil sie sich anscheinend auch in den weichen Hirnhäuten (den Meningen), die das Gehirn und das Rückenmark umgeben, und auch im Gewebe selbst vermehren können. Das heisst, die Entzündung wird vom sonstigen peripheren Immunsystem abgekoppelt und Eingriffe in das Immunsystem haben nur mehr wenig Einfluss auf die Entzündung im Nervensystem. Man meint, dass diese Entwicklung für die chronischen Phasen der Multiplen Sklerose verantwortlich ist.

Multiple Sklerose (MS) verläuft unvorhersehbar und sehr individuell. Auch kann der Verlauf über die Jahre eine andere Form annehmen. Eine Prognose bezüglich der Schwere des Verlaufs oder der möglichen Beeinträchtigungen ist daher nur unter sehr grossem Vorbehalt möglich. Bilden sich Symptome nach einem Schub schnell und komplett zurück oder ist nach den ersten fünf Krankheitsjahren keine Behinderung aufgetreten, wird dies als eher günstiges Zeichen für den zukünftigen Verlauf beurteilt.

Ein Schub ist ein akuter neurologischer Funktionsausfall, welcher zu vielfältigen Symptomen führt, und ist als solcher definiert, wenn die für die MS charakteristische Schädigung der Nervenbahnen (erneut) einsetzt, dies zu Symptomen führt und der Zustand länger als 24 Stunden andauert sowie ein Zeitabstand von 30 Tagen seit dem letzten Schub besteht.

Es wird zwischen mehreren Verlaufsformen unterschieden: Primär chronisch progrediente MS (von Anfang an dauernd zunehmend), schubförmig remittierende MS (remittierend = zurückbildend) und sekundär chronisch progrediente MS (zu einem späteren Zeitpunkt zunehmend).

Während die Entzündungen in Gehirn und Rückenmark beim schubförmigen Verlauf in akuten Phasen auftreten und nach Abklingen der Entzündung die Symptome zumindest teilweise wieder verschwinden, geht die Verstärkung der Symptome beim primär und sekundär progredienten Verlauf schleichend voran.

Das Nervensystem kann sich selber reparieren! Entzündungen und Entmarkungen müssen nicht endgültig sein. Das Nervensystem hat eine erstaunlich grosse Fähigkeit, Schädigungen von Myelinscheiden, Axonen und auch Nervenzellen zu reparieren, diese zu ersetzen oder ihre Funktionen durch Aktivierung anderer Systeme auszugleichen. Auch scheint im Verlauf der MS die Entzündung weniger aktiv zu werden. Man meint sogar, dass die Multiple Sklerose als Erkrankung im eigentlichen Sinn mit der Zeit überhaupt verschwinden kann. Natürlich bleiben aber leider trotz der grossen Regenerationsfähigkeit des Nervensystems und trotz aller therapeutischen Bemühungen zumeist Schäden zurück, und es kann auch nicht mehr so gut auf neue, im Alter häufige Schädigungen wie Durchblutungsstörungen, Alzheimerveränderungen und andere reagiert werden. Aus diesem Grund entsteht dann oft der Eindruck, dass MS weiter aktiv fortschreitet, obwohl sie streng genommen schon längst »ausgebrannt« ist.

3.2 Meine Symptome

Mit der Diagnose Multiple Sklerose begannen viele Veränderungen jeglicher Art. Ich überdachte meine Lebensphilosophien, Gewohnheiten und Glaubenssätze. Und erst indem ich mich selber veränderte, konnte ich neue und tiefere Beziehungen zu Familie und Freunden eingehen. Der *Respekt* im Umgang mit mir selber, aber verstärkt auch der respektvolle Umgang mit den Mitmenschen sollte eine Grundlage in meinem weiteren Leben sein. Genauso wurde der *Wille*, etwas zu erreichen, zum inneren Antrieb. Meine Ziele änderten sich über die Jahre hinweg. Ich lernte, optimistisch (fast) jede Herausforderung anzunehmen.

3.2.1 Lähmungserscheinungen

Am meisten machte mir zu schaffen, dass ich die Muskeln meiner rechten Körperhälfte von den Zehenspitzen bis zum Schulterblatt nicht bewusst ansteuern konnte. Ich war wie gelähmt – sowohl körperlich als auch mental. In dieser Situation gingen mir folgende Gedanken durch den Kopf:
- Werde ich je wieder »normal« gehen können?
  Wenn einem etwas genommen wird, was man bis dahin als völlig natürlich angesehen hat – in meinem Fall das Gehen –, wirft einen das komplett aus der Bahn. Nichts ist mehr selbstverständlich und Kleinigkeiten, wie zum Beispiel die Geschichte mit der Fliege, bekommen eine grosse Bedeutung.
- Kann ich wieder Rad fahren?
  Rad fahren war für mich vor der Diagnose ein Mittel zur Stimmungsregulation: War ich schlecht drauf, setzte ich mich aufs Rad und kam nach einigen Stunden ausgeglichen und

meist mit klarem Kopf zurück. Es gab Phasen, da bekam ich von meiner Familie den Befehl, mich aufs Rad zu setzen, weil ich unausstehlich war! Das funktioniert auch heute noch!
- Was mache ich, wenn ich nicht mehr gehen kann?

Der Gedanke an den Rollstuhl und die Idee der Teilnahme an den Paralympics war sehr beängstigend und gleichzeitig beruhigend. Beängstigend war die Aussicht, nie wieder gehen, laufen oder Rad fahren zu können. Beruhigend war aber auch zu wissen, dass sich in jeder Lebenssituation Türen schliessen und andere öffnen. Auch wenn ich mich nicht mehr »normal« bewegen konnte, wäre die Freude an Bewegung und Sport weiter möglich. Wenn es sein musste im Rollstuhl. Für mich war das ein entscheidender Moment, weil ich damit die Krankheit und die dadurch verursachten neuen Umstände akzeptierte. Ich hörte auf, dagegen anzukämpfen und mich mit Fragen wie »Warum ich?« fertigzumachen. Ich schaute in die Zukunft und wollte das Beste daraus machen.

3.2.2 Wetterfühligkeit

Das war absolutes Neuland für mich. Und es dauerte Jahre, bis ich auf Veränderungen des Wetters kaum noch reagiert habe. Plötzliche Änderungen von Temperatur, Luftfeuchtigkeit, Luftdruck oder starker Wetterwechsel (Kaltfronten, Stürme) oder auch Sonneneruptionen können bei Wetterfühligkeit das Wohlbefinden beeinflussen. Anfangs wollte ich mir nicht eingestehen, dass meine Stimmung und mein Befinden vom Wetter abhängig waren. Doch es war so! Als sich die Situationen immer wieder wiederholten – Energielosigkeit und Konzentrationsschwierigkeiten bei Wetterumbrüchen (Sonnenschein zu Regen) oder Einschlafprobleme bei Vollmond –, war es nicht mehr zu leugnen.

Nachdem ich nun wusste, wie mein Körper auf das Wetter reagierte, konnte ich mich entsprechend verhalten und die Anforderungen anpassen. Ich akzeptierte, dass es Tage gab, an denen ich nicht lernen, keinen Sport treiben und nur lesen konnte. Der Körper brauchte seine Energie für was anderes. Aber es bestärkte mich in meinem Ziel, wieder gesund zu werden, damit das Wetter meinen Tages- bzw. Lebensrhythmus nicht mehr so extrem beeinflussen würde. Der Erfolg zeigte sich für mich beim »Race Around Austria« 2012. Spätestens in diesem Jahr hatte ich ein stabiles Level erreicht.

3.2.3 Temperatursensibilität

»Es kann sein, dass du immer mit dem unterschiedlichen Temperaturempfinden leben musst.« Das waren die Worte meiner Ärztin bei einer Nachkontrolle rund vier Jahre nach der Diagnose. Sie hat es nicht umsonst gesagt, denn die anderen Symptome waren viel deutlicher reduziert als die mangelhafte Temperatursensibilität. Diese ist sehr hartnäckig. Sie basiert auf defekten Nerven, genauer gesagt auf einer fehlerhaften Signalübertragung, bei der Informationen verloren gehen bzw. nicht ins Bewusstsein dringen. Das bedeutet, der Wärmegrad des gleichen Gegenstandes fühlt sich auf der gesunden Seite anders an als auf der beeinträchtigten. Es gibt teilweise deutliche Unterschiede je nach Art und Material (Wasser, Luft, Wind, Metall, Schnee usw.). Ich habe gelernt, dass der Körper Temperatur äusserst nuancenreich wahrnehmen kann. Zuerst spürte ich nur, dass irgendetwas meine Haut berührte, ohne dass ich richtig einordnen konnte, ob es warm oder kalt war. Im nächsten Schritt konnte ich die Temperatur mit einer unglaublich langen Verzögerung – teilweise über vier Sekunden – erkennen, aber selbst dann war die Wahrnehmung noch immer eine andere als auf der gesunden Seite.

Die abweichende Temperatursensibilität ist weiterhin ein ständiger Begleiter. Sobald ich die Aufmerksamkeit bewusst darauf lenke, spüre ich die Unterschiede und beginne die linke und rechte Körperhälfte zu vergleichen.

3.2.4 Kribbelgefühle

Kaum beginne ich darüber zu schreiben, kribbelt es schon. Zum Glück ist es diesmal nur eine Gänsehaut, die mir aufgrund der Emotionen bei diesem Thema über die Haut läuft. Und dennoch muss ich schmunzeln, da vor meinem inneren Auge viele Bilder und Situationen auftauchen. Das erste Erlebnis des Kribbelns hatte die Fliege ausgelöst. Anschliessend wanderten bald Tag für Tag ganze Ameisenstrassen von den Zehen immer weiter, bis sie irgendwann am Oberkörper ankamen.

Und genauso muss man sich dieses Gefühl vorstellen: als ob Hunderte Ameisen auf der Haut laufen. Allerdings kann ich sie nicht erschlagen oder wegwischen, weil sie *im* Körper laufen. Glücklicherweise gibt es Tage, an denen sie Pause machen. In solchen Momenten kehrt eine gewisse »innere« Ruhe in mir ein. Sobald sie wieder zu laufen beginnen, wird mir bewusst, dass wieder etwas im Gang ist. Die Ameisen symbolisieren ein manchmal angenehmes, meist jedoch recht unangenehmes Gefühl des Kribbelns. Es zeigt sich immer rechts, mal im Fuss, mal im Oberschenkel oder seitlich am Oberkörper. Wenn ich Glück habe, stoppt es für ein paar Minuten oder sogar Tage.

3.2.5 Schwindelgefühle

Schwindelgefühle hingen meist mit der Wetterfühligkeit zusammen. Je intensiver der Wetterumschwung war, desto stärker drehte sich alles um mich herum. Besonders bewusst wurde mir das, sobald ich im Bett lag. Es war ein sehr unangenehmes Gefühl, das mich nicht zur Ruhe kommen liess. Und es gab keine Lösung dafür, ich war diesen Attacken ausgeliefert. Zum Glück war es kein starker Schwindel, sondern das permanente Gefühl, nicht im Gleichgewicht zu sein. Und im Vergleich zu den anderen Symptomen verbesserte sich dieses rasch, es dauerte nur rund drei Jahre an. Dafür bin ich sehr dankbar. Einen Zusammenhang mit den Medikamenten konnte ich damals nicht ausschliessen. Doch das war eine Situation, die ich zu akzeptieren hatte.

4 Meine Sichtweise 1

Multiple Sklerose ist eine Autoimmunerkrankung. Das bedeutet, der Körper schädigt sich selbst. Es gibt bösartige Zellen im Körper, die gesunde und funktionsfähige Zellen angreifen. Im Fall von MS trifft es das zentrale Nervensystem. Betroffen können sowohl das Gehirn als auch das Rückenmark sein. Je nachdem, wo es zu entzündlichen Schädigungen kommt – sogenannten Herden –, werden die dazugehörigen Funktionen leicht bis stark beeinträchtigt. Einer der schwerwiegendsten Faktoren bei MS ist der Umstand, dass es jeden Bereich, sowohl körperlich als auch mental, betreffen kann. Dabei kann es zu kompletten Ausfällen (z. B. motorischen Ausfällen, sensorische Ausfällen aller Sinne, Konzentrationsschwierigkeiten, Lern- und Gedächtnisproblemen) oder »nur« zu Einschränkungen kommen. Das ist abhängig davon, wie stark die sogenannten Myelinscheiden (= Isolationsschichten, die die Nerven umspannen, um die Informationsgeschwindigkeit zwischen A und B zu erhöhen) beschädigt sind. Je grösser die Schädigung, desto stärker die Ausfälle.

Es genügen ein paar Zeilen, um MS zu beschreiben. Doch meine Sicht auf MS ist damit nicht abgeschlossen. Viel intensiver sind nämlich die Vorgänge, die man nicht von aussen beobachten kann. Es sind die zahllosen Gedanken, die einem Tag für Tag durch den Kopf gehen. Denn MS ändert (fast) alles, vor allem ändert es die Betroffenen selbst. Es verändert die Sichtweise auf das Leben sowie den Umgang in und mit der Familie wie auch mit engen Freunden und all jenen, die von der Krankheit erfahren.

Es dauerte rund einen Monat, bis ich den Schock der Diagnose überwunden hatte. Und die hier kurz wiedergegebene Beschreibung von MS entspricht im Grossen und Ganzen auch heute noch meinem Wissensstand darüber. Viel wichtiger waren mir gleich zu Beginn die folgenden Fragen: Was kann ich tun, um meinen körperlichen und mentalen Zustand zu verbessern? Was ist notwendig, damit ich wieder ohne Einschränkungen leben kann? Es wurde zu einer meiner Lebensaufgaben, darauf Antworten zu suchen. Von Beginn an war für mich selbstverständlich, MS nie als Entschuldigung, als Ausrede oder als Erklärung für mögliches Versagen vorzuschieben. Anfangs war die Zeit von allgemeiner Angst und wenig Zuversicht sowie dem gedanklichen Ausmalen von »Worst-Case-Szenarien« geprägt.

> Es macht einen Unterschied, ob man sich diese Fragen mit 18 Jahren stellt oder mehr als ein Jahrzehnt später. Doch die im Folgenden geschilderten Überlegungen von damals sind tief in mir verankert, da sie gewisse Meilensteine für die Verbesserung meines Krankheitsverlaufes darstellen. Auch später gelangte ich noch zu weiteren tiefgründigen Einsichten.

A   Die Fliege

Das bereits beschriebene Erlebnis mit der Fliege war ein regelrechter Motivationsschub. In einem unsicheren, lethargischen Zustand voller Angst bekam ich schlagartig Hoffnung, wieder ein vernünftiges Leben zurückzugewinnen. Für mich bedeutete das vor allem, mich uneingeschränkt körperlich bewegen zu können. Doch dieses Erlebnis war noch viel mehr: Es lehrte mich, niemals die Hoffnung aufzugeben. Arbeite ständig an deiner körperlichen und an deiner persönlichen Entwicklung, finde heraus, welche Dinge im

Leben gut für dich sind bzw. welche womöglich schlechte Auswirkungen haben – diese Forderung am mich selbst wurde zu meinem Leitsatz. Im Ergebnis hiess das: Mach das, was du liebst! Und die Fliege gab den Anstoss, mir Gedanken darüber zu machen, was ich machen will.

B Die W-Fragen

Trotz intensiver Bemühungen bin ich nicht an den typischen W-Fragen vorbeigekommen. Nichts ist nervenaufreibender, als sich immer wieder die gleichen Fragen zu stellen und keine Antwort darauf zu finden. Warum ich? Wieso jetzt? Was mache ich jetzt? Was ändert sich? Wie geht mein Leben weiter? Wo ist mein Platz in dieser Welt? Was ist schuld, dass ich MS bekommen habe? Eine Liste an Fragen, die sich fast unendlich fortsetzen liesse.

Damals nach der Diagnose war es teilweise zermürbend, sich immer wieder die gleichen Fragen zu stellen. Heute kann ich damit leichter umgehen. Aber auch zu späteren Zeitpunkten sind diese W-Fragen immer wieder aufgekommen, meist wenn es eine grosse Verbesserung oder auch Rückschläge gab. Bei dem Versuch, diese W-Fragen zu beantworten, bin ich meist kläglich gescheitert – bis ich die Situation, in der ich mich befand, akzeptiert habe. Seit diesem Moment ist vor allem eine Frage in den Vordergrund gerückt: Was kann ich für mich tun, damit es zu Verbesserungen bzw. keinen Schüben mehr kommt?

C Warum ich?

Diese Frage habe ich ziemlich schnell beiseitegeschoben. Ich wusste keine Antwort darauf, die fand ich erst Jahre später (siehe Kapitel »Meine Sichtweise 2«).

Nach einer kurzen »Schockstarre« nach der Diagnose akzeptierte ich die Situation, wie sie war. Meinen Körper unter Kontrolle zu haben und in Bewegung zu sein war genauso selbstverständlich gewesen wie das Atmen. Diese Bewegungsfreiheit war mir innerhalb kürzester Zeit genommen worden. Daher war ich nach diesem psychischen und physischen »K.-o.-Schlag« daran interessiert, schnell alles dafür zu tun, dass es mir wieder besser geht.

D   Was denken die anderen über mich?
Durch den sozialen Rückzug beschäftigte ich mich gedanklich intensiv mit mir selbst. Ich reflektierte mein Verhalten, meine Situation, meinen Umgang mit mir selber und mit anderen. Es drehte sich alles um mich! Dabei wurde mir mit der Zeit bewusst, was ich leisten kann, was meine Stärken und Schwächen sind und in welcher Situation ich es ruhig angehen bzw. mich pushen muss. All das führte dazu, dass ich keinen Wert mehr darauf legte, was andere über mich denken könnten – ein sehr befreiendes Gefühl. Ich habe seither kein Problem mehr damit, danach zu fragen und eine ehrliche und direkte Antwort auszuhalten oder zu geben.

E   Was ist MS?
Vielleicht ist es ein Schutzmechanismus, Dummheit, Faulheit oder was auch immer: Ich habe kein Interesse, mich mit medizinischen Sichtweisen, möglichen Krankheitsverläufen oder Wirkungsweisen von Medikamenten rund um das Thema Multiple Sklerose zu beschäftigen. Ich habe schnell gelernt, auf meinen Körper zu hören und herauszufinden, was er benötigt und was ich vermeiden sollte. Es brauchte aber eine Weile, bis ich merkte, dass auch mentale Aspekte wesentlich sind. Die wichtigste Richtschnur ist für mich: Welche Belastungen kann ich mir zumuten, ohne dass es zu einer Stressreaktion und Überforderung kommt und damit im schlimmsten Fall zu einem weiteren Schub? Denn trotz allem bin ich mir natürlich bewusst, dass die Medizin MS derzeit für unheilbar hält und die Ursachen nicht identifiziert werden können. Und da kommt ein Charakterzug von mir zum Tragen: Mach es

anders! Beweise das Gegenteil! Auf dieser Reise befinde ich mich noch heute.

F   Welche Alternativen gibt es?
Die »Was-wäre-wenn-Frage« war der Einstieg in die Suche nach Alternativen. In Gedanken spielte ich sehr lebhaft alle möglichen Szenarien durch: Was wäre, wenn ich andere oder weitaus schlimmere Symptome hätte, wenn ich nie wieder Rad fahren oder laufen könnte, wenn ich die Unterstützung meiner Familie nicht hätte, wenn ich zum Pflegefall würde, wenn ich den Schulabschluss nicht schaffte, wenn sich die Symptome immer weiter verschlechterten …? Das war ziemlich unnötig und hat mich viel Zeit und Energie gekostet. Doch es hatte auch etwas Gutes: Eines Tages gewöhnte ich mich an den Gedanken, nie wieder laufen zu können, und akzeptierte die Situation. Ich freundete mich sogar mit einem anderen Gedanken an: Wenn ich nicht mehr laufen könnte, dann würde ich mich in den Rollstuhl setzen. Meine Arme funktionieren ja prächtig – genauso wie mein Gehirn. Bewegung und Sport können trotz dieser Einschränkung ein wesentlicher Bestandteil meines Lebens bleiben, so wie ich es aus den Tagen meiner Kindheit kannte. Natürlich wären bei einem Leben im Rollstuhl einige Anpassungen notwendig. Dazu zählten der Weg in die Schule, jegliche Transporte sowie die Wohnsituation. Im Rollstuhl zu sitzen wäre für mich kein Grund, nicht weiterhin nach Möglichkeiten und Freiheiten zu suchen und mir diese auch zu nehmen. Auch sportlich betrachtet stünden mir trotz allem viele Chancen offen. Diese Gedanken machten mir Mut, mein Leben trotz aller Einschränkungen selbstständig zu managen.

Auch wenn diese Gedanken drastisch erscheinen mögen, so haben sie mir doch sehr geholfen. Die Idee, mit Krücken wie ein Storch auf einem Bein durch die Gegend zu hüpfen, war hingegen weniger präsent. Für mich brauchte es gleich das »Worst-Case-Szenario«. Konnte es schlimmer werden als momentan? Theoretisch ja! Denn bei MS kann man nie wissen, was am nächsten Tag passiert. Der gesundheitliche Zustand kann sich bei weiteren Schüben immer mehr verschlechtern. Man kann sich nie in Sicherheit wiegen, dass kein Schub mehr kommt (zumindest ist das die Meinung der westlichen Schulmedizin). Dieses Gedankenspiel brachte mich zu drei Erkenntnissen – auch wenn ich mir bewusst darüber war, dass es auch ein Leben irgendwo zwischen Rollstuhl und Profisport gibt:

Es gibt immer Hoffnung!

Hoffnung ist nicht die Überzeugung, dass etwas gut ausgeht, sondern die Gewissheit, dass etwas Sinn hat, egal wie es ausgeht.
VÁCLAV HAVEL

Es gibt immer Alternativen!

*Plan A hat nicht funktioniert. Bleib cool.
Das Alphabet hat 25 weitere Buchstaben.*
AUTOR UNBEKANNT

*Es ist nicht die Last, die du trägst, die dich erdrückt.
Sondern es ist die Art und Weise, wie du damit umgehst.*
LOU HOLTZ

Lebe im Hier und Jetzt!

Bist du deprimiert, lebst du in der Vergangenheit. Bist du besorgt, lebst du in der Zukunft. Erlebst du inneren Frieden, dann lebst du in der Gegenwart.
LAOTSE

5 Miese Stimmung

Tagein, tagaus werden wir von Informationen überflutet. Alles ändert sich laufend, doch in diesem Wandel wird oft etwas Wesentliches vergessen: Der Mensch ist ein interagierendes, soziales, körperliches und geistiges Wesen. Häufig werden jedoch die eigenen Bedürfnisse unterdrückt. Heutzutage funktioniert der Grossteil der Menschheit nur mehr. Wer sich gedanklich mit sich selbst beschäftigen, sich persönlich weiterentwickeln und selbstständig durchs Leben gehen will, wird Teil einer Randgruppe. Vieles wird als selbstverständlich erachtet, doch nichts ist es tatsächlich.

In der Zeit zwischen meinem Schulabschluss im Juni 2004 und dem Beginn des Sportstudiums war ich trotz zahlreicher erfreulicher Erlebnisse sehr unzufrieden. Ich war auf der Suche nach meinem Lebensweg oder zumindest irgendeinem Weg. Ich hatte die Schule trotz aller Schwierigkeiten abgeschlossen. Dieses Ziel hatte ich also erreicht. Jetzt hatte das Ziel, gesund zu werden, oberste Priorität. Doch mir fehlte eine Perspektive. Gesund zu werden war als Vorsatz schön und gut, aber wie sah es mit Arbeiten aus? Wie wollte ich meine Träume verwirklichen?

Mein Plan für die Zukunft war es immer gewesen, Radprofi zu werden. Nach der Matura träumte ich von einer professionellen Sportkarriere. Meine Eltern hatten mich lange gemahnt, dass es vorrangig galt, die Matura zu bestehen. Anschliessend könne ich mich auf eine mögliche Sportkarriere konzentrieren. Sie hielten Wort. Dass sich die Umstände aufgrund meiner MS-Diagnose inklusive Begleiterscheinungen geändert hatten, erschwerte mir die Sache. Doch mein Wunsch, mit Sport Geld zu verdienen, hatte sich schon in meiner Jugend ausgeprägt. Jetzt, im Juni 2004, war die Motivation ungebrochen. Bestärkt wurde ich darin durch eine Mut machende Abschlussarbeit, die ich in der Schule über den Radprofi Lance Armstrong verfasst hatte. Er war an Hodenkrebs erkrankt, hatte unzählige Chemotherapien und andere Behandlungen überstanden und ging trotz allem als einer der erfolgreichsten Sportler in die Geschichte ein. Er hat gezeigt, dass eine Krankheit kein Hindernis für sportliche Höchstleistungen sein muss.

> Damals war die Welt fasziniert von Armstrongs persönlicher Geschichte und seinem Erfolg. Auch ich war enorm beeindruckt von seiner Leistung. Obwohl sich zu einem späteren Zeitpunkt vieles anders darstellte als angenommen, war der Glaube an die Möglichkeit einer sportlichen Karriere trotz aktueller gesundheitlicher Einschränkungen ein grosser Motivationsfaktor.

Ich hatte die Möglichkeit, bei einem U23-Nachwuchsradteam an einem sportlichen Comeback zu arbeiten. Trotz gesundheitlicher Probleme bekam ich hier die Chance, mich zu beweisen. Ich trainierte hart, sofern es mir möglich war. Denn nach wie vor war es sehr schwer, in einen effektiven Rhythmus zu kommen. Zwar hatte ich Zeit, ein typisches Sportlerleben zu führen – schlafen, essen, trainieren und erholen –, aber am letzten Punkt scheiterte ich nach rund einem halben Jahr. Leider war mein Körper nicht in der Lage, sich schnell genug von den Trainings zu erholen, speziell nach anstrengenden Einheiten. Ich hatte kaum Probleme mit der sogenannten Grundlagenausdauer (stundenlanges Herumfahren mit niedriger Intensität), aber sobald ich intensiver trainierte, am Berg oder Intervalle mit hohen Geschwindigkeiten im flachen Gelände, war ich danach total müde. Ich brauchte nicht nur ein paar Stunden, um mich zu erholen, sondern manchmal sogar Tage. Dadurch konnte ich meine Leistung im Vergleich mit den anderen U23-Radsportlern nur minimal steigern. Als ich den Punkt erreichte, an dem ich begann mir einzugestehen, dass es mit der professionellen Sportkarriere nichts werden würde, hat mich das sehr mitgenommen. Zusätzlich kam es fast zeitgleich zu einem – schicksalhaften? – unschönen Bruch zwischen mir und dem Radteam. Ja, ich konnte damals nicht das erfüllen, was von mir verlangt wurde. Dennoch war es verletzend zu erleben, wie anfängliche Unterstützung in verbittertes Verhalten umschlug. Ich war von mir und dem Radteam enttäuscht. Den Sport, den ich so liebte, nicht professionell ausüben zu können, war ein riesiger Rückschlag für mich. Ich musste mich ganz neu orientieren und fiel in ein mentales Loch, aus dem ich mich erst wieder befreien musste.

> Heute bin ich jedoch ganz glücklich, dass es mit der Radsportkarriere nicht geklappt hat. Denn in den folgenden Jahren wurden immer mehr Dopingfälle bekannt. So auch 2013, als die Radsportikone Lance Armstrong eine Dopingbeichte ablegte. Die hypothetische Frage die ich mir damals stellte: Wäre ich bereit gewesen, für eine erfolgreiche Radsportkarriere, unerlaubte Mittel zu verwenden? Das ist für mich aus ethischer Überzeugung ein absolutes No-Go. Ich bin fest überzeugt, dass trotz gesundheitlicher Einschränkungen sportliche Höchstleistungen möglich sind – auch ohne Doping.

Ein Anker, an dem ich mich aus dem Loch ziehen konnte, war eine Ausbildung zum Instruktor für Senioren, die im Lauf des Sommers begann. Ich hatte die Idee, mich aufgrund der gesellschaftlichen Entwicklung auf diese Altersgruppe zu konzentrieren. Ich bildete mir ein, ich könne gut mit (älteren) Menschen umgehen, und weil es in Zukunft immer mehr werden, würde mir das eine gewisse Jobsicherheit in Aussicht stellen. Es sollte sich als richtige Entscheidung herausstellen.

Doch das war nicht alles. Schon während meines letzten Schuljahres war die Begeisterung für eine mögliche Trainerkarriere oder für ein Sportstudium gestiegen. Allerdings war es noch ein langer Weg bis zur endgültigen Entscheidung, in Wien Sport zu studieren.

Der Einstieg in die sportliche Arbeit mit Menschen war ein Übungsleiterjob bei einem Sportverein in meinem Heimatort. Ich dachte, es wäre eine gute Idee, mit praktischer Erfahrung zu beginnen, wenn ich tatsächlich Sportwissenschaft studieren wollte. Die Klientel waren jedoch keine Senioren, es waren Kinder. Was hatte ich mir da zugemutet! Dank Empfehlungen stand ich nun hier im neu gebauten Turnsaal einer Grundschule, vor mir rund 25 Kinder im Alter von sechs bis sieben Jahren. Nur keine Panik, sprach ich mir selbst Mut zu. Zum Glück waren wir zwei Übungsleiter, um die Kinder für eine Stunde zu beschäftigen. Danach sollten wir Acht- bis Neunjährige und schliesslich neunzig Minuten lang Jugendliche zwischen zehn bis siebzehn Jahren auspowern. Lange Rede, kurzer Sinn: Es waren unvergessliche Wochen, die mich prägten und davon überzeugten, für lange Zeit mit Kindern, Jugendlichen und Erwachsenen sportlich arbeiten zu wollen.

Die Erlebnisse mit den Kindern im Turnsaal waren für mich sehr lehrreich, auch in Bezug auf MS, wovon hier niemand wusste. Ich konnte so sein, wie ich bin, ohne nach meiner Erkrankung beurteilt zu werden. Kindern ist egal, was oder wer du bist. Sie sind ehrlich, direkt, manchmal auch verletzend – doch letzten Endes können sie in ihrem Verhalten sehr aufschlussreich sein. Für mich war es zumindest so. Als ich das erste Mal von ihnen stand, war ich ziemlich nervös. Ich wusste nicht, was ich tun und wie ich mich verhalten sollte. Die Kinder spürten meine Unsicherheit. Anfangs war ich genauso streng mit ihnen, wie ich es mit mir war. Doch ich war unehrlich zu mir selbst und das zeigten mir die Kinder. Woche für Woche bekam ich durch sie einen menschlichen Spiegel vor die Nase gesetzt und lernte dadurch viel Neues über mich.

Wie habe ich mich gegenüber den Kindern zu verhalten? Welche Werte oder Fähigkeiten möchte ich ihnen vermitteln? Wie wirkt sich mein eigenes Befinden auf das Unterrichten und mein Verhalten aus? In dieser Zeit habe ich Folgendes schnell kapiert:

- Mein Wohlbefinden darf mich beim Unterrichten nicht leiten.

Das ist eine schwierige Aufgabe. Jeder kennt die Situation: Ist man gut drauf, geht vieles leichter, man braucht weniger Energie und die Zeit vergeht wie im Flug. Doch sobald die Stimmung schlecht ist, trifft genau das Gegenteil zu.

- Ungerechtigkeit ist kontraproduktiv.

Fühlen sich Kinder vom Lehrer ungerecht behandelt, schlägt das in Unwillen, Störfeuer und Ablehnung um. Speziell, wenn sie (meist) unbewusst realisieren, dass man infolge der eigenen Gemütslage unberechenbar ist. Lässt man plötzlich mehr durchgehen, wird das ausgenutzt, um Blödsinn zu machen. Und so war es auch oft genug. Auf ihre Reaktion, Unsinn anzustellen, reagierte ich in den ersten Monaten mit Unverständnis. Ich wurde laut und versuchte die Kinder über verbale Strenge zur Disziplin zu zwingen. Ich wurde ungerecht. Und schon war ich in einem Teufelskreis gefangen, aus dem ich mich selbstständig nicht mehr befreien konnte. Zum Glück hatte ich immer meine Kollegin an der Seite, die in solchen Situationen dann das Kommando übernommen hat. Später konnte ich auch ihre Position mal einnehmen, nachdem ich gelernt hatte mit Ungerechtigkeit umzugehen.

- Man muss spontan sein.

Es ist im Leben nicht alles planbar, auch wenn ich lange Zeit davon überzeugt war. Beide, sowohl der Körper mit MS wie auch Kinder, machen nicht immer, was man erwartet. Für mich waren das neuartige Erfahrungen. Ich machte mir fortan zur Gewohnheit, gewisse Situationen auf mich zukommen zu lassen. Ich wurde mental flexibel und entspannter, weil ich mir selbst keinen Druck mehr machte.

Eine zusätzliche Lebensschule wurde im Winter das Arbeiten mit Kindern und Jugendlichen zwischen vier und achtzehn Jahren in einer Skischule. Das war für mich zunächst ein Sprung ins kalte Wasser, weil ich keine Ahnung hatte, was auf mich zukommen würde. Anfangs war ich frustriert, weil ich mir etwas ganz anderes vorgestellt hatte. Doch ich bin an der Aufgabe gewachsen und dankbar, diese Zeit erlebt zu haben. Zu Beginn arbeitete ich noch als Assistent eines erfahrenen Skilehrers, um gegen Ende der Saison schon selber eine Gruppe zu leiten. Jahr für Jahr lernte ich mit jeder Saison dazu:
- Wie vermittle ich Kindern Spass und Freude am Skifahren, sodass sie auch das Können erlernen?
- Wie kommuniziere ich mit ihnen in Bezug auf Motivation, Ängste nehmen, unterstützend zur Seite stehen, wahrnehmen, was die Kinder benötigen (Empathie)?
- Wie verbessere ich spielerisch ihre Fähigkeiten (z. B. durch Abwechslung, Geschichten erzählen, Variationen der Bewegungen ausführen usw.)?

Zu den schönsten Momenten gehörte es, in der Früh als Erster am Berg zu stehen, dort die Ruhe zu geniessen und sich auf den Tag vorzubereiten. Ausserdem war es immer berührend, die Dankbarkeit in den Augen der Eltern und den Stolz der Kinder zu sehen, wenn sie nach wenigen Stunden selbstständig den Berg hinunterfahren konnten. Auf der anderen Seite stand die mentale Anspannung, wenn die Kleinen sich jeder pädagogischen Methodik verweigerten und den gut gemeinten Ratschlägen beim Erlernen des Skifahrens nicht folgten. Dann war der Frust am Ende des Tages oft sehr hoch. Und dennoch stand ich am nächsten Tag wieder vor den Kindern, denn mein Empfinden und meine Stimmung hatten hier keine Rolle zu spielen. Dazu musste man ein guter Schauspieler sein, um stets ruhig und ausgeglichen zu wirken, weil Kinder sehr sensitive Antennen haben.

Diese Einsichten begann ich auch auf Erwachsene anzuwenden, nicht nur wenn es um die Vermittlung von sportlichen Fähigkeiten ging. Ausserdem veränderte ich meine Gewohnheiten und Einstellungen zum Leben weiter. Ich setzte diese Ideen und Methoden auch bei mir selbst ein. Und später dann half mir natürlich das vertiefte Wissen, das ich mir während des Sportstudiums aneignete.

Die Arbeit mit den Kindern und mit guten Wegbegleitern hat mich gelehrt, respektvoll mit mir umzugehen. Ich begann immer mehr auf meine Bedürfnisse zu hören und lebte sie gleichzeitig – so gut ich konnte – aus.

Doch das hört sich leichter an, als es tatsächlich war. Diese Veränderungen vollzogen sich in kleinen Schritten und dauerten über Jahre. Nachdem mir aber alles zu langsam ging – die gesundheitlichen Fortschritte und die Klarheit über meine Zukunft –, wuchs wieder eine tiefe Unzufriedenheit in mir. Es war dieses Mal ein mentaler Rückschlag, mit dem ich umgehen musste. Ich hatte Angst, weil ich nicht wusste, wie es in meinem Leben weitergeht. Angst, einen Fehler zu machen, der einen gesundheitlichen Rückfall zur Folge hat. Angst, nicht geliebt zu werden, weil ich anders war. Angst, meine Träume nicht verwirklichen zu können. Angst, es mir selbst nicht recht machen zu können. Es gab genügend Nächte, in denen ich vor Sorge nicht schlafen konnte. Ich konnte das Gedankenkarussell nicht abstellen. Immer wieder kreisen diese Ängste in meinem Kopf herum. Untertags war es noch erträglich, doch gegen Abend wurde es immer unangenehmer. Ich wälzte mich im Bett schlaflos von einer Seite auf die andere. Nach einem Einschlaf-Work-out schlief ich dann meistens in den frühen Morgenstunden doch noch ein. Einige Gedanken waren am Morgen verschwunden, aber jene, die mich innerlich entzweiten, waren nach wie vor präsent. Das viele Nachdenken brachte mir aber auch so manche Einsicht und das machte mich mental wieder stärker. So konnte ich einen positiven Nutzen aus meinen Erlebnissen, Gedanken und der Erkrankung ziehen.

Doch die Berg- und-Tal-Fahrt ging weiter. Auch wenn ich begann, das Positive in den verschiedenen Situationen zu erkennen, so war das dunkle Loch immer präsent. Am schlimmsten waren die Gedanken, die sich mit meinem körperlichen Zustand beschäftigten. Auf seinen Körper zu hören ist das eine, übersensibel zu werden das andere. Die verbliebene Sensitivitätsstörung auf der rechten Seite machte mich fertig. Sie war rund um die Uhr präsent. Es war befremdlich. Jeder kleine Unterschied machte mich hellhörig. Es gab Nächte, in denen ich schweissgebadet mit einem total unruhigen Bauchgefühl aufwachte und nicht wusste, was ich machen sollte. Waren die Körpersignale belanglos oder sollte ich sie ernst nehmen? Mal war es ein eiskalter Fuss, den ich auf keine Weise warm bekam – zumindest drang kein Signal ins Bewusstsein, dass der Fuss tatsächlich so warm war, wie er sich beim Abtasten an der Hand anfühlte. Ein anderes Mal war es das Gefühl, meine Zehen nicht mehr bewegen zu können, weil das Kribbeln so intensiv war.

Ich machte zwar Fortschritte, aber ich war ungeduldig und wollte so schnell wie möglich wieder funktionieren. Der Körper weigerte sich, das Tempo, das mein Geist anschlug, mitzugehen. Ich wollte die Gefühlsachterbahn nicht akzeptieren, bei der meine

Stimmung von Medikamenten abhängig war und von der Diskrepanz zwischen dem, was war, und dem, was meiner Meinung nach sein sollte. Zum Glück blieb mir ein Rest Optimismus, dass alles irgendwann besser oder anders werden würde. Diese Hoffnung beruhigte mich. Das zeigt auch eine meiner Notizen von damals:

In den einsamen Stunden lernt der Mensch am meisten über sich selbst. Es offenbaren sich seine wahren Werte und Gefühle. Dieser emotionale Moment stärkt – mit einer Träne, die die Wange hinunterläuft – das Herz und den Geist. Warum? Weil man nur in diesen ruhigen Momenten zu sich selbst finden kann. Die Gedanken sind klar wie frisches Bergwasser und man fühlt sich seinen engsten Vertrauten sehr nahe – wie jene Steine, die sanft vom frischen Bergwasser berührt werden. Diese tiefe Verbundenheit führt einem vor Augen, wie wichtig und unersetzbar bestimmte Menschen sind. Und nur so bekommt man einen realistischen Eindruck, welchen Stellenwert man auch für sie hat. Diese überwältigende Dankbarkeit zaubert ein kleines Lächeln auf die Lippen und lässt die Tränen trocknen. Ein Gefühl der inneren Zufriedenheit lässt Herz und Geist wieder zur Ruhe kommen.

Ich sagte mir, dass das Leben noch etwas mit mir vorhatte. Es lag an mir, den Weg zu finden, den ich beschreiten wollte. Auch wenn ich bei meiner verzweifelten Suche danach immer mal wieder in eine Sackgasse geriet, gab ich nie die Hoffnung auf, dass es irgendwann besser werden würde. Trotz Rückschlägen: Unterm Strich bewegte ich mich vorwärts, und das war es, was zählte. Ich merkte, dass ich mich beschäftigen musste. Ich musste ein Ziel vor Augen haben und darauf hinarbeiten, dieses zu erreichen.

Das Gefühl, in der Luft zu hängen und nicht zu wissen, wo es hingeht, war stressig. Ich hatte keine Ahnung, was ich sowohl beruflich als auch sportlich anstreben, und erst recht nicht, was ich mit meinem Leben anfangen sollte. Bis zu dem Augenblick, als mir klar wurde, dass ich mich nicht mehr in mieser Stimmung von Tag zu Tag quälen wollte. So wie ich mit Unterstützung von Ärzten, Medikamenten und Familie meine körperlichen Funktionseinschränkungen in den Griff bekommen hatte und daran arbeitete, sie weiter zu verbessern, genauso sollte ich auch mit meiner mentalen Einstellung verfahren. Es lag an mir, mich zu freuen über das, was ich bereits erreicht hatte, und positive Energie daraus zu schöpfen.

Meine Mutter meinte im Nachhinein, die ersten beiden Jahre nach der Diagnose seien die schwierigsten gewesen – mit dem Schulabschluss und dem folgenden Versuch, Radprofi zu werden. Doch nach diesem Jahr war der Traum, Profisportler zu werden, ausgeträumt und das erleichterte mir die Entscheidung für ein Sportstudium.

> Mir widerstrebt es bis heute, MS als Entschuldigung zu benutzen, um meine Leistungen zu rechtfertigen. MS sollte nie als Ausrede für mich gelten. Doch inzwischen habe ich verstanden, dass gewisse Leistungen umso höher einzuschätzen sind, weil ich mit MS ein nicht zu unterschätzendes Handicap mitbekommen habe. Diese Einsicht basiert auf Gesprächen mit vielen Menschen, die mir dieses Bild vermittelt haben. Ich nehme das als Kompliment dankend an. Trotzdem stimme ich nur teilweise zu, denn ich glaube, egal ob krank oder gesund: Jeder hat die Möglichkeit, an seiner Persönlichkeit zu arbeiten und seine Chancen zu nutzen, um ein zufriedenes Leben zu leben.

5.1 Müde sein

Es wäre durchaus vertretbar, das Schlafbedürfnis auch als Symptom zu bezeichnen, denn es war eine ständige Begleiterscheinung. Speziell am Beginn der Erkrankung hatte ich keine Vorstellung, was auf mich zukommen würde. Klar wusste ich, dass ein kranker Körper viel Zeit und Energie benötigt, um wieder gesund zu werden. Was das bei MS-Symptomen bedeutet, wurde mir in den ersten Wochen im September 2003 bewusst. Multiple Sklerose und Medikamente: Das war eine sehr belastende Kombination für Körper und Geist. Die Notwendigkeit, mit Medikamenten den Verlauf positiv zu beeinflussen, ist verständlich. Doch es ist zu beachten, dass der Körper auch von sich aus schon gegen die Erkrankung arbeitet. Er verwendet somit die meiste Energie darauf, die MS-Symptome zu heilen, und das geht am besten im Schlaf. Es steht kaum Energie zur Verfügung, um Neues zu lernen oder körperlich aktiv zu sein.

Es ist wie bei einem Computer, dessen Arbeitsspeicher überlastet ist. Ich habe mir das immer so vorgestellt: Funktioniert ein Computer normal, kann er in Echtzeitgeschwindigkeit bedient werden. Die Programme funktionieren einwandfrei (= Gesundheit). Doch je mehr Programme geöffnet werden, je weniger Pausen er zwischen Arbeitsaufträgen bekommt und je weniger die Programme dem Leistungszustand des PCs entsprechen, desto langsamer wird er (= Erkrankung). Und wenn der PC sich einen Virus einfängt (= MS), dann wird es kompliziert. Der Virus greift den PC an. Man versucht ihn mit Anti-Virenprogrammen (= Medikamenten), mit der Hilfe von IT-Mitarbeitern (= Ärzte, Familie, Freunde) oder Defragmentierungs- und Säuberungsprogrammen (= Selbstheilungskräfte) zu bekämpfen.

Das Virenprogramm funktioniert meist oberflächlich, die »Selbstheilungsprogramme« arbeiten ganzheitlich – brauchen aber

Zeit! – und das menschliche Umfeld eher tiefgründig. Das Ziel ist die Wiederherstellung der normalen Funktionsweise, ohne in einen Teufelskreis zu geraten. Denn je mehr Ratschläge man sich von Freunden oder Ärzten einholt, je mehr Virenprogramme installiert werden, desto komplexer wird die Situation. Und somit macht es letztendlich am meisten Sinn, nur zu schlafen und die »Defragmentierungsprogramme« arbeiten zu lassen.

Natürlich ist dies nur eine Metapher, um die Dinge vereinfacht darzustellen. Fakt war: Ich musste schlafen – und das sehr lange und sehr viel. Der Körper verlangte danach, und dieses Bedürfnis liess sich nicht ignorieren. Das war eine der schwierigsten Zeiten für mich, denn ich war es gewohnt, immer aktiv zu sein, vor allem körperlich. Jetzt musste ich stets gut überlegen, zu welchen Anlässen oder Zeitpunkten es notwendig war, munter und aufmerksam zu sein. Um diese Termine drehte sich in den ersten Monaten mein Tagesrhythmus. Für Aussenstehende ist es wohl nur schwer nachvollziehbar, wie es ist, etwas machen zu wollen, aber nicht zu können. Und zwar nicht, weil es an Motivation fehlt, sondern weil es die körperliche und geistige Erschöpfung nicht erlauben. Ich wollte ja gern lernen, mich bewegen und weiterhin aktiv sein, aber ich konnte nicht.

Die längste Zeit, die ich am Stück geschlafen habe, waren achtzehn Stunden! Durchschnittlich habe ich in den ersten Monaten rund zwölf bis vierzehn Stunden täglich geschlafen. Für manche mag so viel Nichtstun herrlich klingen, aber das ist es nicht. Der Kopf will etwas unternehmen, aber der Körper wehrt sich dagegen. Erschwerend kam hinzu, dass der Körper einen unterschiedlichen Rhythmus in Abhängigkeit von der Jahreszeit hat. In den Herbst- und Wintermonaten hatte ich aufgrund der kurzen Tage kaum Motivation. Ich freute mich auf Frühling und Sommer, auch wenn sich in den ersten beiden Jahren nicht viel änderte. Die natürlichen körperlichen und mentalen Funktionen und Tagesabläufe waren infolge der Erkrankung und der Medikamente gestört und das ungeheure Schlafbedürfnis blieb als Symptom bestehen.

Weil ich das grosse Verlangen nach Schlaf in meiner Tagesplanung berücksichtigen musste, lernte ich, in mich hineinzuhören. Reichte die Energie zum Lernen? Könnte ich eventuell eine Runde spazieren gehen? Kann ich mich darauf konzentrieren, die Schulaufgaben zu erledigen? Kann ich etwas mit Freunden unternehmen? Egal, worum es sich handelte: War auch nur ein Funke Energie da, probierte ich es aus. Ich verschob meine Frustrationsgrenze etliche Male, indem ich es immer wieder versuchte, zum Beispiel beim Lernen. Oft war nach wenigen Minuten die Aufmerksamkeit weg. Dann machte ich ein paar Minuten Pause und begann erneut mit dem Lernen. Diesen Wechsel wiederholte ich zuweilen Dutzende Male. Mit dem Ergebnis, dass ich danach sehr gut und beruhigt schlafen konnte.

Ausserdem lernte ich den Unterschied zwischen Schlafen und Einschlafen kennen. Denn so viel ich auch geschlafen habe – das Einschlafen war oftmals eine schwierige Prozedur. Der Körper war müde und verlangte nach Schlaf, doch mental war ich hellwach. Die Gedanken und Erlebnisse vom Tag waren in einer Dauerschleife im Kopf präsent. Ich war geistig nicht ausgelastet, daher drehte ich mich zig Mal im Bett herum, um einzuschlafen. Dabei wurde mir die Relation zwischen Geist und Körper sehr bewusst: Das eine funktioniert nicht ohne das andere.

So wird hoffentlich verständlich, warum ich dem Schlaf ein eigenes Kapitel gewidmet habe. Er beeinflusste nicht nur mein Leben massgeblich. Auch Familie und Freunde mussten unter meinem Schlafbedürfnis leiden. Wenn man so viel Zeit mit Schlafen verbringt, ist es schwer, soziale Beziehungen aufrechtzuerhalten. Und leider gewöhnte ich mich daran, Kontakte weniger zu pflegen, so wie ich mir andere – vorteilhafte wie nachteilige – Gewohnheiten aneignete. Ein guter Nebeneffekt war, dass ich Jahre später begann, mich für die wissenschaftlichen Aspekte von Schlafen und Träumen zu interessieren. Schliesslich hatte ich ja selber intensiv erlebt, welchen Einfluss das auf den Menschen haben kann. Natürlich weiss jeder, wie sich Schlaf und Aktivität anfühlen. Doch ich hatte ein anderes Bewusstsein dafür entwickelt.

Dieser Aspekt des übermässigen Schlafbedürfnisses beeinflusste mein Leben lange Zeit. Es dauerte bis ins Jahr 2012, bis ich bei einem »normalen« Schlafrhythmus mit täglich rund sieben bis acht Stunden angekommen war.

5.2 Mental störanfällig

Den entscheidenden mentalen Fortschritt nach der MS-Diagnose machte ich, als ich nicht mehr versuchte, die Frage nach dem »Warum?« zu beantworten, sondern die Situation akzeptierte. Ich entschied mich, das Beste daraus zu machen. Mir war klar, dass ich diese Art von Schub und solche Krankheitssymptome kein weiteres Mal erleben wollte. Und nach einigen Kämpfen, die ich in meinem Inneren ausgefochten hatte, war auch klar: Ich möchte wieder Rennrad fahren. Seitdem bemühte ich mich auf allen Ebenen, mich weiterzuentwickeln, speziell mental. Denn einen Aspekt muss man sich bewusst machen: MS ist nach aussen nicht sichtbar. Es sind vielleicht körperliche Symptome zu erkennen, doch keiner kann wissen, ob es sich um eine Erkrankung oder eine Verletzung handelt. Und wie es im Inneren eines Erkrankten aussieht, ist von Mensch zu Mensch unterschiedlich. Gleichzeitig können sich die Hochs und Tiefs innerhalb von Minuten ändern.

Meine geistige Verfassung war anfangs sehr störanfällig. Dabei war meine eigene Zufriedenheit bzw. Unzufriedenheit der ausschlaggebende Faktor. Zufriedenheit erlebte ich, sobald ich eine kleine Verbesserung bemerkte oder ein Tag so verlief, wie ich es mir vorgestellt hatte. Dann konnte ich mit Leichtigkeit und viel Freude den Tag geniessen. Es waren jene Tage, die mir Mut machten, auch die unzufriedenen Phasen zu überstehen. Denn diese gab es zu Genüge. Im Grunde war ich am Anfang überfordert, da ich nicht wusste, wie ich mit der Situation umgehen sollte. Jede Chance, die sich mir bot, ergriff ich mit viel Enthusiasmus. Ich wollte positiv an die mir bevorstehende Sache herangehen. Die Kehrseite war eine immer wieder aufkommende Unzufriedenheit. Die Situation verlangte Geduld und das war eine Eigenschaft, die ich erst erlernen musste. Es war nie meine Stärke gewesen, nur herumzusitzen und nichts zu tun. Ich musste immer in Bewegung sein, egal ob körperlich oder geistig. Tatsachen hinzunehmen, die ich nicht ändern konnte, gehörte zu jenen Fähigkeiten, für die ich Jahre brauchte.

Diese mentalen Berg-und-Tal-Fahrten brachten Vor- und Nachteile mit sich. Ich lernte mich besser kennen. Selbstreflexion betrachtete ich als vorteilhaft, weil ich mich mit dem Hier und Jetzt beschäftigte. Ich versuchte Vergangenes in der Vergangenheit zu lassen, Zukünftiges nicht mehr zu planen. Ein – paradoxer – Nachteil an der Sache: Ich wollte die Kontrolle über mein Leben und meine Fähigkeiten nicht mehr verlieren. Und das schränkte mich gedanklich ziemlich ein. Ständig wollte ich mich selbst, meine körperlichen Fähigkeiten, meine Umgebung, mein Verhalten beobachten, analysieren und kontrollieren. Dafür brauchte es viel mentale Aufmerksamkeit. Das führte dazu, dass ich alles sehr bewusst wahrnahm. Worte begann ich sehr wörtlich zu nehmen (was bei humorvollen Bemerkungen oder Small Talk nicht immer von Vorteil ist). Ich lernte, auf menschliches Verhalten und Handeln respektvoll und unvoreingenommen zu reagieren. Diesen Lerneffekt habe ich durch das Lesen des Buches »EQ. Emotionale

Intelligenz« von Daniel Goleman vertieft. Ich hatte es im Bücherregal meiner Mama gefunden. Es war quasi ein Start der Idee, lebenslanges Lernen umzusetzen. Ich realisierte, dass ich mich persönlich nur weiterentwickeln kann, wenn ich empathisch mit mir und anderen umgehe.

Klar kommt die Frage nach dem Warum auch heute immer mal wieder. Ich habe aber meine Wege gefunden, mit dieser Frage effizient umzugehen und sinnloses Grübeln nicht zuzulassen.

Kleinigkeiten haben mich damals aus der Bahn geworfen. Anstatt darüber zu reden, zog ich mich zurück und diskutierte mit mir selber. Ich wurde sehr introvertiert, was ich jedoch gut verbarg. Denn nach aussen hin zeigte ich mich eher extrovertiert, weil ich vermeiden wollte, dass mein Umfeld sehen konnte, wie es mir tatsächlich ging. Noch schlimmer: Ich war jemand, der ich nicht sein wollte. Die Folge war ein innerer Kampf. Warum konnte ich nicht zu mir selber stehen und mich akzeptieren? Natürlich gab es hier einen Zusammenhang mit meinen Erwartungen, die ich an mich selber und auch an mein Umfeld hatte. Dies betraf vor allem die Diskrepanz zwischen meinen Vorstellungen und dem oftmals unbefriedigenden Resultat. Ich war enttäuscht, wenn ich keine Leistung abliefern konnte, Leistung im Sinne von alltäglichen Aufgaben wie Lernen, Hausaufgaben erledigen, Bewegung an der frischen Luft, Freunde treffen und sportlichen Ambitionen nachgehen.

Die Angst vor Diskriminierung war ein weiteres Thema, das mich von Anfang an begleitete. Ich befürchtete, gleich in eine bestimmte Schublade gesteckt zu werden, wenn jemand erfahren würde, dass ich MS habe. Man weiss ja, wie schnell Vorurteile entstehen. Dies gilt auch bei Krankheiten. Was denken die Leute, wenn jemand im Kaffeehaus zitternd sein Getränk auf dem Weg zum Mund verschüttet? Oder wenn sie jemanden abends unkoordiniert herumschwankend aus einem Restaurant kommen sehen?

Welche Ängste werden in ihnen ausgelöst, wenn jemand ständig ruckartige Bewegungen macht und keine Sekunde still sitzen kann? Obwohl sie keine Ahnung haben, welche Probleme oder Einschränkungen die beobachteten Personen wirklich haben, werden sie diese vermutlich schnell vorverurteilen. In diesem Buch stelle ich mich dieser tief sitzenden Angst. Das Gefühl, nicht gleich abgestempelt zu werden, ist befreiend.

> Ich habe mir über die Jahre angewöhnt, mir folgende Frage zu stellen: Welche Geschichte hat dieser Mensch zu erzählen? Ich versuche, ohne Vorurteile auf Menschen zuzugehen. Hautfarbe, sexuelle Präferenzen, ethnische und kulturelle Herkunft sowie religiöser Glaube sind unbedeutend. Bedeutend ist der Mensch an sich. Nehmen wir Menschen an, wie sie sind, ohne über ihre Einschränkungen zu urteilen, dann nehmen wir sie in ihrer ganzen Persönlichkeit wahr.

Um den mentalen Störattacken ihre negative Energie zu nehmen, begann ich mir selber Briefe zu schreiben. Generell nahm ich dabei eine Vogelperspektive ein und betrachtete meine Situation neutral von Weitem. So, als ob man einen offenherzigen Brief an einen guten Freund schreibt, den man nie belügen würde. Die Gedanken, die mir in dem Moment in den Kopf kamen, schrieb ich nieder. An den Wortlaut kann ich mich nicht mehr erinnern, doch Thema waren Überlegungen zu meiner Zukunft, zu Heilungschancen und zu Beziehungen.

Nur einen der Briefe an mich selbst habe ich wiedergefunden, allerdings stammt er aus dem Jahr 2000, lange vor der MS-Diagnose:

Lieber Wolfgang,
ich habe dich schon seit einiger Zeit beobachtet und mir sehr lange sehr viele Gedanken über dich gemacht. Ich beobachte sich schon

dein ganzes Leben lang. Ich weiss, dass dich niemand besser kennt als ich. Ich kann dich als Person und als Mensch nicht in einem Wort beschreiben. Du bist wie jede andere Person auf dieser Erde etwas Besonderes. Aber du unterscheidest dich doch sehr, sowohl im Negativen als auch im Positiven, von den Gleichaltrigen. Du hast dich speziell in den letzten Jahren stark entwickelt. Deine eigene Persönlichkeit kam zum Vorschein und du wusstest schon bald, was du in Zukunft machen willst. Vielleicht war das ein Vorteil?! Trotzdem bist du ein selbstkritischer junger Mann geworden, der oft die Fehler bei sich selber sucht, statt bei anderen. Versuche einmal das Gegenteil! Weiters bist du sehr nachdenklich und vor allem ruhig geworden. Deshalb glaube ich, dass dein Kopf zu deiner grössten und stärksten Waffe geworden ist und das auch bleiben wird. Ich bewundere manchmal deine Konzentrationsfähigkeit, deine Fähigkeit, einfach abzuschalten, und deine Motivationskraft für dich selber. Ich glaube, das sind Eigenschaften, um die manche dich beneiden – und dass deshalb relativ wenige Leute mit dir auskommen. Aber lass dich dadurch nicht unterkriegen, denn es gibt trotzdem einige Menschen, die dich so akzeptieren, wie du bist!
Glaub nicht, dass ich schon fertig bin! Du bist sehr offen und sagst so gut wie immer deine Meinung. Das kann auf andere Personen positiv, aber auch negativ wirken. Ich weiss, dass es dir manchmal schwerfällt, nichts zu sagen, aber du weisst trotzdem meistens, wann deine Äusserungen angebracht sind und wann nicht. Du kannst jedoch gut zuhören und es lässt sich manchmal gut und ernst mit dir reden. Andererseits weisst du wiederum auch, dass du eine riesengrosse Nervensäge sein kannst. Das sind die Tage, wo du deinen Mund nicht einmal für eine Minute halten kannst. Meistens ist es Blödsinn, was du in diesen Momenten von dir gibst. Ich glaube zudem, dass es nicht schaden würde, wenn du öfters kooperativer wärst. Vielleicht würdest du dich dann mit manchen Leuten besser verstehen.

Alle deine Besonderheiten gehören zu dir und ich finde es deshalb nicht in Ordnung, dich auf eine andere Stufe zu stellen als andere Personen. Jede Person ist etwas Besonderes und hat positive und negative Eigenschaften. Wenn ich eine Eigenschaft herausheben müsste, die dich von den anderen am deutlichsten unterscheidet, dann wäre das meiner Meinung nach dein Ehrgeiz. Vor allem deine sportlichen Ziele beeindrucken mich. Ich weiss, woher du die Kraft dafür hernimmst, aber das bleibt unser Geheimnis!
Ich wünsche dir weiterhin viel Erfolg!

Wie egoistisch und eingebildet das wirkt! Aber auch sehr wahr, wie sich ab September 2003 zeigen sollte. Im Nachhinein scheint mir nachvollziehbar, warum gewisse Lebensereignisse so und nicht anders geschehen sind. Es ist interessant zu sehen, welche Gedanken ich mir damals schon gemacht habe (teilweise ähnliche wie heutzutage) und welche Feststellungen ich getroffen habe. Meine Zeilen von damals bringen mich heute – Jahre später – zum Schmunzeln. Leider habe ich anscheinend in dem Moment mit dem Schreiben aufgehört, in dem es reizvoll geworden wäre, mehr zu lesen.

Seit Kindertagen wollte ich es immer allen um mich herum recht machen. Ich gab mein Bestes, um die anderen zufrieden zu stellen. Durch diesen hohen Anspruch setzte ich mich unter Druck. Das ging nach der MS-Diagnose zum Glück nicht so weiter. Denn mehrmals fiel ich in ein mentales Loch und brauchte lange, um mich aus diesen Tiefs wieder zu befreien. Ein klassisches Beispiel waren die Prüfungen in der Schule: Ich investierte viel Zeit ins Lernen und wollte mir und noch mehr meinen Lehrern beweisen, dass ich den Stoff beherrschte. Doch allzu oft erlebte ich eine Enttäuschung. Ich wusste lange nicht, woran es lag. Ähnlich war es mit dem Sport. Ich war es gewohnt, meinen Tagesablauf und die zu erledigenden Sachen genauestens zu planen. Es gab kaum einen Blick nach links und rechts, sondern nur den Weg, den ich mir in den Kopf gesetzt hatte. Ich handelte engstirnig und ohne Flexibilität und war dann super frustriert, wenn es nicht nach meinen Vorstellungen lief. Erschwert habe ich diese Probleme, indem ich sie selber lösen wollte. Ich sprach nur selten mit meiner Familie oder mit Freunden darüber und befand mich somit in einem Teufelskreis, den ich zu einem späteren Zeitpunkt zum Glück durchbrochen habe – auch wenn ich stellenweise noch immer in dieses Muster zurückfalle.

Eine von vielen Methoden, die ich aus Büchern kennen und schätzen gelernt habe, hat mir in solchen Momenten sehr geholfen: Stelle dir jene Situation vor, die dich gedanklich oder körperlich derzeit stark belastet. Egal, ob es ein Zustand am Arbeitsplatz, eine enttäuschende Situation mit Freunden oder ein Familienstreit ist – hole sie dir so real ins Gedächtnis wie nur möglich. Wo befindest du dich, was passiert in der Umgebung gerade, welchen Geruch hast du in der Nase und wie fühlst du dich? Je realistischer das Geschehen vor deinem inneren Auge entsteht und je intensiver du die Emotionen wahrnehmen kannst, desto besser. Jetzt stellst du dich gedanklich vor einen Spiegel und lässt die Eindrücke wie einen Film auf dem Spiegel ablaufen. Du bist nun einerseits stark involviert, andererseits wiederum nimmst du eine Beobachterrolle ein. Und jetzt nimmst du einen Hammer in die Hand und zerschlägst den Spiegel ohne zu zögern in tausend Scherben. Wie geht es dir jetzt?

> Grosse Bedeutung schenkte ich Fragen wie: Was kann ich ausprobieren oder verändern, um mich weiterzuentwickeln? Was ist nötig, um geistig und körperlich in Balance zu bleiben? Wie trete ich Menschen gegenüber und welche Freunde sind tatsächlich Freunde? Bis heute sind das enorm wichtige Fragen für mich, die mich motivieren, meine Lebensqualität zu verbessern.

6 Magister Sportwissenschaft

Es war schon in der Schulzeit klar: Falls ich mal studieren würde, dann Sport. Sportlehrer wollte ich allerdings nicht werden. Das Schulsystem wirkte auf mich abschreckend. Ich hatte grosse Freude daran gefunden, mit Senioren und Kindern Bewegungsaktivitäten zu gestalten. Ich erkannte, dass ich dabei viele meiner Stärken und Charaktereigenschaften, die ich seit der MS-Diagnose erworben hatte, ausspielen konnte. Ich konnte gut mit diesen Zielgruppen umgehen. Nach einigen Kursen motivierten mich meine Ausbilder, mich für das Studium der Sportwissenschaft an der Universität Wien einzuschreiben. Doch bis dahin war es noch ein langer Weg.

Der erste Schritt in Richtung Sportstudium war die Teilnahme an einem Ausbildungskurs, der noch im letzten Schuljahr stattfand. Von Anfang an war ich fasziniert von dem Referenten. Mit welcher Klarheit und Präzision er uns Schülern Grundelemente in Theorie und Praxis vermittelte, war genial. Ich wollte so sein wie er! Mit Begeisterung über etwas referieren und sein Wissen mit anderen teilen wurde zu einer Motivation während des gesamten Studiums. Und schon in dieser Schulprojektwoche wurde mir klar: Menschen beim Erreichen ihrer sportlichen oder gesundheitlichen Ziele zu begleiten, dafür konnte ich mich erwärmen. Es dauerte nicht lange, bis mein Interesse und Engagement auffielen und ich am Ende des Kurses die Empfehlung bekam, Sport zu studieren.

»Mit deiner Begeisterung machst du das mit Leichtigkeit und du wirst viel Freude daran haben«, ermutigte mich der Referent. Er sollte recht behalten.

Der zweite Schritt zur Vorbereitung des Sportstudiums war ein Kurs mit dem Schwerpunkt Bewegungsaktivitäten für Senioren. Ich war damals zwanzig Jahre alt. Spät am Abend kam ich am Kursort an und wurde beim Einchecken verwundert angeschaut. Kurz darauf sollte sich herausstellen, warum. Als ich das Zimmer betrat, war ich enorm erleichtert – so wie der etwa dreissigjährige Kollege, der mich über beide Ohren angrinste und dem die Erleichterung ebenfalls deutlich ins Gesicht geschrieben stand. Heute sind wir gute Freunde, unter anderem auch deshalb, weil uns diese gemeinsame Erfahrung geprägt hat. Mit den Worten: »Ich dachte schon, ich bin der einzige junge Teilnehmer«, stellte er sich vor. Das Eis war gebrochen. Er war schon früher am Tag angereist und hatte viele andere Teilnehmer getroffen. Kaum einer war jünger als sechzig Jahre. Umso mehr freute er sich, einen jungen Kollegen zu haben. Zudem hatte er schon hinter sich, was ich noch machen wollte: Er hatte das Studium der Sportwissenschaft abgeschlossen und absolvierte den Kurs als Fortbildung und zur Vorbereitung für seine Doktorarbeit. Im Laufe des gesamten Lehrgangs lernte ich sehr viel von ihm. Wir wurden unzertrennlich.

Gemütlich machten wir uns gemeinsam auf den Weg zum Seminarraum. Wir hatten keine Eile und waren verwundert, dass die Tür schon geschlossen war. Wie peinlich: Die zwei mit Abstand Jüngsten kamen in ihrem jugendlichen Leichtsinn zu spät. Ein super erster Eindruck für die Ausbilder und die anderen Kursteilnehmer! Verlegen nahmen wir in der letzten Reihe Platz und schauten uns um. Fast alle Teilnehmer waren um die Sechzig plus. Eine schräge Situation für mich. Wie sich herausstellte, funktionierte der zwischenmenschliche Umgang mit allen Beteiligten aber hervorragend. Ich wurde zum »Enkel« für die Älteren und mein Kollege zum »Stiefsohn«. Es waren insgesamt wunderbare Ausbildungswochen mit zahlreichen prägenden Erlebnissen, von denen mir die nachfolgend geschilderten besonders positiv im Gedächtnis geblieben sind.

Trampolin springen mit Senioren? Ein Unding? Nur bis uns der Ausbildungsleiter diese Bewegungsmöglichkeit zeigte und erklärte. Natürlich sind gewisse Einschränkungen wie künstliche Knie- oder Hüftgelenke und Ähnliches zu berücksichtigen, doch es funktioniert. Aus körperlicher und mentaler Sicht ist es ein durchaus sinnvoller Sport für Senioren. Es war faszinierend zu beobachten, wie sich die älteren Kursteilnehmer an das Gerät heranwagten und was mit und ohne Unterstützung alles möglich war.

Eine der besten und gesündesten Bewegungen ist das Tanzen. Es war von Beginn an im Stundenplan vermerkt, dass es eine Tanzeinheit geben würde – auf freiwilliger Basis. Mein Kollege und ich hatten erst lange überlegt, ob wir daran teilnehmen sollten. Es wurde dann eine der lustigsten Stunden, in der sehr viel gelacht wurde. Als Nichttänzer war es teilweise herausfordernd für mich, doch die Gesellschaftstänze, bei denen nur einfache Schrittkombinationen erforderlich sind, waren gut umsetzbar. Ich musste einerseits über mich selber lachen und gleichzeitig amüsierte mich die etwas surreale Situation: Rund zwanzig Senioren hatten grosse Freude am Tanzen und mittendrin dilettierten zwei junge Männer, die so gar nicht ins Bild passten. Selbstverständlich kostete es zu Beginn viel Überwindung, mit dem Tanzen zu beginnen. Doch einmal gestartet war es kein Problem mehr. Natürlich wollten alle Damen mit uns jüngeren Männern tanzen. Und ich hatte Spass daran, war aber auch froh, als es vorbei war. Später erfuhren wir, dass es uns von allen Teilnehmern und Ausbildern hoch angerechnet wurde, dass wir beim Tanzen mitgemacht hatten. Anscheinend hatte niemand damit gerechnet.

Waren die ersten Tage noch von einer gewissen Skepsis geprägt gewesen, so fiel uns der Umgang miteinander schon schnell viel leichter. Die restlichen Kurstage waren sehr familiär. Gegen Ende der ersten Woche standen theoretische und praktische Prüfungen an. Wir sassen in der Freizeit mit den anderen Kursteilnehmern zusammen und lernten gemeinsam. Es war ein sehr nettes, generationenübergreifendes Lernen und der Austausch war extrem interessant und lehrreich. Zwischen Kaffee und Kuchen, Bier und weissem Spritzer gab es Fragen hier, Erklärungen dort, ungezwungenes Lachen und angenehme Atmosphäre. Es war wieder einmal eine Bestätigung, dass man sich unabhängig von Herkunft, Alter, Lebenserfahrung usw. vertrauen und aufeinander einlassen kann. Klar verband uns auch die gemeinsame Teilnahme am Kurs, doch in diesen Momenten ging die Zusammengehörigkeit weit über das Offensichtliche hinaus.

Ein grosses Kompliment bekam ich bei der Abschlussprüfung. Als Teil der Note musste jeder Teilnehmer eine Präsentation zu einem Thema ausarbeiten. Während des gemeinsamen Lernens hatte sich gezeigt, dass bei den anderen Teilnehmern eine grosse Nervosität vor den Prüfungen herrschte. Meine Präsentation, die ich als Letzter hielt, war eine Zusammenfassung eines ziemlich anspruchsvollen Themas. Ich konnte es sehr bildhaft und verständlich darstellen. Nachher zeigten sich viele dankbar, dass ich ihnen diesen Inhalt nochmals gut vermitteln konnte. Ich war positiv überrascht über die herzlichen Reaktionen. In solchen Momenten habe ich gelernt, dass Kommunikation auf unterschiedlichen Ebenen viel in Menschen auslösen kann.

> Später hat mir eine Freundin erzählt, es sei eindrucksvoll zu beobachten gewesen, wie ich als junger Mensch mit den »Alten« umging. Sie sei zunächst skeptisch gewesen und dann sehr positiv überrascht von der Entwicklung der Gruppendynamik. Ihr sei klar geworden, dass es dafür einen Hintergrund geben musste.

Was diese Erlebnisse mit MS zu tun hatten? Aus meiner Sicht sehr viel! Denn durch meine Symptome am Beginn der Erkrankung hatte ich gelernt, wie es sich anfühlt, körperlich wie mental eingeschränkt zu sein. Ich konnte mich gut in – nicht nur – ältere Menschen hineinversetzen, die altersbedingt gewisse Einschränkungen haben. Es war für mich gut nachvollziehbar, was für sie generell möglich oder vielleicht nicht mehr möglich ist und wie die Lernschritte zu gestalten sind, um zu einem Ergebnis zu kommen. Und nachdem ich gelernt hatte, sensibel und respektvoll mit mir selber umzugehen, fiel es mir leichter, diesen Umgang auch mit anderen zu pflegen.

> Rückblickend war es eine kuriose Zeit, an die ich bis heute sehr lebhafte Erinnerungen habe, die mich tief berühren und erfreuen. Ich denke, dass ich diese Situationen nur erlebt habe, weil ich dem gefolgt bin, was ich machen wollte. Nach diesem Kurs gab es für mich kein Schubladendenken mehr im Sinne von »ein Kurs über Senioren ist für Senioren«. Ich öffnete mich für den Umgang mit jeder Altersgruppe und gehe seitdem leichter und offenherziger auf Menschen zu.

Der Entschluss, Sport zu studieren, fiel Ende 2005. Ich organisierte mir die notwendigen Informationen und Termine. Der nächste Einstieg in das Studium der Sportwissenschaft war im März 2006 möglich. Ich erledigte alle Behördengänge mit Dutzenden

Formularen, absolvierte Vorbereitungswochen für die sportliche Aufnahmeprüfung in der Universität und bestand erfolgreich alle geforderten Tests. Das war stellenweise eine sehr grosse Herausforderung für mich, denn immerhin hatte ich mich lange mit der Einschränkung meiner rechten Körperhälfte abmühen müssen. Und jetzt sollte ich einen komplexen Hindernisparcours, Sprint, Dauerlauf, Seilklettern, Schwimmen, Ballspiele, Geräteturnen oder andere leichtathletikspezifische Disziplinen absolvieren. Glücklicherweise hatte ich einen grossen Vorteil: Die Aufgaben waren ähnlich wie bei der schulischen Sportprüfung vor der Zeit meiner MS-Erkrankung. Ich wusste also, was in den einzelnen Disziplinen auf mich zukommen würde und wo meine Stärken und Schwächen lagen. Ich bin davon überzeugt, dass mir der Umstand, dass die Bewegungen in mir »abgespeichert« waren, sehr geholfen hat. Denn das Körpergedächtnis verlernt nicht so leicht und die Bewegungsabläufe waren in den Vorbereitungswochen relativ schnell wieder erlernbar.

Letztendlich hatte ich bestanden, auch wenn es manchmal erschreckend knapp war, gewisse Limits zu erreichen. Fast wäre ich am fliegenden Sprint über zwanzig Meter gescheitert. Der Test bestand darin, mit so viel Anlauf wie nötig zwanzig Meter so schnell wie möglich zu laufen. Das Limit, um die Prüfung zu bestehen, waren 2,5 Sekunden. Diese Zeit ist eine statistische Norm, die aus Tausenden von Tests errechnet wurde. Nach intensivem Aufwärmen und Vorbereiten war ich bereit für den ersten Versuch. Mit all meiner Motivation, Aufmerksamkeit und Kraft sprintete ich durch die Lichtschranken, die das Ziel markierten. Zu meiner Ernüchterung benötigte ich 2,53 Sekunden. Echt jetzt? Ich wollte mit dem Prüfer diskutieren, was sich schnell als überflüssig herausstellte. Limit ist Limit.

Auch wenn der Krankheitsverlauf positiv war und ich mich weiter verbesserte, wusste ich schon vorher, dass das Sprinten nicht meine beste Disziplin war und sehr schnelle Bewegungen mit den Beinen seit der Diagnose eine besondere Herausforderung darstellten. Ich wusste, dass dieser Test für mich das grösste Problem sein würde. Ich machte hauptsächlich Ausdauersport und hatte keine schnellen Muskelfasern mehr.

»Okay, abhaken, Konzentration und los!«, war das Motto. Denn zum Glück hatte ich noch einen zweiten Versuch. Nun galt es jegliche Ablenkung mental auszublenden. Dazu zählten der gescheiterte Versuch ein paar Minuten zuvor, die negativen Emotionen sowie eine schmerzhafte Zerrung im rechten hinteren Oberschenkel, die ich mir beim ersten Versuch zugezogen hatte. Der Prüfer meinte, ich könne mir so viel Zeit nehmen, wie ich brauche, bevor ich zum zweiten und letzten Versuch antrat. Das nutzte ich aus: Muskel kühlen, nochmals aufwärmen und dehnen. Und auch wenn jeder Schritt mit Schmerzen verbunden war, mein Kopf wollte diesen Test unbedingt bestehen.

Ich hatte nur noch eine Chance. Die Dramatik hätte nicht grösser sein können! Ich werde die Miene des Prüfers nach meinem zweiten Versuch nie vergessen: Er hatte ein leichtes Grinsen im Gesicht, sagte aber kein Wort. Ich konnte seine Reaktion nicht einordnen. Hatte ich jetzt bestanden oder nicht? War das ein gutes Zeichen? Warum grinste der Idiot?

Er winkte mich zu sich, zeigte mit dem Finger auf die Zeitnahme und sagte: »Gratuliere!«

Mir fiel ein Stein so gross wie ein Felsbrocken vom Herzen. Die Anzeige zeigte 2,49 Sekunden. Bestanden! Mit grosser Erleichterung und einem Lachen im Gesicht absolvierte ich die weiteren Tests ohne Probleme. Ich konnte mit dem Studium beginnen. – Doch ich sollte mich zu früh freuen.

Ein weiteres Hindernis auf dem Weg zum Sportstudium war die medizinische Untersuchung. Es wurden bei den sportmedizinischen Tests allerdings keine Defizite festgestellt. Somit war ich überzeugt, ich könne sofort zu studieren beginnen. Bis ich eine ehrliche, aber wohl falsche Entscheidung traf. Solange ich meinen MS-Befund nicht erwähnt hatte, war alles Routine gewesen. Nach allen bestandenen Kriterien legte ich den Verantwortlichen noch den Befund der MS-Diagnose vor, mit einem zusätzlichen Schreiben meiner Ärztin. Darin erklärte sie, dass es keine Bedenken gegen ein Sportstudium gebe und sie diesen Schritt unterstütze, da ich kaum mehr motorische Einschränkungen habe, ein Rückfall eher unwahrscheinlich sei und mir der Sport sogar helfen könnte.

Ich hatte sehr lange überlegt, ob ich so offen mit der MS umgehen sollte. Ich war überzeugt, es wäre die richtige und ehrliche Entscheidung, die Verantwortlichen über meinen Zustand zu informieren. Doch dann wurde es kompliziert. Die Kurzfassung: Man wollte mir aufgrund meiner MS-Erkrankung den Zugang zum Sportstudium verweigern. Einen anderen Grund gab es nicht, denn ich hatte alle Voraussetzungen erfüllt. Als ich den ablehnenden Bescheid bekam, fühlte ich mich wie im falschen Film. Ich sei aus medizinischer Sicht ungeeignet, Sportwissenschaft zu studieren, wurde mir gesagt. Ich war sprachlos, fassungslos, geschockt und verwundert gleichzeitig. Zuerst war ich von mir enttäuscht, dann vom System. Diskriminierung auf diese Art und Weise erleben zu müssen, wünsche ich niemandem. So enttäuscht zu werden, statt durch Ehrlichkeit Akzeptanz zu erzielen – und das trotz der bestandenen Prüfungen, die vom System vorgegeben wurden(!) –, ist nicht in Worte zu fassen. Ein weiteres Mal durfte ich erleben, wie sich Menschen fühlen müssen, die aufgrund welcher Einschränkung auch immer tagtäglich Diskriminierungen ausgesetzt sind.

Letztendlich hatte ich mich selbst in diese Situation gebracht. Denn anfangs wurden bei den universitätsinternen medizinischen Untersuchungen keine gesundheitlichen Einschränkungen festgestellt. Ein ehrlicher Umgang mit mir selber und mit anderen Menschen war mir aber wichtig und so hatte ich am Ende der Untersuchungen meine MS-Diagnose angesprochen.

Und nun wurde ich nicht zugelassen, nur weil ich medizinisch betrachtet während des Studiums eventuell Probleme bekommen könnte? Aber welches Risiko bestand denn? Dass der Staat für einen Behinderten zahlte oder ich einem Gesunden den Platz wegnahm? Was war der Wille, etwas erreichen zu wollen, wert? Für die Zulassung wurden nur die körperlichen Kriterien berücksichtigt, es gab keine psychologischen Aufnahmetests oder persönlichen Gespräche. Und wo war der Unterschied zwischen mir und einem anderen Studenten, der anfangs gesund ist, aber im Laufe des Studiums mit einer Verletzung oder Erkrankung zurechtkommen muss? Würde dem das Weiterstudieren verboten? Das ist nur ein Auszug von Hunderten Fragen, die sich in mir aufstauten. Mir war der Boden unter den Füssen weggezogen worden. Das mentale Loch, in das ich fiel, war sehr tief und dunkel.

Womit die Verantwortlichen aber nicht gerechnet hatten, waren die Mutterinstinkte meiner Mama. Auch sie fühlte sich von der unfairen Behandlung angegriffen. Wie eine Löwenmutter, die ihr Junges verteidigt, griff sie zum Telefon. Ich weiss bis heute nicht, wie das Gespräch genau ablief, doch ihren Erzählungen nach war die Schlüsselfrage: »Haben Sie Kinder? Was würden Sie wohl machen?«

Das war die Wende. Ich durfte mit dem Studium beginnen, unter einer Auflage: Ich musste im Laufe des ersten Semesters ein unabhängiges Attest über meinen gesundheitlichen Zustand beibringen. Das war wieder einmal eine sehr zeitraubende und eigentlich unsinnige Angelegenheit. In musste in ein Krankenhaus fahren, wieder Untersuchungen absolvieren, mit mehreren Fachärzten sprechen, die dann meine bereits laufende Medikation infrage stellen und mir neue Vorschläge über andere Behandlungsmethoden unterbreiten wollten. Hatte ich das wirklich nötig? Wie sollte ein Arzt, der mich und meine Geschichte nicht kannte, mittels der Analyse meiner vorhandenen MRT-Befunde, eines Gesprächs und zweier kleinerer Untersuchungen (Bluttest und typischer neurologischer Test) entscheiden, ob ich in der Lage war, ein Studium zu absolvieren? Mir war zum Kotzen! Ich war nur froh darüber, dass mir nicht noch mehr Steine in den Weg gelegt wurden. Ich verliess das Krankenhaus mit dem positiven Bescheid, dass es keine Bedenken gegen ein Sportstudium gab.

Ein fader Beigeschmack entstand durch den Umstand, dass alle Anmeldefristen für die Lehrveranstaltungen schon abgelaufen waren und keine freien Plätze mehr zur Verfügung standen. Der einzige Kurs, den ich aufgrund des guten Willens der Vortragenden besuchen konnte, war ein Einführungskurs für Studierende, der einmal pro Woche 45 Minuten dauerte und nach der Hälfte des Semesters schon wieder beendet war. Zumindest etwas, aber trotzdem war ein halbes Jahr verschwendet. Klar freute ich mich, studieren zu dürfen, doch ich brauchte einige Zeit, bis ich diese Situation akzeptieren konnte.

Das Gefühl der Diskriminierung war sehr präsent. Ich stellte mir unzählige Fragen. Ist MS gesellschaftsfähig? Was bewegt die Menschen zu so schnell getroffenen Vorurteilen? Erleben Menschen mit anderen Krankheiten wie Demenz oder Parkinson Ähnliches? Welches Bild entsteht bei den Menschen, wenn ich ihnen von MS erzähle, und wäre es besser, nichts zu sagen?

Dieses Erlebnis am Beginn des Studiums war so prägend, dass ich keinem meiner Studienkollegen von meiner Erkrankung berichtete. Was hätte es auch für einen Unterschied gemacht? Ich zog mich in mein Schneckenhaus zurück und absolvierte das Studium, ohne nach links und rechts zu schauen. Ausserdem wollte ich vermeiden, dass es auf der Uni unter den Kollegen die Runde machte. Zusätzlich war es eine Motivation für mich, dass ich mein Engagement und Talent ohne das Wissen über MS unter Beweis stellen konnte. Zurückblickend kann ich sagen, dass mir das sehr gut gelungen ist.

Erleichternd kam hinzu, dass ich nach Absprache mit meiner Ärztin im Sommer 2005 aufhörte, mir täglich Copaxone zu spritzen. Damit war die Zeit vorbei, in der ich mir täglich eine Spritze in den Bauch, Po oder Oberschenkel rammen musste. Es war der richtige Moment für mich. Ich wollte keine Medikamente mehr nehmen und ich war es leid, mich jeden Tag zu spritzen. Ich wollte quasi ein Time-out. Die Arznei hatte definitiv geholfen, mich in den ersten Jahren nach der Diagnose zu stabilisieren, aber jetzt war es an der Zeit, Neues auszuprobieren. Eine kontrollierte Absetzung ermöglichte es mir, bis zum Herbst frei von Medikamenten zu sein. Ihre Auswirkungen würden noch Monate (vielleicht sogar Jahre?) weiterhin mein Immun- und Nervensystem unterstützen. Klar stand die Angst im Raum, rückfällig zu werden, doch dieses Risiko ging ich ein.

Ich wollte es mit alternativen Behandlungsmethoden versuchen. Die Erfahrungen damit und die Zuversicht wuchsen mit jedem erfolgreich abgeschlossenen Experiment während des gesamten Studiums weiter an. Ich fand Gefallen daran, mich sowohl mit wissenschaftlich standardisierten Ideen – wie ich sie im Studium kennenlernte – als auch mit energiemedizinischen bzw. schwingungstechnischen Methoden zu beschäftigen, die zur Verbesserung von MS-Symptomen beitrugen. In mir wuchs die Überzeugung, dass ich mit alternativen Methoden meinen Zustand deutlich mehr verbessern konnte als mit schulmedizinischen Medikamenten. Es ging mir um das passende Mass an Bewegung und Sport, einen entspannten Umgang mit stressvollen Situationen, eine ausgewogene Ernährung (unterstützt durch naturbasierte Ergänzungsprodukte) und ein gesundes Umfeld. Ich pflegte meine Beziehungen vor allem zu jenen Freunden und Bekannten, denen ich blind vertraute und bei denen beide Seiten voneinander profitieren konnten. Es war oft eine Bauchentscheidung, wen ich an mich heranliess.

Im Laufe des Studiums eignete ich mir einen etwas anderen Lernzyklus an, als es grundsätzlich unter Studenten üblich ist. Viele begannen erst wenige Tage vorher oder sogar am selben Tag für eine Prüfung zu lernen. Ich hatte bereits in meinem letzten Schuljahr verstanden, dass dies für mich unmöglich ist. Ich nutzte je nach Wohlbefinden jede Chance zum Lernen, denn es konnte passieren, dass ich plötzlich müde wurde und keine Energie mehr dafür hatte. Auf diese Weise bereitete ich mich langfristig sehr gut auf die Prüfungen vor. Mir war es lieber, jeden Tag eine Stunde zu lernen, als kurz vor der Prüfung einen ganzen Tag. Mit diesem Zeitmanagement konnte ich sowohl den Lernstoff erarbeiten, meine sportlichen Trainings im Tagesablauf unterbringen – die ein wesentlicher Bestandteil wurden – und mich auch Hobbys widmen. Ein Hobby war Faulenzen, manchmal zwangsweise, ein anderes war Filme schauen.

Noch immer war ich in einem eher labilen und unsicheren Zustand.

Nachdem ich die Aufnahmeprüfungen bestanden hatte, war für mich klar, dass ich die Sache so schnell wie möglich durchziehen wollte. Als guter Schauspieler liess ich mir nicht anmerken, dass ich motorisch und sensorisch nicht hundertprozentig fit war. Das war grundsätzlich kein Problem, weil man mir die Symptome nicht ansah. Selbstverständlich erfand ich manchmal Ausreden, wenn es mir nicht gut ging. Besonders am Anfang hatte die Wetterfühligkeit noch einen grossen Einfluss auf mich.

So kristallisierten sich im Lauf des Studiums immer mehr Stärken und Schwächen heraus. Im Zeitmanagement war ich – ohne eingebildet zu sein – verdammt gut. Ich konnte sehr genau abschätzen, für welche Tätigkeit ich wie lange brauchen würde, und organisierte mir von Semester zu Semester einen strammen Stundenplan. Ich wollte vorwärtskommen und es gab einen Plan dafür. Das Ziel war natürlich der erfolgreiche Abschluss des Studiums. Sozial engagierte ich mich eher wenig. Ich lernte meistens alleine und nur bei anspruchsvollen Themen oder Anfragen von Kommilitonen setzte ich mich mit anderen in einer Lerngruppe zusammen. Ich empfand viele von ihnen als Bremse, weil sie sich häufig über das Studium beschwerten und Ausreden suchten, um eine Aufgabe nicht zu erledigen, oder erst spät mit dem Lernen begannen, sodass man wenig Nutzen voneinander hatte. Ich war ein Einzelgänger und verfolgte kompromisslos mein Ziel, das Studium schnellstmöglich abzuschliessen. Ich ging selten am Abend mit anderen feiern. Damals suchte ich nach Rechtfertigungen dafür. Heute stehe ich dazu, denn mir fehlte einerseits die Energie und andererseits hatte ich keine Lust, mich zu betrinken – was Studenten eben so machen. Ich hatte schnell erkannt, dass Alkohol keinen guten Einfluss auf mich hat. Ich war gesundheitlich instabil und viel Alkohol wirkte sich negativ aus. Ein oder zwei Gläser waren kein Problem, doch mit jedem weiteren Glas wurde es kritischer. Das machte sich durch ein vermehrtes Kribbeln, Gleichgewichtsprobleme und eine gesteigerte Sensibilität bemerkbar. Alles unnötige Symptome, denen ich aus dem Weg ging, indem ich mich dazu entschied, nicht feiern zu gehen.

Dieses Verhalten war klar auf die Erfahrungen mit MS zurückzuführen. Ich hatte gelernt, auf meinen Körper zu hören, und richtete mein Leben danach aus. Um ehrlich zu sein, wollte ich gar nicht wissen, wie meine Studienkollegen darüber dachten. Hatten sie Verständnis? Mitleid? Wie in der Schule wollte ich meine Erlebnisse nicht mit anderen teilen.

Und eine Weile später wurde mein zielstrebiges Verhalten bestätigt: Am 11. November 2007 bekam ich von meiner Ärztin die Diagnose, dass ich aus medizinischer Sicht gesund sei. Da jedoch der Ursprung und die Auslöser von MS unbekannt sind, kann ein Schub oder anderer Rückfall nie zu hundert Prozent ausgeschlossen werden. Und dennoch war es ein Moment zum Feiern. Bekommt man solch eine Auskunft, weiss man, dass man auf dem richtigen Weg ist. Gleichzeitig war es für mich eine Aufforderung, auch künftig hart an mir und meinem körperlichen Zustand zu arbeiten. Weiterhin hatte ich das Ziel, die motorischen und sensorischen Unterschiede zwischen rechts und links bestmöglich zu minimieren. Seither hat sich nichts daran geändert. Denn so erfreulich die neue Diagnose war, ich hatte immer noch Sensibilitätsstörungen auf der rechten Körperhälfte. Somit wusste ich, dass es nach wie vor etwas gab, was Symptome in mir auslöste.

Dieser neue, stabilere Zustand ermöglichte mir neue Perspektiven und einen anderen Blick auf meine Lebenssituation. Es war erfreulich, dass ich mir jetzt wieder mehr Stress leisten konnte. Ich begann einige Dinge zu machen, die ich in den letzten Monaten strikt vermieden hatte. Ich baute mir wieder Druck auf: mehr trainieren, noch bessere Prüfungen ablegen, perfektere Arbeiten schreiben, intensiver lernen ... Das ging nicht lange gut!

6.1 Mächtiger Schub

Im Herbst 2009 war ein entspanntes Familienwochenende bei meiner Oma geplant. Schon auf dem Weg ins Wochenende kündigte sich eine Grippe an. Das war für mich kein Problem, denn ich schwitze sie normalerweise innerhalb von ein bis zwei Tagen wortwörtlich aus. Zudem meinte die Ärztin bei meinem ersten grippalen Infekt, dieser sei nicht MS-typisch. Deswegen machte ich mir dieses Mal auch keine Sorgen. Doch wie sich herausstellen sollte, hatte ich falsch gedacht. Es war ein Schub!

Das wurde mir aber erst bei der nächsten MRT-Untersuchung einige Wochen später klar. Bis dahin musste ich erst einmal das Wochenende überstehen – um nicht zu sagen überleben. Ich lag eingepackt in Jogginghose, Kapuzenpullover und Socken unter zwei Wolldecken und der Schweiss floss regelrecht aus mir heraus. Doch dann die Überraschung: Ich hatte gar kein Fieber. Meine Körpertemperatur war normal und meine Haut fühlte sich ebenfalls normal an. Aber warum zitterte ich dann vor Kälte? Es war, als hätte mein Körper einen Kurzschluss. Der Informationsfluss zwischen den Organen, den Rezeptoren und dem Nervensystem war gestört, die bewusste und unbewusste Wahrnehmung war völlig verkehrt. Es ist mir bis heute unmöglich nachzuvollziehen, wie der Körper das zustande brachte. Mir war eiskalt und ich zitterte am ganzen Körper. Logisch zog ich mich warm an und deckte mich zu, damit mir warm wurde. Weil mir so heiss war, begann ich zu schwitzen. Auch nachvollziehbar. Doch aufgrund der fehlenden erhöhten Temperatur ein enorm seltsames Erlebnis.

Rund eineinhalb Tage war ich in diesem Ausnahmezustand. Ich konnte nichts machen. Und vielleicht war es genau das, was der Körper in diesem Moment benötigte. Ich lag im Bett, zitterte und schwitzte vor mich hin. Schlafen fiel mir schwer, aber an Musikhören, Fernsehen oder gar Lernen war auch nicht zu denken. Die einzige Möglichkeit war, mich mit meinen Gedanken zu beschäftigen. Es waren viele erschreckende Gedanken dabei und grosse Ängste, was wohl werden würde.

Es steht ausser Frage, dass dieses Erlebnis eine besondere Bedeutung für mich hatte. Ich war doch auf einem so guten Weg gewesen. Zumindest hatte ich das gedacht. Und dann musste ich solch einen heftigen Rückschlag hinnehmen. Sogar auf den MRT-

Bildern war dieser Schub sichtbar. Die Ärztin runzelte verwundert die Stirn, als sie aus den Bildern und Befunden die negativen Neuigkeiten herauslas. Ein paar Herde waren wieder aktiv bzw. zwei kleinere waren dazugekommen. Es war doch nicht alles gut! Ich musste ein weiteres Mal umdenken. Anscheinend war es notwendig, permanent weiter an meiner Lebenssituation zu arbeiten und in meinen Bemühungen nie nachzulassen.

Ich begann, mich noch intensiver mit Kommunikation zu beschäftigen – nach innen, was meine Gedanken betraf, und nach aussen, was den Umgang mit den Mitmenschen anging. Ich wollte alles vermeiden, was mir nicht guttat oder viel Energie kostete. Zumindest war das mein Vorhaben. Natürlich ist die Theorie meist einfacher als die praktische Umsetzung.

Anstatt mich aber unter Druck zu setzen, begann ich zu experimentieren. Nach dem typischen Trial-and-Error-Prinzip wollte ich herausfinden, was mir hilft und was schlecht ist. Bei vielen Dingen dauerte das Jahre. Denn mit MS verbunden ist der Umstand, dass sich der Zustand aus dem Nichts heraus schlagartig verschlechtern kann, während es auf der anderen Seite Jahre dauert, bis es zu Verbesserungen der Symptome und sogar nur einer Stabilisierung kommt.

Nach etwa fünf Tagen war absolut nichts mehr von dem »Anfall« zu spüren. Alltag kehrte wieder ein. Ich hatte aber aus dieser Fehlfunktion meines Körpers gelernt, immer auf seine Bedürfnisse zu reagieren. Dieses Gedankenmuster führte über die Jahre zu einer teilweise übersensiblen Wahrnehmung von Veränderungen. Das bedeutet, ich begann nicht nur in mir selbst auf jedes Detail zu achten, sondern auch darauf, welche Kleinigkeiten von aussen einen Einfluss auf mich hatten. Das brachte Vor- und Nachteile mit sich. Ein Nachteil war mit Sicherheit, dass ich mir wegen Belanglosigkeiten Sorgen machte. Ängste vor Rückfällen entstehen immer wieder und das kann belastend und anstrengend sein, doch kann ich mittlerweile auch darüber lachen.

> Die Diagnose MS bekam ich 2003. Ich habe sie damals akzeptiert und als Chance genutzt, über mich und mein Leben nachzudenken. Ab 2008 sprach ich immer häufiger nur noch von MS-ähnlichen Symptomen. Mir fehlte die »Überzeugung«, dass die MS noch in mir ist. Zu diesem Zeitpunkt zeigte sich letztendlich nur noch die Sensibilitätsstörung als typisches Krankheitszeichen, mit dem ich zurechtkommen musste. Mental hatte sich also unglaublich viel verändert.

Die Ärztin empfahl mir, nach diesem Vorfall wieder Medikamente zur Stabilisierung meiner neuronalen Situation zu nehmen. Es war absolut nachvollziehbar, dass sie sich Sorgen machte. Auch meine Mama war wieder vorsichtiger geworden und ein wenig beängstigt. Nach all den Fortschritten kam ein solch heftiger Rückfall sehr überraschend. Doch sie überliess mir die Entscheidung, und ich entschloss mich zur Einnahme der Medikamente. Der Hauptgrund dafür waren die bevorstehenden letzten Prüfungen und Abschlussarbeiten des Studiums. Das bedeutete einen erhöhten Stresslevel und damit möglicherweise eine Veränderung meines gesundheitlichen Zustands. Nicht nur, weil ich mir selber Druck machen würde, sondern weil es normal ist, vor solchen Meilensteinen nervös und angespannt zu sein. Dem wollte ich mit dem Medikament vorbeugen.

Doch statt der täglichen Spritze war die Alternative dieses Mal eine monatliche Infusion von »Intratect«. Das war mit Nebenwirkungen verbunden: Einerseits dauerte es bis zu dreieinhalb Stunden, bis die Infusion im Körper war. Das lange Sitzen und Warten, bis die Infusionsflasche leer war, empfand ich als lähmend. Ich war mittlerweile zwar geduldiger und das Warten war ich auch gewohnt, trotzdem war es eine Folter. Andererseits reagierte mein Körper intensiver als gedacht. Dennoch dauerte es rund vier Monate, bis ich die Wirkung des Medikaments realisierte. Die ersten beiden Wochen nach der Infusion waren trostlos. Der Körper benötigte so viel Energie, das Medikament zu verarbeiten, dass ich mich energielos, schlapp und über weite Strecken unmotiviert fühlte. Ich sah mich zurückversetzt in die Anfänge der Krankheit, als Cortison für eine Zeit mein Wegbegleiter gewesen war. Das Kribbeln zeigte sich wieder intensiver, ebenso wie die unterschiedliche Temperatursensibilität. Doch als prophylaktischer Schutz vor einem eventuellen nächsten Schub war es das wert. Für mich war klar, dass ich dieses Medikament nach dem Abschluss des Studiums umgehend wieder absetzen würde. Und so sollte es auch kommen.

6.2 Marie scheffeln

Während des gesamten Studiums waren Jobs ein wesentliches Mittel, um das Gelernte in der Praxis anzuwenden und natürlich auch um Geld zu verdienen. Ich verfolgte verschiedene Beschäftigungen, nicht nur, weil ich unterschiedliche Erfahrungen machen wollte, sondern weil ich auch meine Stärken herausfinden wollte. Ausserdem galt es zu erkennen, ob mir Arbeitgeber vertrauen konnten trotz dieser MS-Diagnose, die mich manchmal wie ein Schatten verfolgte.

Meine erste Tätigkeit im Sportverein als Übungsleiter für Kinder und Jugendliche begann ich schon vor dem Studium. Es war vermutlich der lehrreichste Job, den ich haben konnte. Es war die richtige Entscheidung, auch wenn ich in den ersten Monaten total unsicher und teilweise überfordert war. Kinder folgen ihrer Intuition und zeigen einem ziemlich direkt, was sie wahrnehmen. Sie sind wie ein Spiegel. Es gab zahlreiche Situationen, in denen die Kinder das Kommando übernommen haben, weil ich mich zögerlich verhielt. Meine ersten Stunden waren perfekt vorbereitet, wie ich es gelernt hatte: Wie gestalte ich den Einstieg und was geschieht im Hauptteil des Trainings? Mit welchem Spiel beende ich die Stunde?

Meine erste Erkenntnis: Keine Planung lässt sich zu hundert Prozent perfekt umsetzen. Es braucht im Umgang mit Menschen eine gewisse Flexibilität. Zweitens: Meine Stimmung überträgt sich auf die Kinder. Drittens: Es gibt immer ein Kind, welches das Kommando übernimmt, wenn du es zulässt. Kämpfst du dagegen an, wird es schlimmer, unternimmst du gar nichts, entsteht Chaos. Man muss eine gewisse Balance finden. Viertens: Lass dir von Kollegen helfen.

Kinder haben eine kommunikative Sensibilität, die sie mit Freude und Leichtigkeit ausleben – weil sie meist auch nichts anderes kennen. Vielen Erwachsenen ist oft unverständlich, wie offen und ehrlich Kinder mit sich und ihrem Umfeld umgehen. Es hat einige Zeit gedauert, bis ich erkannt habe, dass die Kommunikation mit den Kindern sehr viel mit mir selbst zu tun hat. Die Arbeit mit Kindern und Jugendlichen sowie die Zusammenarbeit mit Kollegen war ein sehr lehrreicher Prozess, der ungefähr sieben Jahre dauerte. Denn dann merkte ich, dass ich etwas Neues machen musste, um weiter zu lernen und um mich persönlich weiterzuentwickeln.

Genauso lehrreich war die Zeit als Skilehrer. Im ersten Winter nach dem Schulabschluss begann ich als Hilfskraft und lernte in fünf weiteren Wintern mit der Hilfe meiner Mentoren das Handwerk des Skilehrers, wobei ich in den nachfolgenden Jahren immer mehr Verantwortung übernahm. Begonnen bei den Kleinsten mit gut drei Jahren bis hin zu einem 78-Jährigen als ältestem Teilnehmer war alles in der Skischule vertreten. Die Abwechslung, sowohl mit Kindern als auch älteren Menschen zu arbeiten, empfand ich als sehr befriedigend. Egal ob Gruppenkurse oder später dann Privatstunden, ob im Kinderskiland oder im Skigebiet – die Aufgaben forderten mich heraus und ich war sehr glücklich über diese berufliche Vielseitigkeit. Ich genoss das Vertrauen meiner Mentoren. Später beschränkte ich diese Arbeit aufgrund des Studiums und anderer Tätigkeiten auf einzelne Wochen und Wochenenden, bis ich in den Jahren von 2008 bis 2010 die Ausbildung zum Skiinstruktor nachholte und erfolgreich abschloss. Ich erkannte, dass hier meine Begabung lag und ich beruflich weiterhin Menschen begleiten und ihnen sportlich etwas vermitteln wollte.

> Erst Jahre später sah ich den möglichen Grund für meinen Erfolg: Empathie. Menschen jeden Alters Freude an der Bewegung, sportliches Training oder gesundheitliche Aspekte zu vermitteln und mich dabei hundertprozentig auf sie einzulassen, wurde damals meine Fachkompetenz und ist es bis heute. Durch meine MS-Erkrankung habe ich authentisch erlebt, welchen Stellenwert Bewegung, Sport und Gesundheit in unterschiedlichen Lebensphasen haben können. Dabei hat sich der Fokus auf eine ganzheitliche Betrachtung der Gesundheit herauskristallisiert. Körper, Geist und Seele können zwar separat »angesprochen« werden, sind insgesamt aber als Einheit zu sehen.

Als Skilehrer und Übungsleiter für Kinder- und Jugendturnen arbeitete ich bis gegen Ende des Sportstudiums nebenbei. Diese beiden Jobs haben mich sehr viel gelehrt und für mein weiteres Leben geprägt. Doch es gab eine Menge weitere Tätigkeiten und Ausbildungen, die ich vor, während und nach dem Studium absolvierte. Jede steht für einen Lebensabschnitt, für die Umsetzung von Theorie in die Praxis und für zahlreiche Erkenntnisse über mich und die Berufswelt.

- Personal Trainer

Im Herbst 2004 begann ich auf Drängen meiner Mutter eine Ausbildung zum Personal Trainer. Der Intensivkurs dauerte ein halbes Jahr und war vom Wissensumfang sehr nahe an dem Fach »Sportkunde«, das ich vier Jahre in der Schule hatte. Neu war die praktische Umsetzung des Wissens im Fitnessbereich – sowohl an den Kraft- und Ausdauergeräten als auch mit Geräten wie Gymnastikball, Balancekissen, Theraband etc. Ich verbrachte auch selbst viel Zeit im Fitnesscenter, um das Gelernte zu üben und an mir selbst zu erfahren. In dieser Phase reifte die Einstellung in mir, dass ich nur vermitteln kann, was ich auch kenne. Diese Authentizität meines Handelns festigte sich im Laufe des Sportstudiums. Allerdings merkte ich, dass mir der Schauplatz nicht besonders zusagte. Mir fehlte im Fitnesscenter die Aktivität an der frischen Luft, der Kontakt mit der Natur. Nichtsdestotrotz war die Ausbildung ein wegweisender Einstieg in Richtung Sportstudium. Nach der abgeschlossenen Ausbildung arbeitete ich nur kurzzeitig als Personal Trainer. Ich wollte mehr!

- Ferienspiel

In Österreich gibt es neun Wochen lang Sommerferien für Schüler – acht davon können sie in bestimmten Ortschaften am »Ferienspiel« teilnehmen. Im Team mit zwei bis fünf Betreuern gestaltete ich ein Wochenprogramm, um den Teilnehmenden kurzweilige Ferien zu bieten und die Eltern zu entlasten. Es war alles dabei: sportliche Aktivitäten (Fussball, Hockey, Badminton, Schwimmen, Radtouren usw.) genauso wie kreative und soziale Angebote (Basteln, Gesellschaftsspiele, Schach, Flussregatta, Rätselrallye durch den Ort) sowie Exkursionen und Wochenschwerpunkte

(Musikmuseum, Kindermuseum, Besuch eines Kinderspiellandes, Segel- und Surfwoche, Kletterwoche, Besuch von lokalen Einrichtungen wie Feuerwehr, Polizei, Rettung, Gemeinde …). Die Herausforderung war, sowohl ein regelmässiges Programm als auch immer wieder Highlights zu organisieren.

Ich liebte diese abwechslungsreiche Zeit. Ständig gab es andere Aktivitäten zu begleiten, man lernte immer wieder neue Kinder kennen und ermöglichte ihnen eine sinnvolle Ferienbeschäftigung. Es war für mich die gleiche Motivation, mit den Kindern zu arbeiten, wie im Sportverein: Sie sind offen, ehrlich und direkt. Sie scheren sich keinen Deut darum, wer du bist oder was du hast. Alles, was zählt, ist der Moment und wie du mit ihnen – und somit auch mit dir selber – umgehst.

In Bezug auf MS war es wie immer: Man sah mir nicht an, dass ich »krank« war. Für mich war es eine Herausforderung, jeden Tag flexibel mit diversen Situationen umzugehen und neue Fähigkeiten zu erlernen – kommunikativ, sportlich sowie organisatorisch. MS spielte in der Zeit keine Rolle, denn ich hatte ein Ziel vor Augen: Das Ferienspiel nach aussen hin gut zu repräsentieren, nach innen ein gutes Arbeitsklima im Team zu schaffen und mit den Kindern eine gute Beziehung herzustellen, sodass sie immer wieder gerne zu den Aktivitäten kommen.

- Seniorenturnen

Eine Begeisterung, die ich sehr früh nach der Schule entdeckte, war das Arbeiten mit älteren Menschen. Wenn ich es genauer definieren müsste, würde ich sagen, ich habe unglaublichen Spass mit der Zielgruppe derjenigen, die kurz vor der beruflichen Pensionierung stehen. Also mehr oder weniger das Alter rund um das sechzigste Lebensjahr. Ich bin der Meinung, in diesem Alter werden die Menschen wieder »zu Kindern«. Nach den Jahren der Arbeit in einem System mit gesellschaftlichen Rollen und Normen blühen viele von ihnen auf, weil sie nichts mehr beweisen müssen. Sie leben das Leben, das sie wollen, und geniessen mehr. Es gibt keinen Grund mehr, sich anzupassen oder sich zu verstellen. Sie sind leicht zu begeistern.

Vor allem machte es mir Freude, ihnen neue sportliche Fähigkeiten beizubringen oder ihre Fitness und Koordination zu erhalten, die bekanntlich im Alter verloren gehen, wenn man sie nicht trainiert. Durch meine Erkrankung hatte ich den Verlust der motorischen Kontrolle, des Gleichgewichts oder der allgemeinen Bewegungssicherheit erfahren. Ich musste als junger Erwachsener gewisse Bewegungen teilweise wieder neu lernen. Ausserdem wurde mir bei vielen einfachen Bewegungen (z. B. Gehen, Aufstehen und Setzen auf einen Stuhl, Stufensteigen usw.) bewusst, wie sie funktionieren bzw. was dazu notwendig ist. Mir wurde klar, welche Ängste ältere Menschen haben, wenn sie sich nach einer Operation oder nach Jahren der Zurückhaltung wieder zu bewegen beginnen. Ich brachte ihnen sehr behutsam neue Aufgaben und Übungen näher. Doch das Wichtigste war, ihnen zuzuhören, um zu erfahren, welche Ängste sie hatten, was sie sich selber zutrauten und was sie gerne erreichen wollten. Die Kombination aus diesen Punkten und die Hinweise auf Verbesserungen oder kleine Erfolge machten die Arbeit mit älteren Menschen kurzweilig. Zu guter Letzt waren sie obendrein eine sehr dankbare Zielgruppe. Man sah ihnen wie Kindern genau an, ob es ihnen Spass machte oder ob Angst und Unsicherheit überwogen.

Zu den eindrücklichsten Erkenntnissen aus den drei Jahren als Übungsleiter für Senioren gehört die Einsicht, zu was der Körper auch im Alter noch imstande sein kann. Ich staunte nicht schlecht, als sich in den ersten Stunden ein 73-jähriger Mann an die Sprossenwand hängte und die gestreckten Beine zu heben begann – zum Aufwärmen! Zur Erklärung: Diese Übung ist ähnlich, wie wenn man mit dem Rücken auf dem Boden liegt und beide Beine gestreckt anhebt, und ohne sie wieder ganz abzulegen. Wiederholen Sie diese Bewegung acht Mal! Das ist super intensiv und sehr anspruchsvoll. (Anmerkung: Auch für viele »junge«, ambitionierte Sportler stellt diese Übung eine Herausforderung dar.)

Positiv beeindruckt wurde mir schnell klar, was auf mich zukam. In der Theorie hörte man zwar viel, doch wie weit die Bandbreite des körperlichen und geistigen Niveaus tatsächlich auseinandergehen kann, erkannte ich erst im Turnsaal. Turnen, klassische Kraftübungen ohne Geräte, Trampolinspringen(!), Zirkeltraining, Spiele jeglicher Art mit Bällen, Gleichgewichtsübungen und Staffelläufe: Alles war möglich – aber für jeden Teilnehmer anders. Das Wichtigste war der soziale Aspekt, gemeinsam etwas zu machen. Fraglos hatte auch der Aspekt der körperlichen Förderung einen hohen Stellenwert. Die Balance finden und jeden Teilnehmer fordern, ohne ihn zu überfordern, war ein hoher Anspruch. Dem stellte ich mich in den nächsten Jahren, bis sich die Gruppe auflöste.

Natürlich wussten auch hier die wenigsten von meiner MS-Diagnose. Für mich war es selbstverständlich, mich mit jedem Menschen auseinanderzusetzen, und daher hielt ich meinen Umgang auch mit dieser Altersgruppe für normal. Doch dann erfuhr ich, dass die meisten sehr positiv überrascht waren, dass sich ein junger Mann mit ihnen beschäftigte. Sie haben es nicht hinterfragt, sondern dankend angenommen. Das war wiederum für mich beruhigend und schön, einfach als die Person, die man ist, anerkannt zu werden.

- smovey®

Eine aufstrebende Firma aus Oberösterreich engagierte mich von 2008 bis 2011, um Wissen und Erfahrungen mit diesem Produkt zu sammeln (Hintergrundarbeit, Theorie) und anschliessend in Ausbildungskursen an Interessierte weiterzuvermitteln (Praxis und Umsetzung). Es war genau die Arbeit, die ich machen wollte: Das Gelernte aus dem Studium in vielen Facetten umsetzen. Es war das erste Mal, dass meine persönliche Geschichte ein wesentlicher Bestandteil meiner Arbeit wurde und ich dadurch einen Benefit erfahren konnte. Ich erzielte durch die regelmässige Verwendung von smovey positive Erfolge und konnte mehrmals bei Vorträgen und Ausbildungen davon erzählen. Meine Authentizität und Glaubwürdigkeit waren dabei von hoher Bedeutung. Und ich selbst war glücklich zu erfahren, dass ich mit einem offenen Umgang mit meiner Krankheitsgeschichte genauso erfolgreich durchs Leben gehen kann. Dieser Job machte mir noch bewusster, dass nicht Sport das Rezept für Gesundheit ist, sondern regelmässige (sanfte, abwechslungsreiche und auch intensivere) Bewegung!

Seit dem Besuch einer smovey-Promotionsveranstaltung in Wien 2008 war ich von diesen Schwungringen begeistert. Was mich daran so faszinierte, konnte ich gar nicht genau beschreiben. Ich sass nach der Veranstaltung, die in einer Turnhalle stattfand, in der Garderobe und wusste, dass dies etwas Grosses für mich werden könnte. Kurze Zeit später konnte ich dank einer Freundin an einem der ersten Ausbildungskurse teilnehmen und wurde so von smovey infiziert. Die Philosophie, dass es mehr sein konnte als ein typisches Fitnessgerät, die unzähligen Anwendungsmöglichkeiten und vor allem der familiäre Umgang untereinander waren die wesentlichen Aspekte, die mich davon überzeugten, mich für die Firma zu engagieren. Es wurde zu meinem ersten Job, bei dem ich von meinem Sportstudium so richtig profitieren konnte und MS nicht mehr verstecken musste. Es tat sehr gut, so sein zu können, wie man ist. Ich erfuhr Respekt und Unterstützung, obwohl man meine Diagnose kannte. Es war eine spannende, lehrreiche und sehr prägende Zeit für mich, in der ich neben den beruflichen Erfahrungen auch von vielen persönlichen Erlebnissen profitieren konnte. Auch nach dem Ende des Arbeitsverhältnisses hat sich für mich nichts an der Überzeugung geändert, dass die Anwendung von smovey viel Positives bewirken kann.

Sehr eindrücklich ist die Geschichte des Erfinders des smovey. Er war sein Leben lang sportlich engagiert gewesen. Nach seiner Pensionierung wurde Morbus Parkinson bei ihm diagnostiziert. Doch die typischen Voraussagen, dass es ihm von Jahr zu Jahr schlechter gehen und er irgendwann zum Pflegefall werden würde, wollte er so nicht akzeptieren. Als ehemaliger Tennislehrer nahm er seine Tennisschläger und ging in der Natur spazieren. Anschliessend hatte er eine Eingebung: Nach dem Gehen mit seinen Tennisschlägern waren die unkontrollierten Zitterbewegungen geringer und er konnte selbstständig alltägliche Dinge erledigen. So begann er zu experimentieren, wie er diesen Effekt steigern könnte, und verwendete Gewichte und Schläuche am Rackett, um die regelmässige Armschwungbewegung zu verstärken. Über die Zeit wurde sein Zustand besser und stabiler, zur Überraschung vieler Menschen in seinem Umfeld. Er liess sich nicht abhalten, stur und ambitioniert seine Idee zu verfolgen – und hatte Erfolg. Als ich dann den Erfinder Johann Salzwimmer persönlich kennenlernen konnte, war ich erstaunt: Das vorgefasste Bild, das ich von Parkinsonpatienten im Kopf hatte, zerbrach – zum Glück! Ich war sprachlos und erstaunt zu sehen, was alles möglich ist. Zugleich fühlte ich mich bestärkt, dass auch ich meine MS-Symptome vollständig in den Griff bekommen könnte. Dass es ein langer Weg werde sollte, spielte keine Rolle, denn der Glaube an Heilung war nach diesem Erlebnis tief in mir verankert.

- Sportartenlehrer und Nachwuchstrainer

Die vorangegangenen Jobs hatten mich auf die Chance, als Lehrer und Coach bzw. Trainer zu arbeiten, vorbereitet. Die Kombination aus den bisherigen Erfahrungen, dem Gelernten und meiner persönlichen Geschichte hatte zur Folge, dass ich mein eigenes Training auf den gesundheitlichen Aspekten aufbaute. Denn nur wer gesund ist, kann Leistung erbringen. Dieser Grundidee bin ich bis heute treu geblieben. Ich bin überzeugt, dass ein selbstverantwortlicher und bewusster Umgang mit Körper und Geist Sportler fitter, verletzungsfrei und erfolgreich sein lässt. Training ist wie Schach spielen, es sind enorm viele Aspekte zu berücksichtigen, die aufeinander abgestimmt werden müssen, um langfristig Erfolg zu haben. Das passiert meist nicht von einem auf den anderen Tag, sondern ist ein Prozess, der Kontinuität, Disziplin und Durchhaltevermögen voraussetzt. Der gleichen Idee folge ich auch als Sportartenlehrer. Erst nach Abklärung der physischen und mentalen Voraussetzungen macht es Sinn, mit den vorhandenen Fähigkeiten zu arbeiten und auf ihnen aufzubauen.

All die hier beschriebenen Jobs habe ich mit viel Herzblut und Leidenschaft gemacht. Jeder von ihnen ist ein wichtiger Teil meines Lebens und hat zu meiner persönlichen Entwicklung beigetragen. Ich hatte wertvolle Wegbegleiter und bekam die Chance, mich zu beweisen.

In dieser ganzen Zeit war mein Gesundheitsverlauf natürlich nicht nur von positiven Verbesserungen oder kontinuierlichen Schritten vorwärts geprägt, sondern es gab Aufs und Abs. Wobei die körperlichen Rückfälle sich in Grenzen hielten. Das geistige Wohlbefinden, meine Emotionen und mentalen Lebenseinstellungen waren dagegen oft eine Achterbahnfahrt. Doch ich lernte, solche Tiefs möglichst frühzeitig abzufangen. Ich bewegte mich ausreichend und gönnte mir die Pausen, die mein Körper brauchte. Es war und ist aufgrund der unzähligen Einflüsse jeden Tag eine Herausforderung, sich auf seine Instinkte und Körpergefühle zu verlassen. Irgendwann wurde mir bewusst, dass die zeitlichen Abstände zwischen grösseren gesundheitlichen Veränderungen immer länger wurden. Doch das war keineswegs entmutigend, sondern viel mehr ein weiterer Ansporn.

Am Ende absolvierte ich das Sportstudium fast in der Mindeststudiendauer und beendete es im März 2011 erfolgreich. Ich hatte zum zweiten Mal in meinem Leben das Gefühl, etwas Grosses geschafft zu haben, auch wenn meine berufliche Zukunft zu diesem Zeitpunkt noch unklar war. Ich hatte gute Angebote und wollte selbst einige Projekte starten. Ausserdem war ich überzeugt, mich mit meinem Wissen und dem nun wieder reduzierten Stress mehr auf meine Gesundheit fokussieren zu können. Dazu gehörte, dass ich beschloss, das Medikament Intratect abzusetzen. Ich hatte es in den letzten rund eineinhalb Jahren einmal monatlich via Infusion direkt ins Blut bekommen. Es war ein Bauchgefühl, das mich dazu verleitete. Die Ärztin wurde nur informiert, denn meine Entscheidung hatte ich schon längst getroffen. Ich war bereit, ohne Medikamente herauszufinden, welche Aspekte des täglichen Lebens sich positiv bzw. negativ auf meine Gesundheit auswirkten. Ich war bereit für den nächsten Lebensabschnitt. Und ich war sehr guter Dinge, weitere gesundheitliche Verbesserungen zu erzielen. Doch so sollte es nicht kommen …

7 Möglichkeiten suchen

Die Diagnose Multiple Sklerose verändert das Leben. Und doch hat es jeder selbst in der Hand zu entscheiden, ob bzw. was er in seinem Leben ändern möchte. Zumindest bis zu einem gewissen Grad, denn ich habe auch von MS-Fällen gehört, bei denen das Sprach- oder Sehzentrum oder sogar die Atemsteuerung betroffen waren. Mir persönlich hat es am meisten geholfen, die MS-Erkrankung zu akzeptieren. Gleichzeitig begab ich mich früh auf die Suche nach Möglichkeiten, um in der Zukunft das Beste aus der Situation zu machen. Dazu gehörte, aus der Vergangenheit zu lernen und sie dann hinter sich zu lassen. Das wurde Teil meiner Lebenseinstellung.

Im Frühjahr 2011 frisch von der Universität kommend und neu im Geschäftsleben gab es nach wie vor nur wenige Menschen, die von meiner Krankheit wussten. Natürlich habe ich es nicht jedem unter die Nase gerieben, doch mittlerweile fühlte es sich manchmal falsch an, nichts zu sagen. Ich dachte sogar darüber nach, meine MS-Vergangenheit auf meiner Homepage öffentlich zu machen. Doch ich entschied mich, lieber im persönlichen Gespräch davon zu berichten, wenn es angebracht war. Das empfand ich als faire Art, die Menschen zu informieren. Ausserdem konnte ich dann besser abschätzen, wie jemand darauf reagieren oder wie sich eine mögliche Zusammenarbeit gestalten könnte.

Der Anfang im Berufsleben war holprig und schwer. Viele der Identitätsfragen und Ängste in Bezug auf meine Gesundheit kamen aus den Tiefen des Unterbewusstseins an die Oberfläche. Für meine zukünftige Erwerbsarbeit waren mir ein sicheres (und mir vertrautes) Umfeld und stabile Aussichten auf langfristige Umsetzung wichtig. Die Entscheidung, auf selbstständiger Basis eigene Projekte zu verfolgen, erfolgte aber vor allem aus zwei Gründen:

- Freie Zeiteinteilung

Selbst zu entscheiden, wann ich arbeite, schien mir eine ideale Lösung zu sein. Ich hatte es während der Schulzeit und dem Studium so gemacht, also warum nicht auch als Freiberufler? Ein Hintergedanke war natürlich, dass ich so jederzeit auf meinen Gesundheitszustand reagieren, Sport treiben (der essenziell wurde) oder mir genauso eine Auszeit gönnen konnte. Die Philosophie, nicht zu arbeiten, wenn es mir schlecht ging, und viel zu arbeiten, wenn ich mich gut fühlte, erschien sinnvoll. Selbstverständlich lernte ich Kompromisse einzugehen, doch der Grundgedanke ist bis heute annähernd gleich.

- Projekte frei wählen

Ich wollte das machen, was ich mir in den Kopf setzte und mir Freude bereitete. Ich wollte selbst entscheiden, woran ich arbeite, denn ich konnte mich schwer an den Gedanken gewöhnen, etwas tun zu müssen, ohne dabei Spass oder Abwechslung zu haben. Das war natürlich Wunschdenken. Kompromisse musste ich bei der Wahl und Umsetzung meiner Projekte oft schon eingehen.

Idealistisch, wie ich bin, halte ich weiterhin an meinen Vorstellungen fest. Ich will Jobs machen, die mich fordern, bei denen ich lernen und meine Persönlichkeit weiterentwickeln kann und wo ich direkt mit Menschen zu tun habe. Verfalle ich zu sehr in eine Routine, ziehe ich meistens rechtzeitig die Reissleine – um mich zu schützen und um Neues zu beginnen. Dabei sind alle Beteiligten involviert, um Missverständnissen aus dem Weg zu gehen.

Die Herausforderungen des Lebens annehmen, ist das Credo. Auf der Suche zu sein, sich immer weiter verbessern zu wollen, führte dann wohl auch zur wichtigsten Idee: Sie heisst »Body Reset«. Ich war bis zum Alter von achtzehn Jahren weitestgehend gesund gewesen. Das bedeutet, mein Körper weiss, wie es sich anfühlt, uneingeschränkt (ohne Symptome) arbeiten zu können. In ihm ist die Erinnerung an normale Funktionsweisen und die Erfahrung von Gesundheit vorhanden. Es gilt herauszufinden, wie ich diese Informationen mit einem »Reset-Knopf« aktivieren und ausleben kann. Es liegt an mir, den Körper so zu unterstützen, dass er sich selber wieder regulieren und regenerieren kann. Das Ziel ist quasi ein körperlicher und geistiger Neustart. Ich bin zu hundert Prozent überzeugt, dass es möglich ist, dieses hochgesteckte Ziel zu erreichen. Unsere gesamten Erfahrungen und Erinnerungen machen das aus, was wir sind, was wir ausstrahlen und wie wir uns verhalten. Aber wir können uns auch ändern. Wir können entscheiden, ob wir uns weiterentwickeln wollen oder ob wir mit der momentanen Situation zufrieden sind und nichts daran ändern wollen. Jammern oder Beschweren bringt uns jedenfalls nicht weiter.

Meine Motivation, die Idee des Body Reset zu verfolgen, war der Wunsch, laufend an der Verbesserung meines Zustandes zu arbeiten und dafür eine stimmige Balance im Alltag zu finden. Es kann doch nicht sein, dass ein Schicksalsschlag oder ein Vorkommnis wie die Diagnose von MS mich aus dem gewohnten Leben reisst und es dann gewesen ist. Das Leben hat hoffentlich mehr zu bieten. Abhilfe fand ich mit dem Studium von entwicklungspsychologischen Aspekten, die mir nicht nur im Rahmen des Studiums eine wissenschaftliche Grundlage für meine Entscheidung erlaubten. Wir wissen heute, dass lebenslanges Lernen, Bewegung, soziales Engagement und das Achten auf unser Wohlbefinden das Leben verlängern können. Als Babys sind wir vollkommen. Wir haben ein Bedürfnis und wir machen uns bemerkbar, bis es befriedigt ist. Erst durch das Heranwachsen in teilweise veralteten Systemen und die Einflüsse der Umwelt und des Umfelds werden wir zu defizitären Wesen. In der Erziehung, vor allem in jungen Jahren, lernen wir schon, immer weniger auf unsere Wünsche und unsere Bedürfnisse zu hören. Doch ist das nicht der falsche Weg? Könnten wir nicht in jedem Alter vollkommen sein?

Und das steckt hinter der Idee von Body Reset. Wir können uns auf die Suche nach neuen Herausforderungen machen, uns ein Ziel setzen und darauf hinarbeiten. Wir können beginnen, andere Blickrichtungen auf unser Leben, unser Verhalten und unsere Gewohnheiten einzunehmen. Und wenn wir unzufrieden sind, dann können wir uns mit oder ohne Hilfe an die Arbeit machen und etwas ändern.

Nun ersetzen Sie das *wir* aus dem letzten Absatz mit einem *ich* und lesen ihn noch einmal. Jeder von uns kann Neues erlernen, egal welches Alter oder welcher Bildungshintergrund. Ja, es braucht Zeit, doch am Ende lohnt es sich. Vermutlich findet sich jeder Mensch mal in Situationen wieder, in denen er eine Wahl hat. Es liegt dann an einem selber, diesen Reset-Knopf zu erkennen. Ich habe ihn schon während meines Studiums immer wieder betätigt – auch wenn ich es damals noch nicht so nannte. Ich suchte in verschiedenen Bereichen nach Methoden, um Verbesserungen zu erzielen. Einige davon mögen manche als »Scharlatanerie« ansehen. Ich habe sie ausprobiert und meine Erfahrungen damit gemacht.

- Kinesiologie

Vor Jahren schloss ich eine Teilausbildung der Kinesiologie (Touch for Health[2]) ab. Das Thema Kinesiologie ist sehr umfangreich und vielfältig. Ich machte den Kurs, weil mich vor allem das Hintergrundwissen und der Bezug zur Bewegung interessierten. Ich erwartete einen spannenden Zugang zu körperlicher – und somit auch geistiger – Bewegung. Und ich wurde nicht enttäuscht und konnte sehr viele gute Ansätze in meine tägliche Arbeit mitnehmen. Doch viel wichtiger ist, dass ich mittels Kinesiologie eine Methode kennen und schätzen lernte, mit der ich persönlich sehr viel bewegen konnte. Natürlich suchte ich Therapeuten aus, die mir mit ihrer Erfahrung helfen konnten, mit MS selbstsicherer umzugehen. Denn via Kinesiologie habe ich gelernt, dass die »Heilung« von MS – wie so vieles im Leben – ein Kommunikationsproblem ist. Okay, physiologisch passiert bei MS selbstverständlich Einiges. Doch durch gezielte bewusste und unbewusste Kommunikation konnte ich deutliche Verbesserungen erreichen. Mit der Ausbildung im Hintergrund war es möglich, versteckte Blockaden zu erkennen und zu lösen. Die Ursache ist nämlich oft (meistens) nicht das sichtbare Symptom. Es war ein weiterer grossartiger Schritt in Richtung Selbsterkenntnis und Verantwortung für die eigene Gesundheit.

Es gibt eine Reihe anderer kinesiologischer Ansätze (Applied Kinesiology, Edu-Kinestetik, Brain Gym, Three in One Concepts). Der Ursprung geht auf George J. Goodheart in den 1960er-Jahren

---

[2] Vision und Idee von Touch for Health stammt von John Thie. Ab den 1970er-Jahren sammelte der Chiropraktiker Material, um seine Patienten zu lehren, sich selbst – gegenseitig – zu helfen. Er entwickelte das revolutionäre Programm TfH, mit dem man auch als Laie die Körperhaltung und subtile Energien beurteilen und ausbalancieren kann. Das Bestreben liegt darin, unnötige Medikationen und Eingriffe zu vermeiden. Stattdessen steht die Förderung der naturgegebenen Fähigkeiten zur Regeneration und Anpassung des Körpers im Vordergrund. Auszug aus: John F. Thie und Matthew Thie (2006): *Touch for Health. Das umfassende Standardwerk für die Praxis.* VAK Verlags GmbH, Freiburg.

zurück. Er hat die Applied Kinesiology entwickelt, die Personen mit medizinischer Ausbildung vorbehalten ist. Da mir diese fehlte, konnte ich nur eine Variante für Laien wählen. So war Touch for Health für mich eine Option, um Ergebnisse der einzelnen Muskeltests in aktive Bewegungsabläufe zu integrieren. Gleichzeitig bestand damit die Möglichkeit, das Konzept ebenso umzusetzen.

- Psychotherapie

Die schwierigste Aufgabe ist es, eine Therapeutin oder einen Therapeuten zu finden, bei der/dem man sich wohlfühlt und ohne nachzudenken seinen Gedanken im Gespräch freien Lauf lassen kann. Weil ich zu lange der Überzeugung war, dass ich alleine aus meiner negativen Situation wieder herauskommen kann, habe ich nie wirklich eine/n gesucht. Doch das war ein Trugschluss. Am Beginn meiner Zeit mit MS war ich mit meiner Mutter ein paar Mal bei einer Psychologin. Die Erkenntnisse hatten mit meiner äusseren und inneren Haltung zu tun, mit meinem Papa und spannenderweise sollte ich gewisse Farben meiden oder bevorzugen, um mich ganzheitlich zu unterstützen. Abgesehen von diesen Terminen waren meine Familie und engsten Freunde meine Psychotherapie, und manchmal Ärzte, zu denen ich immer ehrlich war und die mir in der momentanen Situation helfen konnten. Nur habe ich es leider nie auf eine langfristige Begleitung und gemeinsame Lösung angelegt.

- Traditionelle Chinesische Medizin

Als ich rund vier Jahre nach der Diagnose immer mehr zu der Erkenntnis gelangte, dass mir die Schulmedizin nicht mehr weiterhelfen konnte, meine Gesundheit zu verbessern, sah ich mich bewusst nach Alternativen um. In meinen Augen bietet die TCM viele wissenschaftlich anerkannte Methoden, mit denen ich bis heute Fortschritte erziele. Auch wenn in Europa die Schulmedizin dominiert, so haben viele Menschen erkannt, dass Naturheilverfahren oder andere ganzheitliche Methoden die klassischen medikamentösen Behandlungen oder Therapien ergänzen oder sogar ersetzen können. Ich denke, wir sollten alte traditionelle Heilverfahren mit der modernen Medizin kombinieren, um so die besten gesundheitlichen Erfolge zu erzielen. Die Natur, die Erde(!), bietet die Grundlagen des Lebens. Und die traditionelle chinesische (bzw. tibetische) Medizin beinhaltet nachhaltige und erfolgreiche Wege, die Menschen helfen, gesund zu werden und ihr Wohlbefinden zu steigern. Basierend auf jahrtausendealten Erfahrungen (je nach Quelle sind es bis zu fünftausend Jahre alte Traditionen) wird eine ganzheitliche Betrachtung des Menschen (Körper, Geist und Seele) in der TCM-Philosophie umgesetzt. Dem Körper sollen mittels Ernährung, Bewegung, Massagen, Akupunktur usw. jene Informationen gegeben werden, die er braucht, um die Selbstregulationskräfte anzuregen und zu stärken.

Ich persönlich habe einen Bezug zur TCM über körperliche Behandlungsmethoden (u. a. Reflexzonenmassagen) und über die Ernährung erfahren. Die Reflexzonenmassage ist einfach umzusetzen. Am besten lässt man sich massieren, man kann sie aber auch selbst machen. Dazu gibt es mehrere Möglichkeiten: Die eigenen Hände bearbeiten die Reflexzonen in der Hand, an den Füssen, an den Ohren oder im Gesicht. Weiters gibt es die Möglichkeit, mit kleinen Bällen (z. B. Golfball) vor allem die Reflexzonen in den Händen und an den Füssen spielerisch und nebenbei zu behandeln. Und die für mich naheliegendste Aktivierung der Reflexzonen ist das Gehen oder Wandern in Barfussschuhen über Stock und Stein, um so wieder in Kontakt mit der Natur zu kommen. Die TCM-Ernährung dauerhaft umzusetzen ist dagegen eine Sache der Gewohnheit. Anfangs habe ich mich sehr bemüht, nach dieser Idee zu kochen, doch ich war zu ungeduldig, diesen Weg längerfristig und intensiver auszuprobieren. Mittlerweile hängt eine Liste der

Lebensmittel nach den fünf Elementen an der Wand und erinnert mich immer wieder daran, worauf zu achten ist. Obwohl ich von Anfang an tolle Fortschritte erzielen konnte, verfolgte ich diesen Weg zunächst nicht konsequent. Doch wie es so ist, hat mich das Thema 2014 wieder eingeholt, wenn nicht sogar überholt …

- Homöopathie

Bei Kindern gerne und oft angewendet, kommt im Alter der Verstand ins Spiel, der die Wirkung von Homöopathie negiert oder zumindest heftig hinterfragt. Warum eigentlich? Für Kinder ist es gut, für Erwachsene nicht – das soll mir bitte mal einer erklären. Ich möchte hier keine Grundsatzdiskussion starten, sondern nur Anregungen geben. Gegen 2009 begann ich eine homöopathische Behandlung. Wieder was Neues, in der Hoffnung, gesund zu werden. Dreimal drei Monate dauerte die Kur und wieder einmal verbesserte sich meine Sensibilität von den Zehen bis zum Schulterblatt über Wochen hinweg spürbar. Ja, ich glaubte daran, dass mir diese Behandlung hilft – was schon rein psychologisch zum Erfolg beitrug. Doch nach rund neun Monaten war trotz Anpassungen das Gefühl weg, weiter einen Nutzen zu haben, und ich beendete diese Phase. Bis ich durch eine andere Therapeutin erneut die Bestätigung bekam, dass meine MS-Symptome mit Homöopathie erfolgreich behandelt werden konnten. Diese kontroversen Erfahrungen zeigen, dass es wie bei vielen anderen Situationen im Leben einerseits auf den Glauben an sich selber und an die Sache ankommt und dass andererseits die Person, die Hilfe und Unterstützung anbietet, den Unterschied machen kann.

- Etascan®

Etascan ist ein ganzheitliches Bioenergetik-Analysesystem (einzuordnen in die Schwingungsmedizin / Bioresonanztechnologie). Diese Methode visualisiert Disharmonien und Blockaden im Körper. Diesen bestehenden Energiedefiziten wird mit förderlichen Schwingungen gegengesteuert, um so die Selbstheilungskräfte des Körpers anzuregen. Der Einsatz erfolgt sowohl in der Prävention als auch im »erkrankten Zustand«. Mit dem wissenschaftlichen Hintergrund und dem Ursprung von Etascan habe ich mich zu wenig beschäftigt, als dass ich hier viel darüber erzählen könnte. Aufgrund der Empfehlung einer Freundin, die sehr gute Erfahrungen bei ihren Kindern damit gemacht hatte, setzte ich diese Methode ein. Sie half mir so lange, bis meine Therapeutin in Pension ging und keine weiteren Sitzungen anbot. Ich fand im Anschluss keinen vertrauenswürdigen Ersatz. Die Methode hat mir eine spürbare gesundheitliche Sicherheit gegeben, die ich zu diesem Zeitpunkt nicht missen wollte.

So startete ich also nach dem Abschluss des Sportstudiums ins Berufsleben. Doch die Kombination aus viel Sport und einer gewissen beruflichen Unsicherheit führte zu einer grösseren Aktivität der MS-Symptome. Das zeigte zumindest der Befund vom 18. Juni 2012. Leicht schockiert und ziemlich perplex nahm ich das zur Kenntnis, weil es mir entgegen der Aussage der Befunde eigentlich sehr gut ging. Ausser einer gewissen Müdigkeit während des Tages hatte ich in den letzten Wochen keine anderen Symptome bemerkt. Allerdings hatte ich sehr intensive Arbeitswochen hinter mir. Es war erschreckend für mich zu realisieren, wie sensibel der Körper auf Unausgeglichenheit und Stress reagierte. Man bekam sofort die Quittung. Wie konnte ich das in den Griff bekommen? Wie eine Balance finden?

Es gab und gibt Tage, an denen alles super ist und ich keine Sekunde an MS denke. Dann wiederum gab es Tage wie im Sommer 2012. Es war super heiss und mein Körper signalisierte mir ein eiskaltes rechtes Schienbein! Ich schwitzte in der Sonne und mein Gehirn bekam diese Fehlinformation und sagte mir, dass ich mein Schienbein wärmen muss (was nur bedingt half). Schon davor hatte sich ein Kribbeln bemerkbar gemacht. Jede Stunde war es an einer anderen Stelle der rechten Körperhälfte dominant. Wie sollte ich damit umgehen?

Wenn ich nicht wusste, warum ein ungewohnter Zustand auftrat, besann ich mich auf das, was ich in den letzten Jahren während des Studiums gelernt hatte. Ich konzentrierte mich auf Dinge, die ich in meinem Leben in letzter Zeit geändert hatte, analysierte sie detailliert und machte einen »Trainingsplan«, um gezielt deren Auswirkungen zu beobachten. Ich wusste, es hat mit MS zu tun. Ich war überzeugt, dass es kein Schub war. Und so kapierte ich, dass der Ahornsirup, den ich in den vorangegangenen Wochen zu meinem Lieblingsessen gemacht hatte, meinen Körper aus der Balance gekippt hatte. Mehrere Löffel Sirup über den Tag verteilt summierten sich und der Körper begann sich mit dem Kribbeln zu wehren. Der Zuckergehalt jedes einzelnen Löffels hatte vermutlich die schon geschädigten Nerven »angegriffen« und im Blut wurde »eine Zuckerparty gefeiert«. Es ging mir gut, doch schon Kleinigkeiten warfen mich schnell aus der Bahn. Es hatte mir geschmeckt und ich hatte nicht an die Konsequenzen gedacht – und dann die Quittung bekommen.

Das war der Moment, in dem mir bewusst wurde, dass ich einer gesunden und ausgewogenen Ernährung viel mehr Aufmerksamkeit schenken sollte. Zu viel Zucker scheint der Körper nicht sinnvoll verarbeiten zu können. Zumindest ist das mein Eindruck, wenn ich viel Süsses esse. Ich liebe Eiscreme und Schokolade – auch heute noch –, aber ich musste lernen, weniger zu naschen. Nur so kann ich mich zukünftig weiter gesundheitlich verbessern. Es klappt nicht immer, doch da ich weiss, wie es mein Wohlbefinden beeinflusst, kann ich es gut steuern.

Um diese Erfahrung reicher, konnte ich den Fokus wieder auf die nächste Herausforderung richten, die im August 2012 zu bewältigen war: Das »Race Around Austria«, ein Nonstop-Extremradrennen, sollte für mich persönlich der Beweis werden, dass ich »gesund« und leistungsfähig war und anderen gesunden Menschen in nichts nachstand. Da die zahlreichen und vielfältigen Erfahrungen rund um Bewegung und Sport und dieses Rennen so umfänglich sind, ist diesem enorm wichtigen Eckpfeiler meines Lebens später ein eigenes Kapitel gewidmet.

7.1 Misstrauische Sentimentalität

An dieser Stelle soll noch einmal ein Sprung weit in die Vergangenheit gemacht werden. Es geht dabei um Gedanken folgender Art: Ist der Grund für den Ausbruch der MS in meiner Kindheit zu suchen? Gibt es Ereignisse, die die Wahrscheinlichkeiten für MS erhöhen? Was musste passieren, dass der Körper sein eigenes Immunsystem – seine Gesundheitspolizei – angreift? Für mich sind es berechtigte Fragen, die ich mir stelle, um die Multiple Sklerose besser zu verstehen. Daher gehört es dazu, hier auch über einzelne Erlebnisse in meiner Kindheit zu schreiben, die möglicherweise einen Einfluss auf die spätere MS-Erkrankung hatten.

Ich erlebte eine sehr behütete Kindheit mit gleichwohl zahlreichen Freiräumen. Es gab regelmässige Sommer- und Winterurlaube, immer in Kombination mit viel Bewegung und Sport. Mir hat es an nichts gefehlt. Es steckte so viel Energie in mir, dass ich keine Minute still sitzen konnte, mich aber auch manchmal überschätzte und mit zahlreichen Verletzungen nach Hause kam. Ich war so oft wie möglich draussen in der Natur, im Garten und im Wald unterwegs. Meine aktive Kindheit war insofern bemerkenswert, da ich in einer sehr »kopfgesteuerten« Familie aufgewachsen bin. Ich bekam wirklich vielfältige Unterstützung von meinen Eltern, wurde gefördert und gefordert, sowohl schulisch als auch sportlich. Doch obwohl meine Eltern in ihrer Jugend und im jungen Erwachsenenalter sehr sportlich waren, dauerte es bis zu meinem achten Lebensjahr, bis ich regelmässig zum Judo gehen bzw. Fussball im Verein spielen durfte. Sport wurde als Mittel zum Zweck betrachtet, also um leistungsfähig im Alltag zu sein, jedoch nicht als Option für eine berufliche Zukunft. Schulische Ausbildung hatte einen hohen Stellenwert. Lernen, »seinen Kopf vernünftig zu nutzen«, war ein Leitsatz, der tief in mir verankert war.

Doch dass ein Zuviel an »Kopflastigkeit« Menschlichkeit und Empathie vernachlässigt, wurde mir nach der MS-Diagnose bewusst. Es gab schon früher Anzeichen, dass ich anscheinend Stärken hatte, die nicht unbedingt der Erziehungsidee meiner Eltern entsprachen. So zeigte ich in den kreativen und offenen Schulfächern (Sport, Handwerken, Biologie, Geografie und Zeichnen) ausgezeichnete Leistungen, während ich an Fächern wie Mathematik, Physik, Sprachen oder später dann Chemie und Informatik weniger interessiert war. Es ist schwierig zu sagen, ob ich damit im Stillen gegen meine Eltern rebellierte. Für mich lassen sich aus meiner Kindheit vor allem vier Umstände mit einem möglichen Einfluss auf MS identifizieren. Das alles mag sehr theoretisch klingen, aber mir ist es wichtig darzustellen, dass womöglich Geschehnisse in der Vergangenheit mich später im Leben einholten.

A   Kopfverletzungen

Damals waren Helme für Kinder nicht üblich. Und ein Helm hätte mir auch nichts genützt, denn die mehr als ein Dutzend Kopfverletzungen, die ich mehrheitlich in meiner Kindheit sammelte, waren nichts Besonderes. Das passiert halt, wenn man mit dem Kopf durch die Wand will. Oder wenn man der Jüngste in der Gruppe ist und bei Kletteraktionen vorausgeschickt wird, um zu testen, ob es sicher ist. Kam ich unverletzt oben bzw. unten an, folgten die anderen. Doch manchmal reichte auch schon ein unachtsamer Moment, in dem ich beim Herumspringen auf dem Bett plötzlich auf den Boden fiel und mir an einem Lego-Stein einen Cut am Kopf holte. Oder wenn ich ungeschickt stolperte und mit dem Kopf dem Heizkörper Hallo sagte. Oft floss viel Blut bei diesen Verletzungen und somit war eine Infektionsgefahr definitiv gegeben.

> Ist an dieser Vorstellung etwas Wahres? Ich weiss es nicht. Dass es durch die zahlreichen Verletzungen zu einer versteckten Infektion gekommen sein könnte oder die Stürze auf den Kopf (immer ohne Gehirnerschütterung) etwas damit zu tun haben könnten, bleibt unbewiesen. Inzwischen bin ich überzeugt, dass meiner MS eher psychologische und emotionale Ursachen und weniger physische Verletzungen zugrunde liegen.

B Raucherwohnung

Heute weiss man viel mehr über die Schädlichkeit des Rauchens als in den 1980er-Jahren. Dass das Passivrauchen genauso gesundheitsgefährdend ist wie aktives Rauchen und die belastete Raumluft zur (langfristigen) Zellschädigung und Vergiftung speziell der Atemorgane und des Nervensystems beiträgt, gilt heute als wissenschaftlich erwiesen. Mein Papa war Kettenraucher. In Topzeiten rauchte er bis zu zwei Packungen (vierzig Zigaretten!) am Tag. Sogar beim Essen oder wenn wir mit dem Auto unterwegs waren, wurde gequalmt. In der gesamten Wohnung roch es nach Rauch, vor allem dort, wo Stoffe waren – Sofa, Gardinen, Bettwäsche oder Kleidung. Der Geruch von Zigaretten war stets präsent. Aber das war nichts Besonderes für mich. Die Zigarette gehörte zu meinem Papa. Ich bin sein Sohn, also gewöhnte ich mich daran.

Klar könnte man hier eine Diskussion über Verantwortung starten. Doch das lehne ich entschieden ab. Meinen Papa trifft keine Schuld, es ist ihm nichts zu unterstellen und er handelte in seinem besten Interesse. Leider hat er später die Quittung bekommen. Während ich aus meiner Erkrankung gelernt habe, hat mein Papa bis zu seinem Tod leider wenig bis nichts geändert. Rauchen war eine Sucht und er konnte diese Gewohnheit nicht ablegen. Ich habe oft erlebt, dass er sich erfolglos bemühte, mit dem Rauchen aufzuhören. Viele Menschen sind täglich vergifteter Luft ausgesetzt, ohne an MS zu erkranken. Sie ist daher sicher kein alleiniger Auslöser. Es gibt andere Krankheitsbilder, die in diesem Fall wahrscheinlicher sind.

C Mentaler Druck

Ich habe immer hohe Ansprüche an mich selbst gestellt und mir selber Druck gemacht. Niemand hat mich – zumindest bewusst – zu etwas gedrängt. Viele unbedeutende Kleinigkeiten (z. B. das Zimmer ordentlich aufräumen) habe ich mir ebenso wie wichtigere Anliegen (z. B. Schulnoten) sehr zu Herzen genommen. Ich wollte speziell den Erwartungen meines Papas entsprechen, aber auch denen meiner Mama, der Lehrer, der Trainer ... Ich wollte es jedem recht machen, ausser mir selber. Wenn mir etwas nicht passte, versteckte ich meine Emotionen und bemühte mich stattdessen, es umso besser zu machen. Ich schluckte all die angestauten Gedanken und Gefühle hinunter und sprach nur selten darüber. Seit meiner Kindheit ist so vermutlich ein emotionales Ungleichgewicht in mir entstanden, das der Körper kompensieren musste.

Doch es gibt ein Dogma, mit dem ich gross geworden bin und das mentalen Druck von aussen erzeugt hat: Perfektionismus. Mach es noch einmal! Das kannst du besser! Bemühe dich mehr! Ist das deiner Meinung nach gut genug? Perfekt zu sein sollte kein erstrebenswertes Ziel sein. Das momentan Bestmögliche erreichen zu sollen und zu wollen, kann durchaus sinnvoll sein. Aber bei jeder Aufgabe oder in jedem Gespräch darauf achten zu müssen, war meinen kindlichen Bedürfnissen nicht angemessen. Ich lernte dadurch nur, eine Maske zu tragen und jemand zu sein, der ich nicht war. Immer so zu handeln, wie andere es von mir erwarteten, kostete viel Kraft und schlussendlich konnte ich es sowieso nicht jedem recht machen. Denn Hand in Hand mit dem Anspruch von Perfektion ging das Ausbleiben von Anerkennung einher. Nur selten bekam ich ein von Herzen gemeintes »Gut gemacht!« oder »Ausgezeichnet!« zu hören.

Ein Beispiel für die hohen Ansprüche, denen ich versuchte gerecht zu werden, ist folgendes Erlebnis: Ich war neun oder zehn Jahre alt und gestaltete in meinem Zimmer eine Weihnachtskarte. Ich verwendete viele Farben und buntes Papier, schnitt Figuren aus und klebte sie auf und selbstverständlich schrieb ich auch Grussworte, u. a. »Frohe Weinnachten[!]«. Voller Stolz über meine kreative Bastelei rannte ich zu meinem Papa, um mein Meisterwerk zu präsentieren. Die Karte gefiel ihm, zumindest war das seine erste Reaktion. Aber da ein Fehler drin war, sollte ich wieder ins Zimmer gehen und sie neu machen. Kein Hinweis darauf, was falsch war. Auch die Anerkennung blieb aus. Leider war ich nicht so geistesgegenwärtig, meine Mutter oder meinen Bruder zu fragen. Bis ich voller Verzweiflung nach einiger Zeit wieder zu meinem Papa ging und ihm sagte, dass ich den Fehler nicht finden könne. »Bei Weihnachten fehlt das H. Weihnachten hat nichts mit Wein oder Weinen zu tun«, erklärte er. Seit diesem Tag habe ich Weihnachten nie wieder falsch geschrieben!

Man spielt ein falsches Spiel gegenüber sich und den Mitmenschen, wenn man nach aussen immer so tut, als ob alles in Ordnung und perfekt wäre. Es kostet viel unnötige Energie, den Schein zu wahren. Ich zog mich häufig zurück und ging meinen

Eltern oder Freunden aus dem Weg. Vielleicht war es eine Schutzreaktion, dass ich versuchte, Menschen nur im richtigen Moment (falls es so einen gibt) anzusprechen, um nicht enttäuscht zu werden. Oder hatte ich Angst derjenige zu sein, der ich tatsächlich war? Geht es anderen Menschen auch so? Aber auch wenn vieles bei oberflächlicher Betrachtung als harte Erziehungsmassnahmen erscheinen mag, so gibt es immer mehrere Perspektiven darauf und sie sollten wertfrei beleuchtet werden. Wenn ich an meinen Papa denke, so weiss ich, dass er ein sehr liebenswerter Mensch war, der seine Zuneigung nur leider nicht so gut zeigen konnte. Sein wahres Ich versteckte er hinter vielen Masken. Er lebte uns einen Hang zum Perfektionismus vor und darunter habe ich lange gelitten.

Folgende Metapher ist noch heute mein Zugang zu gesundheitlichen Themen: Was passiert, wenn man zu viel Wasser in ein Glas einschenkt? Das Wasser läuft über den Rand. Wenn jetzt das Wasser im Glas symbolisch für die persönlichen Ressourcen steht, die ein Mensch zur Verfügung hat – z. B. Emotionen, Gesundheit, Familie, Freundschaften, Konzentration, Erholung, Arbeit, Lernen usw. –, was bedeutet es dann, wenn das Wasser überläuft? Es stehen in diesem Moment wahrscheinlich keine weiteren Ressourcen zur Verfügung. Es ist Zeit für eine Auszeit. Es ist Zeit herauszufinden, welche Ressource das Wasser zum Überlaufen gebracht hat. Bevor wieder Wasser in das Glas eingeschenkt werden kann, muss zuerst Wasser aus dem Glas hinaus! Um neue Ressourcen aufbauen zu können, sind ausgleichende Aktivitäten nötig, die es gilt, in sein Leben zu integrieren. Stimmt das Verhältnis zwischen den Ressourcen und den Anforderungen nicht, reagieren Körper und / oder Geist häufig mit einer unerwarteten Aktion. Das kann je nach Lebenssituation eine Erkrankung, ein Sturz, eine schwere Verletzung, eine Trennung vom Partner oder Ähnliches sein. Aber es ergibt sich dann auch die Chance, aus dieser Situationen gestärkt wieder herauszukommen.

> Ich bemühe mich seit meiner Kindheit, mich zu verbessern, zu lernen, alles ordentlich und sehr gut zu machen. Mittlerweile habe ich gelernt, dies zu meiner eigenen Zufriedenheit zu tun. Und ich habe meine Methoden, dafür zu sorgen, dass »mein Wasserglas nicht überläuft«. Ich setze mir selber nach wie vor hohe Standards, doch alles mit Mass und Ziel. Sobald ich das Gefühl habe, dass dieses Bestreben in meiner Lebenssituation nicht mehr möglich ist, ist es an der Zeit, neue Herausforderungen und Aufgaben zu suchen.

D   Scheidung meiner Eltern

Ein einschneidendes Erlebnis war sicherlich die Scheidung meiner Eltern. Ich war zwar nicht daran schuld, doch ich fühlte mich weiterhin verantwortlich für meinen Papa. Obwohl er ab dem Zeitpunkt nicht mehr wirklich präsent war, versuchte ich über die Jahre mein Bestes zu geben, damit es auch ihm gut geht. In den Monaten nach der Scheidung gingen meine schulischen Leistungen in den Keller. Ich war geistig abwesend und verstand die Welt nicht mehr. Als damals Elfjähriger zog ich mich emotional zurück und kompensierte meinen Kummer mit Aktivitäten wie Sport und Teilnahme bei den Pfadfindern. Zudem ergab die veränderte familiäre Konstellation mit alleinerziehender Mutter und dem Bruder ganz neue Herausforderungen. Was die Nachricht von der Trennung in mir ausgelöst hat, ist auch im Nachhinein schwer zu sagen, aber sie hatte unbestritten einen Einfluss. Es dauerte sehr lange, bis ich die emotionale Verantwortung für andere, speziell für meinen Papa, abgegeben habe und zu der Einsicht kam, dass ich Menschen um Hilfe bitten kann. Und ich kann ebenso anderen Menschen Hilfe anbieten.

Ein Grund, warum die MS am Beginn des letzten Schuljahres ausgebrochen ist und nicht schon nach der Scheidung meiner Eltern, ist in meinen Augen einerseits der enorme Druck, den ich mir für den Schulabschluss selber machte. Und andererseits sehe ich es als klares Zeichen, dass ich dadurch die Möglichkeit bekam, in Zukunft meine Emotionen und Gedanken anders auszuleben, und unbewusst dazu bereit war, diese Lektion zu lernen.

Es gibt nicht den einen Grund, warum MS ausbricht. Es ist immer eine Kombination aus vielem, eine Verknüpfung von körperlichen, geistigen und seelischen Defiziten, die sich über die Zeit aufbauen. Doch egal, ob nun einer der geschilderten Umstände den Ausbruch der Erkrankung beeinflusst hat – es ist erleichternd und befreiend, nach Auswirkungen aus der Kindheit zu suchen. Ich bin überzeugt, dass jeder von uns mit einem »Lebensplan« geboren wird. Wir bekommen im Laufe des Lebens immer wieder Möglichkeiten, diesem zu folgen. Haben wir diesen Plan gefunden und berücksichtigen wir ihn, fühlt sich das Leben leicht und angstfrei an.

7.2 Mit Spass

Die Suche nach Möglichkeiten, Neues zu entdecken, Neues auszuprobieren und neue Wege zu finden, Dinge zu hinterfragen oder anders zu machen, ist zu einem intensiven, abwechslungsreichen und lustigen Spiel geworden. Richtig: Es ist ein Spiel! Ein Experiment, das Spass macht. Speziell, wenn es um die Themen Arbeit, Beziehungen und Gesundheit geht. In diesem Sinne ist Spass sehr

facettenreich: Er steht auch für Freude, positive Stimmung oder Herzlichkeit. Spass bedeutet u. a.:
- Über mich selber lachen können
- Über etwas oder mit jemandem lachen können
- Ein gutes Gefühl bei einer Sache haben (»aus dem Bauch heraus«)
- Das Herz schlägt voller Freude und Aufregung schneller
- Wenn etwas mehr hilft als schadet
- Wenn Menschen in der Öffentlichkeit (anscheinend grundlos) Fröhlichkeit zeigen, schmunzeln oder sogar lachen
- Eine tiefe innere Freude und Dankbarkeit zu empfinden
- Für Mitmenschen etwas Gutes tun können
- Wenn ich so sein kann, wie ich bin

MS hat mein Leben geändert. Das Studium der Sportwissenschaft hat mein Leben geändert. Zahlreiche Begegnungen mit Menschen haben mein Leben geändert. Aber auch viele kleine Erlebnisse haben mein Leben geprägt. Doch es ist die Neugier, die mich motiviert und antreibt, fröhlich durchs Leben zu schreiten und nach Neuem Ausschau zu halten. Ich habe gelernt, genau hinzuschauen und noch genauer zuzuhören. Eine weitere Überzeugung, die sich bald nach der Diagnose abgezeichnet hat, ist bis heute gleich geblieben: Bleibe ich (symbolisch betrachtet) liegen, bin ich »tot«. Bleibe ich in Bewegung, habe ich auch ein bewegtes Leben. Habe ich Freude am Leben, empfinde ich Leichtigkeit. Auch wenn es Zeiten im Leben gibt, die wenig mit Spass zu tun haben – in mir ist eine Grundstimmung, jeden Tag fröhlich zu sein! Ich nehme Ereignisse wahr, die mich zum Lachen oder Schmunzeln bringen. Und falls das nicht klappt, mache ich halt selbst irgendeinen Blödsinn – manchmal in unpassenden Situationen und manchmal mache ich mich auch lächerlich ... Doch oft sind es irgendwelche Kleinigkeiten (Aussagen von Freunden,

Sprüche, die ich auf der Strasse höre, Gedanken, Videos, Fotos), die den Tag retten.

Die eigenen Mechanismen erkennen, wie sich das persönliche Verhalten von physischen und sozialen Änderungen auswirkt, dauert oft Monate oder Jahre. Dagegen zu realisieren, wie Gedanken das eigene Wohlbefinden beeinflussen, dauert hingegen nur Sekunden oder Minuten. Es sind oft diese mentalen und emotionalen Kleinigkeiten, die grosse Veränderungen ausmachen. Spass, Freude und Fröhlichkeit sind jene Eckpfeiler, die ungemein helfen, gestärkt und mit Leichtigkeit durchs Leben zu gehen. Und dies kann ich mir bewusst zunutze machen.

Geholfen hat auch die Freude am Experimentieren. Ich legte alte Gewohnheiten ab. Anstatt zeitlich unflexibel zu sein, wurde ich spontan. Es genügte ein Anruf, und schon sass ich mit Freunden im Kino. Wenn mich etwas beschäftigte und die Gedanken nicht aus meinem Kopf verschwanden, setzte ich mich auf mein Rad und fuhr ihnen davon. (Heute rede ich gerne mit Freunden oder der Familie darüber, denn ich müsste zeitweise sehr viel Rad fahren, um meinen Kopf freizubekommen.) Ergibt sich die Möglichkeit, etwas womöglich Einzigartiges zu erleben, nutze ich sie. Die MS-Diagnose hat mir die Chance gegeben, fürs Leben zu lernen. Dafür bin ich dankbar, auch wenn der Weg hart und beschwerlich war. Ich habe gelernt, auf meine Gefühle und Bedürfnisse und auf meine innere Stimme zu hören.

Oft sieht man mich ohne ersichtlichen Grund lächeln oder schmunzeln. Darin äussert sich dieses Wohlgefühl, mit sich und seinem Umfeld in Balance zu sein. Manchmal huscht zwar der Gedanke durchs Bewusstsein, wie das Leben wohl ohne diese Erkrankung verlaufen wäre. Dann wird mir wieder klar, wie dankbar ich bin, dass es so und nicht anders gekommen ist. Mit einer freudvollen Grundstimmung ist es möglich, Kleinigkeiten zu schätzen. Mit einem offenen Lächeln kann ich Menschen auf die schönen

Seiten des Lebens aufmerksam machen. Wenn man mit Menschen gemeinsam Spass an Sport und Bewegung hat, kann auch in ihnen selber sehr viel bewegt werden. Diese nonverbale Zufriedenheit und Dankbarkeit ist oft mehr wert als Worte.

Man lebt ruhiger, wenn man nicht alles sagt, was man weiss. Man lebt ruhiger, wenn man nicht alles glaubt, was man hört. Man lebt ruhiger, wenn man authentisch handelt und fröhlich ist.

Teil 2
Wege, neue Einsichten zu gewinnen

8 Möglichkeiten selektieren

Ab jetzt folgen die Erzählungen keiner chronologischen Reihenfolge mehr, sondern es geht um Begegnungen, um Geschichten und um die Möglichkeiten, die ich für mich persönlich über die Jahre ausprobiert habe, um gesund zu werden. Die kommenden Punkte sind eine Auflistung jener Optionen, die ich mir zunutze gemacht habe. Dem wohl entscheidensten Nutzen Bewegung und Sport ist später ein eigenes Kapitel gewidmet.

8.1 Musikalischer Stempel

Ein Leben ohne Musik ist unvorstellbar. Musik ist Zeitvertreib oder heilende Inspirationsquelle. Musik als Hintergrundberieselung empfinde ich zumeist als störend. Musik sollte bewusst gehört werden, um ihre Energie und Wirkung zu spüren. Kurz nach der Diagnose kam mir eine CD von Bruce Springsteen in die Finger. Es war sein Best-of-Album von 1995. Da ich so viel Zeit hatte, in der mir nur leichte Aktivitäten mit wenig Konzentrationsaufwand möglich waren, kam es mir gelegen, immer mal einzelne Songs anzuhören. Auf diese Weise lauschte ich vielen CDs, doch »Greatest Hits« von Bruce Springsteen (1995) wurde zum Dauerbrenner. Ich begann die Texte zu lesen, teilweise zu studieren. Ich suchte etwas, das mir Halt gab, und seine Songs und seine Lebensgeschichte, die er über die Musik vermittelte, inspirierten mich. Ich kaufte all seine CDs und DVDs. Die Songs basierten auf seiner Biografie und waren dennoch universell. Ich konnte seine Lieder und Geschichten auf mein Leben projizieren. Bis heute ist er ein Musiker, der mich in jeder Lebenslage begleitet. Egal, ob meine Stimmung traurig, überglücklich, zufrieden, nachdenklich oder »normal« ist: Es gibt immer einen Song, der weiterhilft.

Ich hätte meine MS-Zeit ohne Bruce Springsteen nicht so gut überstanden. 1999 gab er nach einer jahrelangen Auszeit ein Konzert in Barcelona. Seine Musik und vor allem seine Performance und Bühnenpräsenz brachten klar zum Ausdruck: Stehe zu dir, gib immer hundert Prozent und lebe dein Leben jetzt! So fand ich meinen ersten geistigen Mentor. Nur sollte es fünf Jahre dauern, bis ich diese Einsichten selbst zu leben begann.

Als ich 2017 seine Autobiografie »Born to Run« in kürzester Zeit durchlas, gab es mehrere Stellen, an denen mir beim Lesen die Tränen kamen. Nicht nur, weil sie mich an mein eigenes Leben erinnerten, sondern vor allem weil sie mir Songs ins Bewusstsein brachten, die mir seit der MS-Diagnose immer wieder Kraft, Ruhe oder Energie gegeben haben. Vermutlich könnte ich meine Geschichte anhand der Songs erzählen. Deswegen möchte ich hier die Titel aufführen, die für mich eine besondere Bedeutung haben und deren Musik und Texte viel in mir auslösen.

- »My City of Ruins«
  Am Beginn geht es darum, das aktuelle Thema, das mich traurig stimmt, mit allen darin steckenden Emotionen herauszulassen. Gegen Ende des Songs werde ich immer mutiger und fühle mich besser. Sollte dafür einmal Hören nicht reichen, dann wiederhole ich das Ganze so lange, bis ich am Ende eine tiefe innere Leichtigkeit verspüre. Besonders vor dem Schlafengehen hat mir der Song geholfen, das Erlebte vom Tag und

die Emotionen, die sich vielleicht aufgestaut hatten, zu verarbeiten.

- »Without You«
Dieses Stück steht in meinem Herzen für die vielen Dinge, die ich in meinem Leben auf keinen Fall mehr missen möchte: Vertrauen, Neugier, Freundschaft, finanzielle Unabhängigkeit, Liebe, Freiheit – um nur einige zu nennen.
- »Growin' Up«
Der Song ist eine dankbare Reise in die Kindheit und endet im Jetzt. Unsere Eltern und die Umgebung, in der wir aufwachsen, machen aus uns das, was wir sind. Trotzdem sind wir frei, zu entscheiden, wer wir sein wollen. Denn wir können uns ändern. Eine der Lehren, welche mir meine Eltern vermittelt haben, ist der Grundsatz, so lange an etwas zu arbeiten, bis ich damit zufrieden bin. In meinem Fall war es die Gesundheit. Ich habe von ihnen alles mitbekommen, um mit Herausforderungen – und die MS-Diagnose war eine grosse(!) – umzugehen. Ausserdem die Disziplin und den Willen, mein Leben selbst zu gestalten.
- »Born to Run«
Wenn ich vor etwas weglaufe, wird es mich irgendwann wieder einholen. Wenn ich jedoch gemeinsam mit Gefährten ausreisse, um die Welt zu ändern, dann werden wir das schaffen. Wir sind alle geboren, um das Beste aus uns zu machen, daran erinnert mich dieser Titel jedes Mal. Zusätzlich war es jener Song, der mir geholfen hat, das Bild vom wieder selbstbestimmten Laufen nach dem Verlust der Motorik der rechten Körperseite zu visualisieren. Für mich war tatsächlich das Gehen auf den eigenen gesunden Beinen damit gemeint.

Dieses Lied ist in meinen Augen zudem eine Hommage an all die Persönlichkeiten, die für die Menschheit Grosses bewirkt haben. Da sind unter anderem da Vinci, Einstein, Gandhi oder der Dalai-Lama zu nennen, aber auch alle Aktivisten, die sich teilweise unter Lebensgefahr für Gerechtigkeit und Menschlichkeit einsetzen. Ihnen gebührt der höchste Respekt.

- »Leah«
Ein Song, der mich motiviert, an eine friedliche Welt und das Erreichen von Zielen zu glauben. Das Gute steht in Vordergrund und wird gegenüber dem »Schlechten« immer die Oberhand behalten. Das Musikstück vermittelt die Überzeugung, dass eine einzelne Person fähig ist, Veränderungen zu bewirken. Wenn man den Mut hat, zu dem zu stehen, woran man glaubt, ist es möglich, andere in einem positiven Sog mitzureissen.
- »Long Time Coming«
Gutes braucht Zeit. Und am Ende wird alles gut. Wie beschwerlich der Weg auch sein mag – der Weg ist das Ziel und am Ende wirst du belohnt. Nimm dir deine Auszeit, wenn du sie brauchst. Mach dir bewusst, was für dich wichtig ist, um Energie für das Leben zu haben. Der Song gibt Hoffnung.
- »Blood Brother«
Sich mit Menschen zu umgeben, die einem guttun, und sie in die Familie aufzunehmen, ist die wesentliche Aussage dieses Titels. Es geht um Freunde, mit denen man durch alle Höhen und Tiefen gehen kann. Die Menschen, mit denen wir uns verbunden fühlen, bieten uns einen Ort, wo wir aufgefangen werden.

Klar gibt es viele Musiker und Songs, mit denen sich meine Stimmung beeinflussen lässt. Aber nur bei den wenigsten sind es ganze Alben(!), die stimmig sind und mir zusagen. Dazu zählen u. a. Mumford & Sons, Coldplay, Adele, Ed Sheeran, The Avett Brothers, Amy McDonald, Tina Turner, Arevo, Elton John, The

Gaslight Anthem. Doch letztendlich hat Bruce Springsteen den grössten Einfluss auf mich.

Es gibt nur wenige Ausnahmen, in denen Musik unangebracht ist. Es kommt auf den Moment an, wie welche Musik wirkt. Oft war es so, dass in traurigen Momenten ruhige und nachdenkliche Musik geholfen hat, sich der eigenen Stimmung bewusst zu werden. Am Ende einer Trauerphase diente meistens ein schnelles, dynamisches Stück als Motivation. Während des Studiums war Musik ein Muntermacher oder anders ausgedrückt ein »Einschlafverhinderer«. Sie war meist laut und ermunternd. Aber auch die klassische Musik kann tiefe Emotionen hervorrufen. Bei ihrer modernen Interpretation von Lang Lang bekomme ich Gänsehaut. Diese Musik ist einfach bezaubernd.

Das Gegenteil dazu ist die absolute Stille. Ich schätze Ruhe sehr. Einzigartig erholsam und wohltuend ist die »Stille« in der Natur, wenn nur die natürlichen Geräusche von Wind, Wasser oder Tieren zu hören sind. Es gab viele Momente, in denen sich diese äussere Stille ins Innere übertrug und ich ohne Gedanken im Hier und Jetzt sein konnte. Doch es gibt auch eine andere Stille, zum Beispiel die unangenehme Stille im Wartezimmer des Arztes oder im Aufzug. Und es gibt die Stille im Kopf, wenn keine Gedanken mehr präsent sind. Es war ein langer Weg und benötigte viel Zeit, bis ich diesen unglaublich angenehmen Zustand für einen kurzen Moment bewusst herstellen konnte. In Büchern wird erklärt, wie man sich durch Meditation in diesen Zustand ohne Gedanken und in absoluter Stille versetzen kann. Es ist ein erhabenes Gefühl, das zu erleben, und es gibt wieder neue Energie für Bevorstehendes.

Musik ist äusserst vielfältig und kann zur Ablenkung dienen oder während des Sports als Motivation, zur Beruhigung nach einen stressigen Tag, zur Verstärkung einer Stimmung, aber auch zu deren Umkehrung. Musik hilft mir, meine Emotionen auszuleben und zu kontrollieren. Eine erhebende Erfahrung ist es zudem, wenn sich Stille und Musik vereinen – Stille wird zu Musik und Musik führt zu innerer Stille.

8.2 Mahnende Sensibilitäten

Sich einzugestehen, dass man womöglich besonders sensibel ist, ist speziell als junger Mann nicht einfach. Dabei ist die Bedeutung des Wortes sehr vielfältig: Laut Duden stammt es aus dem Französischen und bedeutet »empfindlich«. Als Synonym für Sensibilität werden gerne die Worte Empfindsamkeit, Feinfühligkeit, Fingerspitzengefühl, Gespür für Verletzendes, Reiz- und Schmerzempfindlichkeit (auf den Organismus und bestimmte Teile des Nervensystems bezogen), Rührseligkeit, Sorgfalt, Takt, Verständnis, Vorsicht, Zartgefühl oder Zartheit verwendet. Zu den meisten dieser Beschreibungen habe ich kürzere und längere Geschichten zu erzählen. Denn seit 2003 achte ich sehr »sensibel« darauf, was mit und in mir passiert.

- Bauchgefühl, Intuition und Empathie

Über die Jahre habe ich mich oft zu viel mit mir selber beschäftigt. Dadurch habe ich allerdings eine tiefgehende Empathie gelernt, die ich auch gegenüber anderen Menschen aufbringen kann. Für diese kommunikative Fähigkeit sind keine Worte notwendig. Man schlüpft direkt in die Rolle seines Gegenübers. Je nachdem, wie intensiv der andere das zulässt, gibt es in der Regel zwei Reaktionen: Die Leute bleiben als Schutz vor sich selber in ihrem Verhalten sehr oberflächlich. Oder sie sind überrascht, dass es jemand gibt, der verborgene Dinge wahrnimmt und auch anspricht. Diese Art der Kommunikation aus dem Herzen und aus dem Bauch sollte der Weg sein, wie wir miteinander umgehen. Persönlich verlasse ich mich mittlerweile sehr häufig auf mein Bauchgefühl. Ich bemühe mich täglich, mit meinem Herzen zu entscheiden. Ob es sich dabei um bewusste oder unbewusste Prozesse handelt, sei an dieser Stelle dahingestellt. Wahrnehmen, was meine Mitmenschen bewegt, ohne dass sie es in Worten ausdrücken, ist zu einem empathischen Spiel geworden. Wir erzählen auf diese Weise viel mehr, als wir denken.

Mittlerweile bin ich überzeugt, dass Intuition und Empathie auch zu jenen Fähigkeiten gehören, mit der wir Menschen geboren werden. Kinder leben sie aus, solange sie darin unterstützt und gefördert werden. Sobald sie »erzogen« werden, ist leider die Wahrscheinlichkeit gross, dass sie diese Fähigkeiten verlernen, und es braucht Jahre, um sie sich wieder anzueignen. Voraussetzung ist die Bereitschaft, sich mit sich selbst zu beschäftigen. Das braucht Mut und Disziplin, denn nicht alles auf dieser Reise in das eigene Innere ist angenehm. Es gilt, die Gedanken und Glaubenssätze, die man sich angeeignet oder von einem Umfeld mitbekommen hat, zu identifizieren und zu reflektieren. Dieser Prozess kann schmerzhaft sein, doch am Ende stehen meistens innere Zufriedenheit und Ausgeglichenheit.

- Reiz- und Schmerzempfindlichkeit

Ein gewisser Unterschied in der Empfindlichkeit ist zwischen der rechten und linken Körperhälfte bei mir nach wie vor gegeben. Vor allem knapp über meiner rechten Schulterblattspitze, wo sich genauso wie am Bauch die Grenze des Wahrnehmungsunterschieds befindet, reagiere ich durchaus empfindlich. An diesem sensorischen Übergang spielt der Körper verrückt, weil zwei unterschiedlich schnelle Wahrnehmungskanäle parallel arbeiten. Die eine Info kommt schnell im Gehirn an, die andere verzögert. Das erzeugt Chaos. Auch ein Schmerzreiz, z. B. von der rechten kleinen Zehe, braucht eine Spur länger, bis er in mein Bewusstsein kommt, und zusätzlich fühlt er sich stumpfer an als links. Bei Empfindungen von Kälte, Wärme oder Nässe verhält es sich ähnlich.

Schmerz oder andere Reize sind Informationen und ich habe zwangsläufig gelernt, damit umzugehen und sie entsprechend einzuordnen. Manchmal ist mir gar nicht mehr bewusst, wie es passiert. Ich bin zufrieden, wie sich meine Wahrnehmung entwickelt hat, und merke die Unterschiede kaum noch.

- Sorgfalt und Verständnis

Als Kind wurde mir beigebracht, alle Sachen mit Sorgfalt zu behandeln. Genauso lehrte man mich, respekt- und verständnisvoll mit meinen Mitmenschen umzugehen oder Aufgaben zu erledigen, die mir aufgetragen wurden. Nach der Diagnose hat es geholfen, diese Sorgfalt auch mir selber zukommen zu lassen. Denn nach aussen hin eine Maske zu tragen und den Mitmenschen etwas »vorzuspielen« brachte mich nicht weiter. Wenn diese emotionale Unehrlichkeit einen aufzufressen beginnt, dann sollte man ein bisschen mehr zum Egoisten werden. Ehrlichkeit, Sorgfalt und Verständnis genauso mir selbst wie auch den Menschen um mich herum entgegenzubringen war ein langer Lernprozess, der jedoch mein Leben in Balance gebracht hat.

- Elektromagnetische Sensibilität

Dieses Thema ist in den letzten Jahren immer präsenter geworden. Schon 2015, nach einem heftigen gesundheitlichen Rückschlag, hätte ich bemerken müssen, dass elektromagnetische Strahlung meine Gesundheit beeinträchtigt. Auch schon davor war mir aufgefallen, dass ich vermutlich elektrosensibel bin. Doch damals konnte ich es noch nicht benennen und einordnen. Obwohl es Anzeichen im Flugzeug, bei Zugfahrten oder bei Ansammlungen von vielen Menschen mit Mobiltelefonen gab, nahm ich diese nicht zur Kenntnis. Auch hatte ich meine Tante nicht wirklich ernst genommen, als sie mir schon 2007 nahelegte, einen Rosenquarz auf meinem Arbeitsplatz zu positionieren, um die Strahlungsbelastung zu verringern. Heilsteine, die ich immer mal wieder eine Zeit lang um den Hals trug, konnten mich nicht vollständig überzeugen. Trotzdem gab und gibt es über die Jahre hinweg Erlebnisse, die elektromagnetische Strahlung als gesundheitliches Risiko vermuten lassen.

Mit Wi-Fi-Hotspots, bei Bluetooth-Übertragungen, GPS-Standortbestimmung, unter Starkstromleitungen sowie auf Magnetfeldtherapiematten oder in der Nähe von verschiedenen elektrischen Geräten oder Verstärkern habe ich teilweise schlechte Erfahrungen gemacht. Je nach Intensität wirken sich elektromagnetische Quellen in abgestuftem Ausmass auf meinen Körper aus. Es ist keine Einbildung, da bin ich mir heute sicher. Ich bin sehr vorsichtig geworden im Umgang mit solchen Geräten, da sie manchmal starke körperliche Symptome auslösen können. War ihr Einfluss nur kurz, dann verschwinden diese Symptome auch schnell. Doch je länger und intensiver die Strahlung, desto länger brauche ich auch, um mich davon zu erholen. Wenn ich einen ganzen Tag einer elektromagnetischen Quelle ausgesetzt war, dann kann es vier Tage dauern, um wieder auf den Status quo zu kommen.

Warum ich so sensibel vor allem auf die im Folgenden beschriebenen drei Quellen reagiere, erkläre ich mir relativ simpel: Mein Immunsystem ist geschädigt. Das bedeutet, es fehlen in den Bereichen des Gehirns und im Rückenmark bei manchen Nerven die Myelinscheiden, die die Nerven schützen. Stellen Sie sich vor, sie wollen Wasser mit einem Rohr von A nach B leiten. Ist das Rohr in Ordnung, wird alles Wasser ankommen. Ist das Rohr am Einlass defekt, fliesst das Wasser weiter, wird aber verschmutzt. Ist das Rohr an der Unterseite defekt, geht Wasser (= Information) verloren.

- Handy

Während eines Sommerjobs 2014 als Greenkeeper auf einem Golfplatz hatte ich mein Handy immer bei mir, um erreichbar zu sein. Ich trug mein Smartphone bis zu acht Stunden am Tag in der rechten Hosentasche. Das bedeutete, dass es direkt am Körper war – mit gravierenden Auswirkungen. Je länger der Sommer dauerte, desto schlechter fühlte ich mich. Das Kribbeln wurde immer intensiver, die Tagesmüdigkeit und Wetterfühligkeit beeinflussten meinen Alltag und ich fühlte mich generell unwohl. So entschied ich mich, zum Arzt zu gehen, um einen Check zu machen. Es fühlte sich an wie ein Schub, aber es war keiner. Sowohl die neurologischen Tests als auch das MRT waren unauffällig. Auf Zureden des Arztes begann ich nach Jahren ohne Medikation wieder Medikamente zu nehmen. Der medizinische Befund brachte mich dazu, intensiv über die letzten Wochen nachzudenken. Systematisch ging ich in Gedanken mögliche Veränderungen durch. Neuer Arbeitsplatz, Stress, zu wenig ausgleichende Aktivitäten oder ungesunde Ernährung – das waren die Ansatzpunkte. Und siehe da: das Handy! Der Moment der Erkenntnis war unbeschreiblich erleichternd: Dieses Problem konnte ich abstellen, indem ich das Handy weiter weg vom Körper trug. Allerdings war ich mir in den ersten Wochen unsicher, ob das Ausschalten der mobilen Daten im Handy einen Nutzen hatte. Denn einerseits waren zwar das übertriebene Wärmegefühl und das Kribbeln bald deutlich weniger, doch andererseits ging es mir nicht wirklich besser. Das Gegenteil war der Fall! Es zeigten sich Symptome, die ich in meiner bisherigen Krankheitsgeschichte noch nie erlebt hatte: Schwindelgefühle, die ihren Ursprung eindeutig im Ohr hatten, und eine fortwährende Beeinträchtigung der Sehfähigkeit. Die Aussicht, erblinden zu können, löste eine ungeheure Angst aus. Dagegen war mir die ständige innere Unruhe schon bekannt – und dennoch beunruhigend.

Der Haken an der Sache war, dass ich wieder regelmässig neue Medikamente einnahm. Für mich war klar, dass ich diese absetzen musste, um auf Nummer sicher zu gehen. Zwar war mein Arzt über meine Entscheidung nicht erfreut, doch er konnte mich nicht umstimmen. Und siehe da, nach rund drei Monaten war ich wieder auf meinem alten körperlichen Niveau angelangt. Wenigstens wusste ich nach diesem Geschehen, dass genügend Regeneration und Schlaf (weil mein Körper sich eher den Symptomen widmet als der Selbstregulation, wenn ich übermüdet bin) oder der richtige Umgang mit Stress (mir weniger Gedanken machen, denn wenn ich abgelenkt bin, ist die Aufmerksamkeit woanders) meinem Wohlbefinden zuträglich sind.

- Magnetfeldmatten

Eine Steigerung zur Strahlung der Mobiltelefone sind Magnetfeldmatten. Als ich eine schwerwiegende Rückenverletzung hatte, probierte ich alles aus, um schmerzfrei zu werden, darunter auch diese Behandlungsmöglichkeit. Sie hatte weitreichende Auswirkungen! Drei bis vier Mal über einen Zeitraum von ca. zwei Wochen angewendet, fühlte es sich an, als hätte ich wieder einen MS-Schub! Bei einer späteren Kontrolluntersuchung stellte sich heraus, dass der Gebrauch der Matte womöglich gewisse Symptome wieder stärker aktiviert hatte. Seitdem mache ich einen grossen Bogen um Magnetfeldmatten und bin generell sehr vorsichtig, wenn es um Strahlung, Frequenzen und künstliche Magnetfelder mit hohen Intensitäten geht.

- Hochspannungsleitungen

Während eines Radtrainings an einem wunderschönen Tag, gut gelaunt und voll motiviert, war ich durch irgendetwas total irritiert. Normalerweise empfinde ich sportliche Aktivität als angenehm, doch dieses Mal war es anders. Es fühlte sich an, als ob

Tausende Ameisen auf und im ganzen Körper herumlaufen würden – also ziemlich unangenehm. Erst an einem regnerischen Tag mit hoher Luftfeuchtigkeit konnte ich die Hochspannungsleitung als Übeltäter identifizieren. Sie war der Grund, dass mein Körper physiologisch betrachtet durchdrehte. Es verging nach einigen Minuten, wenn ich mich davon entfernte, aber mein Motto ist beim Anblick von Hochspannungsleitungen seitdem: »Nichts wie weg!«

8.3 Mangelerscheinungen sanieren

Wie bereits beschrieben bin ich über einen zu hohen Konsum von Ahornsirup über mehrere Wochen auf das Thema Zucker und MS leidvoll aufmerksam geworden. Das hat dann dazu geführt, ein Tagebuch über Essgewohnheiten, Freizeitaktivitäten und sportliche Trainings zu führen. Das wiederum hatte als Resultat, dass ich mich intensiver mit Ernährung im Allgemeinen beschäftigte. Niederschmetternd ist zu erkennen, in wie vielen Produkten versteckter Zucker enthalten ist. Noch nachdenklicher machten mich all die trendigen Ernährungsempfehlungen und Diäten – die während des Studiums präsenter wurden –, die nahelegen, auf zum Beispiel Kohlenhydrate, Fett oder Eiweiss zu verzichten. Auf eine beschränkte Zeitperiode kann es durchaus Sinn machen, doch langfristig sollte es eine ausgewogene Ernährung sein.

Wenn man sich bewusst macht, dass rund siebzig Prozent der Erkrankungen auf Fehlernährung zurückgeführt werden können (Aussage der WHO), dann sollte man beim Krankheitsbild MS beginnen, auch über sein Essverhalten nachdenken. Obwohl ich diese Statistik schon im Laufe des Studiums kennengelernt hatte, setzte ich mich erst danach intensiver mit dem Thema Ernährung und möglichen Zusammenhängen zu MS auseinander. Es gibt zu wenige Informationen, welchen Einfluss die Ernährung bei MS-Erkrankungen hat. Wenn man den Ursprung einer Erkrankung nicht kennt, ist es erst recht schwer, mit einer entsprechenden Ernährung darauf zu reagieren. Und so vergingen Jahre, in denen ich verschiedene Ernährungskonzepte ausprobierte. Es brauchte mindestens drei Monate Zeit, um zu erleben, ob eine Umstellung langfristig wirkte. In der Regel nahm ich mir diese Zeit auch, denn es liegt im Wesen der Menschen, dass jeder von uns anders funktioniert. Der eine braucht Essen nur anzusehen und nimmt zu, der andere kann essen wie ein Müllschlucker und bleibt ein Strich in der Landschaft.

Da die Umstellung der Ernährung eine grosse Herausforderung ist, musste eine Veränderung für mich einfach umzusetzen sein und in kleineren Schritten erfolgen können. Ein Nutzen sollte sich, wenn es funktionierte, nach drei bis vier Wochen zeigen. Ein anderer Ansatz war die Idee des »Body Reset«. Dafür begann ich mich mit der menschlichen Evolution im Hinblick auf das Essverhalten zu beschäftigen. Unsere Umwelt hat sich in den letzten 150 Jahren so schnell entwickelt, dass sich der menschliche Körper noch nicht komplett darauf einstellen konnte. Es braucht mehrere Generationen, um Neues zu adaptieren. Daraus ergeben sich spannende Erkenntnisse in Bezug auf die Ernährung.

- Je näher ein Lebensmittel der Natur ist, desto gesünder und verwertbarer für den Körper ist es. Pflücke ich in Omas Garten einen Apfel, hat dieser mehr Wertigkeit als ein behandelter Apfel aus einem fernen Land.
- Zu vermeiden sind jegliche industriell hergestellten Nahrungsmittel, die kein Leben mehr enthalten (sondern nur zu viel Energie liefern!).
- Je kürzer die Zeit zwischen der Erzeugung oder Ernte eines Lebensmittels und dem Verzehr, desto besser. Diese Aussage

trifft allerdings nur eingeschränkt zu, weil viele Nahrungsmittel auf natürliche Weise sehr lange haltbar gemacht werden können (und es ist hier nicht nur die Rede von Kühlschrank oder Tiefkühltruhe).
- Fleischkonsum war vermutlich entscheidend für die menschliche Gehirnentwicklung. Doch die Dosis macht's. Einmal im Monat ein Steak essen ist auf Dauer gesünder als jeden Tag etwas vom Schwein. Fleisch von wilden und frei laufenden Tieren ist wertvoller als von gezüchteten und künstlich genährten Tieren.
- Wasser trinken! Daran wird sich auch in Zukunft nichts ändern, da der menschliche Körper je nach Alter zwischen ca. 60 bis 80 Prozent aus Wasser besteht.

Dies ist eine Kurzfassung meiner Erkenntnisse aus den Recherchen in unzähligen Artikeln und Büchern. Weiteres Wissen steckt in den im Folgenden beschriebenen Ernährungskonzepten, die eine Orientierung mit Grundregeln bieten. Die Konzepte sind in der Reihenfolge aufgelistet, in der ich sie selbst eine Zeit lang ausprobiert habe. Dadurch konnte ich herausfinden, wie Ernährung meine MS-Symptomatik stabilisieren oder sogar verbessern kann. Es sei vorausgeschickt, dass der Ausdruck »Diät« konträr verwendet wird. Diät bedeutet normalerweise, auf etwas zu verzichten, wogegen es hier nur um bestimmte Ernährungsweisen geht.

- Farbendiät

Jeden Tag soll man ein Stück Obst oder Gemüse von jeder Farbe essen. Dabei gibt es sieben Kategorien an Farben, denen die Lebensmittel zugeordnet sind. Unterstützt wird das Ganze durch Kräuter, die den Verzehr vereinfachen. Diese Idee geht auf den amerikanischen Professor und Ernährungsexperten David Heber zurück. Er macht verständlich, dass einseitige Ernährung schädlich ist. Es braucht Vielfalt und Abwechslung – und das am besten jeden Tag. Nur so lassen sich die Zellen ideal versorgen und somit die Gene positiv und Krankheiten präventiv beeinflussen.

Es war für mich die erste intensive Auseinandersetzung mit dem Thema Ernährung. Dazu suchte ich sieben Stellen in der Küche, um die Farben zu trennen. So erleichterte ich mir den Zugang und die Übersicht, was ich täglich essen sollte. Natürlich kochte ich auch nach den vorgegebenen Rezepten und variierte sie je nach Lust und Laune. Schwierigkeiten gab es vor allem im Winter, wenn nicht alles vorrätig war. Die sieben Kategorien – so vielfältig auch jede einzelne war – waren nicht auf saisonales Obst und Gemüse ausgerichtet. Das erschwerte das Ganze ein wenig, sodass ich nach rund eineinhalb Jahren nicht mehr bewusst auf das System achtete. Doch ich war um eine grosse Erfahrung reicher. Für Interessierte sind die Kategorien im Internet zu finden.

- Juice Plus®

Hierbei handelt es sich nur indirekt um ein Ernährungskonzept. Es sind Nahrungsergänzungsmittel, die helfen, die Idee der Farbendiät praktischer und einfacher umzusetzen. Wer sich mit Ernährung beschäftigt, erkennt, dass sich ihre Qualität dadurch unterscheidet, aus welchen Inhaltsstoffen die Nahrungsmittel zusammengesetzt sind. Und da hilft Juice Plus. Die Basis sind qualitativ hochwertige Obst-, Gemüse- und Beerenprodukte. Ich nahm sie von 2009 bis 2017 zu mir. Es dauerte nicht lange, bis sich ein positiver Gesundheitseffekt einstellte. Meine Gesundheit hat über die Jahre ein stabiles Niveau erreicht. Da man die Ursachen von MS nicht genau kennt, sind Wissenschaft und Medizin weitgehend ahnungslos, was einem MS-befallenen Körper fehlt. Deshalb ist es mein ernährungstechnischer Ansatz, dem Körper vielfältige, hochwertige und natürliche Stoffe zu geben, damit er alles bekommt, was er braucht! Ich bin überzeugt, dass ich ohne Juice Plus nicht da wäre, wo ich heute bin.

- Rohkost

Wie der Name schon sagt, braucht es grundsätzlich keine spezielle Zubereitung des Essens. So wie uns die Natur die Lebensmittel wie Obst, Gemüse und Nüsse liefert, so sind sie für den Menschen zum Verzehr geeignet. Die Besonderheit ist daher, dass bei einer möglichen Zubereitung die Lebensmittel maximal auf 40 bis 45 Grad Celsius erwärmt werden sollen, um die Nährstoffe zu erhalten. Auf diese Weise können auch köstliche Suppen, Salate, Gemüsespaghetti, Nachspeisen u. v. m. gekocht werden. Wer sich zusätzlich zum Verzicht auf tägliche Gewohnheiten (wie Kaffee, Zigaretten, Milch- oder Getreideprodukte) überwinden kann, schenkt seinen Zellen und vor allem den Verdauungsorganen quasi eine Pause. Der Körper kennt die natürlichen Stoffe und weiss damit umzugehen. Innerhalb von Tagen können sich die Verdauungsorgane neu regulieren und wieder effizient arbeiten. Doch gilt es Obacht zu geben, denn Rohkost ist nicht für jeden verträglich.

Gefallen an der Rohkost habe ich auch deshalb gefunden, weil man so viel essen kann, wie man möchte. Der Körper sagt einem, wann es genug ist. Bei mir selbst als notorischem Schnellesser kann ich beobachten, dass ich nach meinen jährlichen Rohkostwochen sehr bewusst esse. Das hält ca. einen Monat lang an, dann falle ich wieder in meine alte Essgewohnheit zurück. Man bekommt bei der Rohkosternährung sein natürliches Sättigungsgefühl zurück, da man langsamer isst. Man muss so viel kauen, dass die Kiefermuskulatur manchmal müde wird! Bei raffinierter Nahrung geht dieses Gefühl verloren. So wird einem wieder bewusst, dass der erste Schritt der Verdauung schon beim Kauen im Mund stattfindet. Für die Rohkost spricht ausserdem, dass die Zubereitung mit den richtigen Küchengeräten sehr einfach sein kann.

- Paleo-Diät

Ich habe den Hype der Steinzeitdiät zunächst mitgemacht, weil mich deren Ansatz interessiert hat. Doch als sie von den Medien zum Trend gemacht wurde, verlor ich das Interesse schnell wieder. Ich bin überzeugt von der Grundidee, die hinter Paleo steckt, doch es ist meiner Meinung nach ein Lebensstil und keine Diät. Man muss sich dafür sehr intensiv mit seinen Ernährungsgewohnheiten auseinandersetzen. Brot, Nudeln, Getreideprodukte, raffinierter Zucker, Öle und andere verarbeitete Produkte werden vom Speiseplan verbannt. Es bleibt nur drauf, was auch unsere Vorfahren als Jäger und Sammler in der Natur gefunden haben, u. a. Gemüse, Hülsenfrüchte, Fisch, Fleisch und Obst. Der Vorteil dieses Konzepts ist eine gewisse Ausgewogenheit. Allerdings sollte man dabei auch die Dosierung der Lebensmittel beachten. Das bedeutet, Fleisch war in der Zeit unserer Vorfahren nur nach einer erfolgreichen Jagd vorrätig – vermutlich einmal in der Woche oder sogar seltener. Der Hauptanteil der Nahrung bestand aus gesammelten Pflanzen, die die Natur zum Verzehr zur Verfügung stellte. Zudem sollte man sich klarmachen, dass der Mensch mit Sesshaftigkeit und Landwirtschaft einen grossen evolutionären Schritt gemacht hat, der seine Entwicklung zum heutigen modernen Homo sapiens erst ermöglichte.

- Traditionelle chinesische Ernährungslehre[3]

Die Begeisterung für diesen Ansatz entstand im Laufe meiner Kinesiologie-Ausbildung. In Europa soll Nahrung schmecken. Aus Asien stammt die Idee, Nahrung primär unter Berücksichtigung der Aufnahme und Verdauung für den Organismus zu betrachten. Nahrung hat eine energetische Wirkung auf die Gesundheit. Auf

---

[3] Tabula Nr. 2/2010, Zeitschrift für Ernährung; Schweizerische Gesellschaft für Ernährung.

Basis der fünf Elemente – Holz, Feuer, Erde, Metall und Wasser – wird dabei der Zusammenhang zwischen Ursache und Wirkung erklärt. Die Fünf-Elemente-Lehre ist ein dynamisches System und jeder Mensch durchläuft automatisch immer wieder diesen Zyklus. Je nach Gesundheitszustand, Geschlecht, Energietyp und Lebensphase ergeben sich diverse Kombinationen aus dieser Klassifizierung. Letztlich ist das Ziel eine ausgewogene und abwechslungsreiche Ernährung.

- Holz steht u. a. für Aufbruch, Frühling, Wind
  Geschmack: sauer
  Lebensmittel (z. B.): Tomate, Orange, Sauerteig, Petersilie
- Feuer steht u.a. für Sommer und Hitze
  Geschmack: bitter
  Lebensmittel (z. B.): Eisbergsalat, Grapefruit, Roggen, Kaffee, gegrilltes Fleisch
- Erde steht u.a. für Spätsommer und Lebensmitte
  Geschmack: süss
  Lebensmittel (z. B.): Gurke, Birne, Käse, Kirsche, Zimt
- Metall steht u.a. für Herbst, Trockenheit und Rückzug nach innen
  Geschmack: scharf
  Lebensmittel (z. B.): Rettich, Gans, Zwiebel, Ingwer
- Wasser steht u.a. für Winter, Kälte, Alter
  Geschmack: salzig
  Lebensmittel (z. B.): Algen, Leitungswasser, Lachs, Thunfisch.

Anmerkung: Eine detaillierte Beschreibung würde an dieser Stelle den Rahmen sprengen. Bei konkretem Interesse ist ein umfangreiches Einarbeiten in die TCM-Ernährungslehre mithilfe von Literatur notwendig oder die Beratung eines erfahrenen TCM-Praktikers.

- Spirulina

Spirulina ist kein Ernährungskonzept, sondern eine Algenart. In Asien ist man sich über den gesundheitlichen Wert von Algen seit Jahrhunderten bewusst, doch die Europäer und Amerikaner brauchten zuerst wissenschaftliche Grundlagen, um die Wirkungen und die mögliche Verwendung zu bestätigen. Meine Erfahrungen mit Spirulina sind nicht so einfach auf den Punkt zu bringen. Ich entdeckte sie 2009 bei meiner Suche nach Nahrungsergänzungen, die meine Idee des »Body Reset« unterstützten. Und was lag näher, als dies mit Algen zu probieren, die zu den ältesten bekannten Mikroalgen der Erde gehören? Also musste Spirulina meiner Meinung nach etwas haben, was den Lebewesen auf dieser Erde nützt und daher auch dem Menschen hilft. Naive Gedanken, die sich aber wieder einmal bestätigten. In rund zwei Jahren intensiver Anwendung durfte ich mich über eine weitere Stabilisierung und Verbesserung freuen. Das äusserte sich, indem eine Sensibilitätsempfindung spürbar auf der rechten Körperhälfte hinauf wanderte. Es ist ein Gefühl, das jeder schon mal erlebt hat, wenn der Fuss, das Bein oder der Arm eingeschlafen sind. Wenn das Blut wieder fliesst, entsteht ein Kribbeln und die Wahrnehmung kommt zurück. Dieses Gefühl war für mich immer erfreulich zu erleben, auch wenn es Wochen dauerte. Denn es signalisierte einen spürbaren positiven Fortschritt. Und das Experiment mit Spirulina und anderen Algen hat mir vor Augen geführt, dass es sich lohnt, über die Grenzen von Europa hinauszublicken und sich in anderen Kulturen umzusehen, wie man gesund wird. Nicht umsonst überleben Urvölker und haben Bevölkerungsgruppen aus Japan, Indien oder Italien eine hohe durchschnittliche Lebenserwartung – siehe bei näherem Interesse das Projekt »Blue Zones[4]«.

---

[4] https://www.bluezones.com/

All diese Ernährungskonzepte haben gemeinsam, dass sie frische, natürliche und abwechslungsreiche – möglichst unbehandelte – Lebensmittel und Zutaten bevorzugen. Ausserdem ist ein ausgeglichener Säure-Basen-Haushalt des Körpers das Resultat dieser Konzepte. Zumindest unterstützen sie diesen, auch wenn das mehrheitlich nicht direkt angesprochen wird. Was dabei genau passiert, lässt sich in einem Satz zusammenfassen: Krankheiten können sich in basischen Milieus kaum herausbilden und schon gar nicht überdauern. Im Umkehrschluss ist davon auszugehen, dass Krankheiten, Störungen und Einschränkungen – sowohl körperlich als auch mental – umso wahrscheinlicher auftreten, je übersäuerter der Körper ist. Die entscheidende Frage ist dabei: Was macht den Körper »sauer« und was »basisch«?

Ein anderes bedeutsames »Ernährungsthema« sind Alkohol und Softdrinks. Softdrinks, die im Endeffekt fast nur aus Zucker und Wasser bestehen, liefern Energie. Nur, welche Art von Energie und wie lange hält sie an? Ich war nie der Typ, der mehrmals pro Woche auf Partys gesoffen hat. Dennoch hatte ich meine Ausrutscher, bei denen ich schnell merkte, wie schlecht es mir danach ging. Und ich rede nicht vom Rausch selbst oder dem Kater am nächsten Tag. Es brauchte mehrere Tage, um mich von ein paar Stunden Party zu erholen. Deshalb gehe ich diesen normalerweise aus dem Weg. Ähnlich verhält es sich mit dem Kaffeekonsum. Von der Wissenschaft gibt es durchaus widersprüchliche Aussagen, was eine unbedenkliche tägliche Menge betrifft. Denn ein Zuviel übersäuert den Körper und ist langfristig leistungsmindernd. (Auch wenn es Möglichkeiten gibt, den Kaffee bekömmlicher zu machen!) Das Vertreiben von Müdigkeit oder eine Abhängigkeit aus Gewohnheit sind die beiden gängigsten Gründe für überhöhten Konsum. Einigkeit herrscht hingegen auch darüber, dass Kaffee gesundheitsfördernde Stoffe enthält. Wie so oft macht auch hier die Dosis das Gift! Auch ich trinke Kaffee, um mich zu pushen und den Tag leichter zu überstehen – aber nicht jeden Tag! Es sind ausgewählte Tage, an denen ich morgens einen(!) leichten Kaffee trinke. Das reicht aus, weil es lange Phasen gibt, in denen ich darauf verzichte. Durch diese Absenz entwöhnt sich mein Körper von den vermeintlich unterstützenden Effekten und es braucht nur eine geringe Dosis.

Neuere Untersuchungen zeigen, dass es auch sinnvoll sein kann, lange Phasen ohne Nahrungsaufnahme in den Alltag zu integrieren. Egal ob es kein Frühstück, Mittagessen oder Abendessen gibt – es geht um die tatsächliche Zeit zwischen den Mahlzeiten und Snacks! Wer es schafft, so zu essen, dass ein tägliches Intervall mit Fastenzeiten von 14 bis 19 Stunden entsteht, hilft dem Körper bei seinen Aufgaben, was wiederum zu Gesundheit und Ausgeglichenheit führt – Fachausdruck: intermittierendes Fasten.

Tägliches ausreichend Wasser zu trinken ist eine lebensnotwendige Routine für mich. Der Mensch benötigt Wasser, Sonne, Luft und die Natur zum Leben. Darüber können die Grundbedürfnisse grundsätzlich gedeckt werden. Der Wassergehalt im Körper nimmt mit dem Alter ab, aber die ausreichende Versorgung mit Wasser bleibt in allen Lebensjahren existenziell. Unter diesen Umständen ist es eigentlich schwer nachvollziehbar, warum es vielen Menschen so schwerfällt, täglich mehrere Gläser Wasser zu trinken – ungezuckerter Tee wäre eine grossartige Alternative. Natürlich vorausgesetzt, es gibt Zugang zu trinkbarem Wasser!

Wenn Sie Durst haben, trinken Sie hoffentlich am besten ein Glas Wasser. Wenn Sie auf die Toilette müssen, gehen Sie hoffentlich ohne Verzögerung. Und wenn Sie Hunger haben, essen Sie. Aber bestimmt essen Sie hin und wieder auch dann, wenn Sie nicht hungrig sind? Und da versteckt sich die Problematik von

Hunger und Essgewohnheiten. Nachdem unsere Tagesabläufe fest rhythmisiert sind, wird aus Gewohnheit gefrühstückt, in der Mittagspause gegessen und am Abend nochmals gespeist. Doch hatten wir tatsächlich Hunger? Die Diskrepanz zwischen »hungrig sein« (= Bedürfnis) und »einfach essen« (= Gewohnheit oder Langeweile) ist enorm. Meist beginnt es schon mit dem Besuch im Supermarkt, wo in Übermengen für mehrere Tage eingekauft wird, anstatt alle ein bis zwei Tage den tatsächlichen Bedarf zu decken. Na ja, dieser theoretische Ansatz mag vielleicht unrealistisch sein, doch es geht hier vor allem um den Anstoss, über die Essgewohnheiten selbstkritisch nachzudenken.

Die Ernährung ist und bleibt ein Thema, das einen das Leben lang beschäftigt. Zum einen, weil die Wissenschaft immer wieder neue Erkenntnisse rund um unsere Nahrung und ihre Auswirkungen auf den menschlichen Körper herausfindet. Zum anderen gibt es laufend Trends, die besondere oder ganz neue Erfolge versprechen. Es liegt an jedem selbst, sich die für ihn passenden Ernährungskonzepte herauszusuchen und im alltäglichen Leben umzusetzen. Die Ernährung sollte einen fühlbaren Effekt auf das Wohlbefinden und die Gesundheit haben. Aber da auch als ungesund abgestempelte Nahrungsmittel eine positive Wirkung haben können, nämlich auf das seelische Wohlbefinden, sollte man sich nicht alles verbieten. Ich habe mir mit meiner Basisernährung eine gute Grundlage geschaffen und esse grösstenteils bewusst und ausgewogen. Deshalb dürfen ohne schlechtes Gewissen auch mal »ungesunde« Gerichte dabei sein. Denn der Genuss darf nicht zu kurz kommen.

Und in den letzten Jahren sind weitere Einsichten zum Thema Ernährung hinzugekommen, die ich Schritt für Schritt ausprobiert habe. Dabei wurde mir klar, wie veränderbar Gewohnheiten und Glaubenssätze sind.

- Wir brauchen weniger Lebensmittel, als wir glauben, wenn wir wirklich nur essen, wenn wir hungrig sind. Hunger ist nicht zu verwechseln mit Lust oder Appetit. Das Credo heisst: Alles mit Mass und Ziel!
- Bei einer ausgewogenen Ernährung geht es weniger um Verzicht als um sinnvolle Dosierung. Der Körper braucht ein vielseitiges Angebot an Lebensmitteln. Ernährung ist etwas sehr Individuelles und gleichzeitig geprägt von Traditionen, Religion und Regionen. Sie unterscheidet sich von Land zu Land und je nach Kultur. Die eine »richtige« Ernährung gibt es nicht. Deshalb liegt es an jedem Einzelnen, für sich herauszufinden, was einem selbst – je nach persönlichem Ziel – guttut. Lernen Sie, Verantwortung für Ihre Ernährung zu übernehmen. Glauben Sie nicht alles, was in den Medien erzählt wird. Das ändert sich alle paar Jahre! Fragen Sie um Rat, aber bleiben Sie kritisch. Es ist Ihr Körper, Ihr Wohlbefinden, Ihre Ernährung. Und selbst man für sich herausgefunden hat, was bekömmlich ist, wird sich das mit fortlaufendem Alter und je nach körperlicher Aktivität immer wieder ändern.
- Nahrungsergänzungsmittel können eine hilfreiche Unterstützung sein. Doch der tägliche Bedarf des Körpers sollte über vollwertige Lebensmittel gedeckt werden. Ich bin fest davon überzeugt, dass das möglich ist und wir auf industriellen Schnickschnack (der manchmal verdammt gut schmeckt) verzichten können. Keinesfalls sollte der Tagesbedarf via Nahrungsergänzungsmittel gedeckt und dann weniger auf die tatsächlichen Lebensmittel geachtet werden. Mangelerscheinungen eine Zeit lang mit zusätzlicher Supplementierung auszugleichen, kann sinnvoll sein. Die Betonung liegt auf »Zeit lang«, anstatt eine andauernde Gewohnheit daraus zu machen.
- Je aufwendiger die Herstellungsprozesse von Nahrungs- bzw.

Lebensmitteln, desto nachteiliger können sie sein. Dies gilt insbesondere für industriell hergestellte Fertigprodukte.
- Ein weiterer Faktor für eine gute Ernährung ist die Berücksichtigung von Umweltbelastungen, die z. B. durch hohen Fleischkonsum entstehen oder beim Import von Produkten aus weit entfernten Ländern oder wenn deren Erzeugung mit grossen Schäden für Mensch und Umwelt einhergeht.

Ich für mich habe eine ausgezeichnete Basis an gesunder Ernährungsgewohnheiten etabliert und gehe mit meinen Essgewohnheiten sehr bedacht um. Zukünftig möchte ich mich weiter intensiv mit uralten und traditionellen Ernährungsideen beschäftigen, weil ich überzeugt bin, darin weitere Antworten auf eine gesunde und ausgeglichene Lebensweise zu finden. Und um eines klar zu machen: Ich bin weit entfernt davon, ein Prediger für Ernährung zu sein. Denn Schweinsbraten, Kaiserschmarren, Eiscreme, ab und zu Fast Food oder Schokolade können ein Segen für das seelische Wohlbefinden sein. Wenn ich sechs Tage sehr diszipliniert mit der Ernährung bin, was macht dann ein »ungesunder« Tag aus? Essen soll weiterhin Freude und Genuss enthalten.

8.4 Mentor suchen

Ich bin der festen Überzeugung, dass Mentoren eine prägende Rolle im Leben einnehmen können. Unsere ersten Wegbegleiter sind meist unsere Eltern. Sie leben uns Gewohnheiten, Werte und Prinzipien vor. Wir kopieren diese, ob wir wollen oder nicht. Sie sind unsere ersten Mentoren und bereiten uns auf das Leben vor.

Doch es gibt Zeiten, da werden andere Personen (z. B. Sportler) oder Gruppen wichtiger, weil sie etwas erreicht haben oder etwas vorleben, was man selber erreichen will. So ging es mir seit der Diagnose mit mehreren Wegbegleitern. Aus anfänglich beruflichen Partnern wurden einige – auch wenn sie es nicht wussten – zu einem Mentor für mich. Über die Jahre hinweg sind manche von ihnen sehr gute und vertrauenswürdige Freunde geworden, die mir sowohl in beruflichen als auch in privaten Anliegen mit ihrem Rat zur Seite stehen können.

Zu Beginn meiner MS-Erkrankung war Lance Armstrong ein grosses Vorbild für mich. (Damals war noch nichts von seinen Dopingpraktiken bekannt.) Er hatte den Mythos kreiert, dass ein Erkrankter, sogar fast Todgeweihter, sportliche Höchstleistungen erbringen kann. Das wollte ich auch schaffen. Den Glauben daran, dass eine Erkrankung kein Hindernis, sondern eine Chance darstellt, lebte er vor. Verstärkt wurde seine Vorbildfunktion für mich durch meine Abschlussarbeit in der Schule, in der ich ihn zum Thema machte. Kein Interesse hatte ich jedoch daran, mich an Menschen zu orientieren, die ebenfalls an MS erkrankt sind. Auch wenn ich über die Jahre immer wieder Schicksalsgenossen kennenlernte, wurde keiner zu einem Vorbild.

Mentoren fand ich in meinen ersten Jobs und Ausbildungen, wo ich an Menschen geriet, die mich förderten. Unabhängig von meiner MS-Erkrankung – oder vielleicht gerade deswegen! – gaben sie mir Möglichkeiten und Aufgaben, die ich zu erledigen hatte.

Jedes Mal war es eine Herausforderung, über die ich damals nicht immer dankbar war, doch die mich auf das Leben vorbereitet und bereichert hat. Und auch wenn ihnen nicht klar war, dass sie für mich Mentoren waren: Sie haben mir Wissen vermittelt, von dem ich bis heute profitiere. Ich schaute zu ihnen auf, denn sie liebten das, was sie taten, und sie hörten nicht auf, an sich zu arbeiten und an ihre Träume und Vorstellungen zu glauben. Sie vertraten bestimmte Werte und Charakterzüge, die mir imponierten. Ich habe viel von ihnen gelernt:

- Niemals aufgeben, auch wenn es aussichtslos erscheint
- Sobald du mit anderen Menschen arbeitest, spielt es keine Rolle, wie es dir geht
- Eine klare und verständliche Ausdrucksweise
- Etwas so lange erklären (Theorie) oder neu gestalten (Praxis), bis es das Gegenüber tatsächlich verstanden hat und umsetzen kann
- Finde heraus, in welchem Bereich du gut bist und was dir Spass macht, dann wirst du auch Erfolg haben
- Höre nie auf zu träumen

8.5 Mitdenkende Stunden

Bücher oder Zeitschriften zu lesen, Filme zu schauen und das Gespräch mit Mitmenschen helfen am meisten dabei, sich persönlich weiterzuentwickeln. Bei mir waren es vor allem Sachbücher und Dokumentationen, in die ich mich vertiefte. Mit der Unterstützung des Internets verfolgte ich viele Themen, wie Körpersprache, Psychologie, Philosophie, Evolution, Kommunikation, Comedy/Kabarett. Die Liste der gelesenen und durchgearbeiteten Bücher ist lang. Ich bin bemüht, mindestens drei Bücher pro

Monat zu lesen. Das gibt mir eine gewisse Weltoffenheit und es ist ein produktiver Weg, sich selbst immer wieder zu fordern. Zu den wichtigsten Autoren, von denen ich teils mehrere Bücher (und diese mehrmals) gelesen habe, gehören Vera Birkenbihl, der Dalai Lama, Marshall Rosenberg, Paul Ekman, Daniel Goleman, Paulo Coelho, Roman Braun, Sir Peter Ustinov, Joseph Murphy ... und zahlreiche Sportler, Politiker oder auch Menschen mit Schicksalsschlägen, die ihre Geschichte veröffentlicht haben. Zu den besonders beeindruckenden Biografien zählen u. a. die von Lang Lang, Bjarne Riis, Lance Armstrong, Arnold Schwarzenegger, Christina von Dreien, Steve Jobs, Bruce Springsteen, Andre Agassi, Jens Vogt, Nelson Mandela und Albert Einstein.

Es würde hier natürlich den Rahmen sprengen, über jedes der Bücher im Detail zu berichten. Das behalte ich mir für persönliche Gespräche vor. Nur ein prägender Artikel[5] sei hier erwähnt, den ich 2010 gefunden habe. Es war für mich die endgültige Bestätigung, dass es möglich ist, gesund zu werden. Der Artikel handelte von einem zehnjährigen amerikanischen Mädchen, das eine unauffällige und normale Kindheit lebte, obwohl sich seit der siebten Schwangerschaftswoche ihre linke Hirnhälfte nicht mehr weiterentwickelt hatte. Die Auswertung einer Kernspintomografie zeigte das erstaunliche Bild. Es stellte sich heraus, dass die rechte Hirnhälfte die Funktionen der linken übernommen hat. Es war sehr beeindruckend und führte mir vor Augen, was für eine bewundernswerte Kapazität das menschliche Gehirn hat! Es reicht eine Hirnhälfte aus, um zu leben! Wenn so etwas möglich war, hiess das für mich, dass mein Körper in der Lage war, die Funktionen von defekten Nervenzellen an anderer Stelle zu übernehmen. Das war eine bezaubernd gute Nachricht! Mich stimmt dieser Gedanke

[5] Stephan Schleim: *Das Mädchen mit dem halben Gehirn*; Gehirn & Geist 10/2009.

heute noch sehr positiv und das ist etwas, was ich sehr gerne an andere Leute weitergebe. Mir wurde bei zahlreichen MRT-Kontrolluntersuchungen gesagt, dass gewisse Bereiche in meinem Gehirn vernarbt sind. Das kann zwar auch bei gesunden Menschen vorkommen, aber in meinem Fall sind es die Spuren ehemals aktiver Entzündungsherde, die abgeheilt sind. Irgendwo im Hirn gibt es aber andere Bereiche, die diese vernarbten Funktionen übernehmen, sonst würde ich das vermutlich bemerken. Der limitierende Faktor ist nicht unbedingt die Natur, sondern allem Anschein nach unser Bewusstsein.

8.6 Motivierende Sprüche

Ich liebe Zitate, Weisheiten oder Sprüche. Sie können das Leben bereichern und helfen mir in glücklichen, nachdenklichen, aber auch in traurigen Momenten. Sie sind ein gedanklicher Anstoss, um Mut oder Weisheit zu sammeln. Zu vielen gibt es eine Geschichte, manche wirken so, wie sie sind. Meistens stolpere ich in den unterschiedlichsten Momenten darüber. Die Folgenden sind eine Auswahl meiner Favoriten. Sie stammen aus dem Internet, aus Büchern, von Toiletten(!), aus Seminaren, Zeitschriften … Begonnen hat meine Begeisterung dafür schon weit vor der MS-Diagnose.

Mach etwas selbst.
Und vor allem, mach etwas aus dir, aus deinem Leben,
aus deinen Möglichkeiten, aus deinem Sosein.
Es gibt dich nur einmal.
Und lass nichts aus dir machen, lass nichts mit dir,
nichts für dich, nichts gegen dich, nichts von dir machen.
Und lass dich nicht zu etwas machen, was du nicht bist,
was dir dich stiehlt.

WERNER SPRENGER

Dieser erste Spruch, der zu einem »Life-Changer« geworden ist, hängt seit 1998 in meinem Zimmer. Nach einer Auseinandersetzung und diversen Meinungsverschiedenheiten unter Mitschülern gab mir meine Lehrerin diesen Spruch. Er beruhigte mich und löste etwas in mir aus. Ich empfand den Inhalt als tiefgründig und sehr aussagekräftig – unabhängig, ob ich mich selbst, meine Mitmenschen oder die Gesellschaft dahingehend reflektiere. Ich bin fest überzeugt, dass dieser Spruch der Auslöser für mein Interesse an »gescheiten« Zitaten und Lebensweisheiten war. Weltoffenheit, Neugier und »über den Tellerrand hinausblicken« ist seitdem in mir verankert.

Doch wirklich an Bedeutung bekam er erst nach der MS-Diagnose. Unzählige Male habe ich ihn mir durchgelesen und als Anregung genutzt, mein Leben aus abstrakten Blickwinkeln zu betrachten. Immer wieder aufs Neue entdeckte ich Einsichten, die ich anschliessend in die Tat umsetzte.

Achte auf deine Gedanken, denn sie werden deine Worte.
Achte auf deine Worte, denn sie werden deine Handlungen.
Achte auf deine Handlungen, denn sie werden deine Gewohnheiten.
Achte auf deine Gewohnheiten, denn sie werden dein Charakter.
Achte auf deinen Charakter, denn er wird dein Schicksal
– dein Leben.

Dazu gibt es nicht viel zu erläutern. Diese Worte, die dem britischen Schriftsteller Charles Reade zugeschrieben werden, halfen mir zu realisieren, dass ich für meine Situation verantwortlich bin und mich auch wieder daraus befreien kann. Alles hängt zusammen – meine Gedanken bestimmen mein Leben. Aber wenn meine Gedanken MS ausgelöst haben, welche Gedanken sind notwendig, um wieder gesund zu werden? Diese Frage hat einen bis heute andauernden Prozess in mir in Gang gesetzt. Es war nicht einfach zu akzeptieren, dass ich mich vielleicht selber in diese Lage gebracht hatte. Doch der Mensch wächst mit seinen Aufgaben.

Den Spruch habe ich im Alter von etwa 21 Jahren aufgeschnappt und dadurch begonnen, sehr darauf zu achten, wie ich mich gegenüber anderen verhalte. Doch das war nur der erste Schritt. Ich fand heraus, dass es nicht immer Worte braucht, um Handlungen zu untermalen. Je vielfältiger meine Handlungen sind, desto weniger eigne ich mir Gewohnheiten an – wobei das »Gegen-den-Strom-Schwimmen« dann selbst wieder zu einer Gewohnheit wurde. Diese Weisheit hat mir zu sehr wertvollen Einsichten verholfen.

> *Wenn du denkst, Abenteuer sind gefährlich,*
> *dann probiere es mit Routine –*
> *die ist tödlich.*
> PAULO COELHO

Dieses Zitat ist über die Jahre zu einem Leitsatz geworden, sowohl für alltägliche als auch für sportliche Routinen. Im Sport können Trainingsroutinen ab einem gewissen Zeitpunkt mit Stagnation einhergehen. Das bedeutet, Trainingsreize und -intensität gehören immer wieder angepasst. Trainiert man immer mit der gleichen Geschwindigkeit und die gleiche Strecke, mag das für das gesundheitliche

Niveau ausreichend sein. Will man sich aber verbessern, braucht es Herausforderungen. Im Alltag verhält es sich ähnlich. Ich persönlich habe zwei Morgenroutinen, die automatisiert sind: nach dem Aufstehen das Gesicht kalt waschen und ein grosses Glas Wasser trinken. Diese beinhalten nichts Nachteiliges. Manche Gewohnheiten sollte man jedoch hinterfragen, z. B. die Zigarette gleich nach dem Aufwachen. Was steckt hinter solchen und anderen Angewohnheiten?

Der Vorteil von Routinen ist, dass vieles funktioniert, ohne gross nachdenken zu müssen – quasi automatisch. Und das ist manchmal gleichzeitig auch der Nachteil. Denn wenn man sich seiner Gewohnheiten gar nicht mehr bewusst ist, wird es kritisch. Es läuft darauf hinaus, eine Balance zwischen Bewährtem und Neuem zu finden. Es geht darum, sein Leben lang aktiv und neugierig zu sein – lebenslang lernen, ohne ein Gefangener seiner Routinen zu werden.

If you meet people show real appreciation, then genuine curiosity.
MARTHA BECK

Am glücklichsten sind jene Menschen, die ständig bestrebt sind,
das Beste in sich und anderen zum Vorschein zu bringen.
JOSEPH MURPHY

»Wenn du Menschen triffst, zeige zuerst ernsthafte Wertschätzung und dann echte Neugier.« Und wir treffen permanent Menschen: beim Einkaufen, an der Tankstelle, am Arbeitsplatz, im Restaurant ... Wann waren wir das letzte Mal gut gelaunt unterwegs und haben unbekannte Menschen angelächelt? Wie war die Reaktion? Immer häufiger versuchen Menschen sich zu anonymisieren und zu isolieren. Doch das ist der falsche Weg. Denn wir kommunizieren immer – auch wenn wir es nicht bewusst tun!

In meinem Beruf ist es für mich unabdingbar, offen auf Menschen zuzugehen, ihnen zuzuhören und sie zu unterstützen. Von jeder Person, die wir treffen, können wir lernen. Diese Vielfalt macht meinen Beruf so interessant. Es gibt kaum einen Tag, an dem ich nicht neue Menschen kennenlernen darf. Das macht mich zu einem reichen Menschen – reich an Erfahrung und an Einsichten aus aller Welt.

> *(Nach-)Denken ist schwierig. Das ist der Grund,*
> *warum die meisten Leute (ver-)urteilen.*
> C. G. JUNG

Die folgende Beschreibung basiert auf einem Comic[6] und verdeutlicht eindrücklich, was gemeint ist.

- Erste Szene: Ein Mensch wird von einer Gruppe Mitmenschen gefragt: »Hey! Was schenkst du denn deinem Papa zum Geburtstag?«
- Zweite Szene: Der Mensch sagt stolz und mit einem demütigen Lächeln: »Eine Blume.«
- Dritte Szene: Die Mitmenschen beginnen zu lachen und machen Kommentare wie: »Haha, was bist du denn für ein Weichei!« und »Voll der Lappen, der Typ.«
- Vierte Szene: Der Mensch kniet weinend vor dem Grab seines Papas nieder und legt die Blume ab.
- Schlussfolgerung: Bevor du über jemanden urteilst, solltest du seine Geschichte kennen.

Wie oft passiert es, dass wir Menschen begegnen und sie im gleichen Moment beurteilen? Laut Psychologie geschieht das automatisch im Unterbewusstsein. Doch sollten wir uns bewusst machen, welcher Umgang mit anderen Menschen uns in der Kind-

---

[6] https://funzentrale.com/75339 (4.2.2021).

heit gelehrt wurde. Sind wir mit Hass gegenüber anderen Ethnien, Geschlechtern oder Religionen usw. aufgewachsen oder haben wir neutralere Menschenbilder erfahren? Wenn mir etwas sauer aufstösst, dann sind das Erzählungen über Dritte. Ich will ihre Geschichten lieber von den Betroffenen selbst erzählt bekommen. Denn nur dann sind aktives Zuhören und Empathie möglich. Leider macht es immer mehr den Anschein, dass viele Menschen nicht mehr die Fähigkeit haben, über sich selber ehrlich zu sprechen, sich kritisch zu hinterfragen oder sich tiefgründig zu reflektieren. Ich habe mehrmals erlebt, was passierte und wie es sich anfühlte, wenn andere sich schon eine Meinung über mich gebildet hatten, obwohl sie mich noch gar nicht persönlich kannten. Ich werde wütend, wenn ich nur an die unzähligen Situationen denke, in denen Menschen sich gegenseitig abstempeln und verurteilen. Es ist traurig und passiert leider viel zu oft. (Vor-)Urteile versuche ich stets zu vermeiden, auch wenn ich mich manchmal trotzdem dabei erwische und mich dann korrigieren muss. Wieso fällt es uns so schwer, offen und unvoreingenommen auf Menschen zuzugehen und sie wirklich kennenzulernen? Und das ist die direkte Überleitung zum nächsten Spruch.

Jeder Mensch, dem du begegnest, ist mehr als er scheint –
mit dem Herzen siehst du es.
TRINERGY INTERNATIONAL

Die Fähigkeiten, in unterschiedlichen Situationen intuitiv das Richtige zu unternehmen sowie unvoreingenommen auf Menschen zuzugehen, sind zu meinen Stärken geworden. Man weiss, dass der Mensch nachweislich (je nach Untersuchung) nur zwischen vier bis sieben Prozent seiner Kommunikation verbal übermittelt. In welcher Sprache geschieht dann die ganze restliche nonverbale Kommunikation? Da gibt es noch die Körpersprache und die Sprache des Herzens. Und jeder wendet diese an. Ja, jeder! Was macht ein Baby, damit seine Bedürfnisse befriedigt werden? Es wird laut schreien. Ein Kind wird etwas unternehmen, wenn es seinen Willen nicht in Worte fassen kann. Vielleicht die Tür zuknallen oder sich trotzig auf den Boden werfen oder auch beleidigt schweigen. Im Kindergarten und Schulsystem wird dann eher die verbale Kommunikation vermittelt, während die nonverbale immer mehr verloren geht. Heute trägt leider auch die Digitalisierung ihren Teil dazu bei, dass Menschen sich einander womöglich näher fühlen, sich aber menschlich betrachtet voneinander weit entfernt haben. Man sollte sich seiner inneren Stimme wieder bewusst werden, über den Tellerrand hinaussehen und den Mitmenschen zugestehen, dass sie mehr sind, als sie womöglich im ersten Moment zeigen.

> *Wie Sie die anderen sehen, bestimmt darüber,*
> *wie die anderen Sie sehen.*
> AJAHN BRAHM

> *We don't see things as they are, we see them as we are.*
> ANAÏS NIN

> *Think lightly of yourself and deeply of the world.*
> MIYAMOTO MUSASHI

Ich bin ein hoffnungsloser, naiver Optimist und sehe immer das Gute im Menschen – auch wenn er das grösste A***loch ist. Denn oft ist es die Meinung von anderen, die diese Person in ein schlechtes Licht rückt. Also liegt es wiederum an mir, wie ich auf Menschen zugehe. Es liegt an mir, dem Gegenüber die Hand zu reichen und herauszufinden, ob man sich gegenseitig weiterbringen kann. Jeder Mensch trägt etwas in sich, wo er gut ist und sich begeistern kann.

Oft ist er sich dessen leider nicht mehr bewusst. Deswegen macht es Freude, das lebendige Feuer in einem Menschen wieder zu entfachen, sodass er mit sich und seinem Umfeld in Einklang kommt.

So wie man in den Wald hineinruft, so schallt es zurück! Mit dieser Einstellung respektiere ich mich selbst und die Mitmenschen. Ich möchte, dass sie unvoreingenommen auf mich zukommen, weil ich auch so auf sie zugehe. Ich lasse mich von meinem Bauchgefühl leiten, um die nonverbale Kommunikation zu interpretieren.

A true friend tells you what you need to hear,
not what you want to hear.

Being honest may not get you a lot of friends
but it will always get you the right ones.
JOHN LENNON

Sich auf Freunde und Familie jederzeit verlassen zu können, gehört zu den beruhigenden und schönsten Umständen des Lebens. Sie sind da, wenn man sie braucht. Ich möchte, dass meine Freunde ehrlich zu mir sind, so wie ich mit allen Menschen grundsätzlich ehrlich umgehe. Ich sage, was ich denke, egal ob sie es hören wollen oder nicht. Offen, ehrlich und direkt zu kommunizieren erfordert Mut und bringt die Menschen als Freunde ins Leben. Freundschaft muss gefühlt, verdient und gepflegt werden. Freunde haben mich durch meine MS-Erkrankung begleitet. Die Menschen, denen ich vertraute, konnten mir alles sagen, auch wenn ich es oft nicht hören wollte. Sie konnten mir einen Spiegel vorhalten und mir ihre Meinung mitteilen. Ich schätze den Charakter, die Persönlichkeit und die Taten meiner Freunde. Jeder ist besonders und ich erinnere mich gerne an zahlreiche gemeinsame Situationen, sei es während des Studiums, der Arbeit, im Privaten oder beim Sport.

Es kommt auf Kleinigkeiten im Leben an:
Es ist besser, man hat keine Erwartungen, an nichts und niemanden.
Denn wenn man nichts erwartet,
wird man von nichts und niemandem enttäuscht.
ECKHART TOLLE

Enttäuschung ist das Ergebnis falscher Erwartungen.
ANDREAS TENZER

Diese Zitate beziehen sich auf Erwartungen, die man an etwas oder an jemanden stellt, ohne es offen zu kommunizieren. Und sogar wenn man sie mitteilt, kann man enttäuscht werden. Klar unterscheide ich zwischen Erwartungen an Geschäftspartner oder an andere Personen und Erwartungen an mich selbst. Doch Erwartungen bringen oft Fragen und Unsicherheiten mit sich. Wohingegen Hoffnung hilft, einen Sinn in etwas zu sehen. Auf die Hoffnung folgen Wünsche, auf Wünsche folgen konkrete Ziele. Der Weg an sich kann schon lehrreich sein. Habe ich zu grosse Erwartungen und halte zu sehr daran fest, dann bin ich umso mehr enttäuscht, wenn sie sich nicht erfüllen. Das Credo lautet also: Habe Hoffnung, aber niemals Erwartung! Nicht kommunizierte Erwartungen können zu Enttäuschungen werden. Und das Ende von Enttäuschungen bringt Wahrheit und Realität.

Sometimes the smallest things take up the most room in your heart.
WINNIE THE POOH

Das ist der Grund, warum ich oft mit einem Lächeln durch die Gegend laufe, obwohl es für Aussenstehende nicht erkennbar ist. Ist Ihnen schon mal aufgefallen, was alles Wunderbares jeden Tag um Sie herum passiert? Oft sind es vermeintliche Kleinigkeiten, die einen grossen Unterschied ausmachen. »Kleine« menschliche

Gesten, die man gibt und empfängt und die in Erinnerung bleiben, können einen besonderen Platz im Herzen einnehmen. So erinnere ich mich an einen besonderen Moment in der Anfangszeit nach der MS-Diagnose. Es war ein Tag, an dem ich absolut keine Kontrolle mehr über mein rechtes Bein hatte. Für den Physikunterricht mussten wir den Klassenraum wechseln. Dafür war ein langer Weg zu bewältigen. Ich hüpfte auf dem linken Bein vorwärts, mit dem Rucksack auf dem Rücken. Als ich nach der Hälfte des Weges müde wurde, zögerte mein Schulkamerad keinen Augenblick und stützte mich wie einen Schwerverletzten. Er begleitete mich so bis zum Unterrichtsraum. Er war der Einzige, der auf meinen Zustand reagierte. Es waren keine Worte nötig. Diese Geste ist in meinen Erinnerungen so präsent, als wäre es gestern passiert. Es war diese aufmerksame und unaufgeforderte Hilfsbereitschaft eines Freundes, die im Herzen wahrgenommen wird. Und so gibt es viele »kleine« Dinge und Handlungen – wir müssen ihrer nur gewahr werden.

> *A child can teach us three things:*
> *to be happy for no reason,*
> *to be always curious and*
> *to fight tirelessly for something.*
> PAULO COELHO

Babys und Kinder sind in ihrem unschuldigen, neugierigen und spielerischen Verhalten ein einmaliges Vorbild. Dass sie leider, je älter sie werden, oft in Systeme eingliedert werden, ist ein trauriger Beigeschmack der Erziehung. Ich glaube, es hätte viele Vorteile, könnten wir die Kinder länger Kinder sein lassen und uns als Erwachsene ein bisschen Kindsein bewahren. Kinder leben und spielen im Hier und Jetzt – alleine oder gemeinsam mit anderen. Sie unterscheiden nicht nach Herkunft oder Religion. Sie machen sich keine Sorgen über die Zukunft, sie erzählen voller Begeisterung von jeder Kleinigkeit, die sie während des Tages erlebt haben, sie wollen begreifen, lernen und Herausforderungen bewältigen. Sie folgen ihren Bedürfnissen. Sie können auf einer nicht sprachlichen Ebene kommunizieren und Dinge wahrnehmen, die für viele Erwachsene nicht mehr greifbar sind. Kinder spielen mit unsichtbaren Freunden oder reden mit Tieren – und das ist okay. Würden wir das allerdings als Erwachsene machen, würde man uns als verrückt abstempeln.

Natürlich werden wir im Erwachsenenalter weiser, rational denkender oder vorsichtiger. Doch wenn wir uns zu weit von unseren eigentlichen Bedürfnissen entfernen, wird es problematisch – für uns und auch für die Gesellschaft. Wir tun uns nichts Gutes, wenn wir unsere eigenen Wünsche vernachlässigen und nur dem medialen und digitalen Mainstream folgen. Nehmen wir uns besser die Kinder zum Vorbild. Und nehmen wir sie ernst, anstatt über sie zu bestimmen. Lernen wir, sie in ihrem Wesen zu akzeptieren, ihre Interessen zu fördern und sie unterstützend zu begleiten, anstatt ihnen die Selbstverantwortung abzunehmen. Ich denke, dass Kinder mehr Kompetenzen haben, als ihnen die Erwachsenen zugestehen wollen. Denn würden wir menschlicher miteinander umgehen, anstatt uns in zu viele, hochkomplexe Systeme unterzuordnen, würde vermutlich die ganze Welt Schritt für Schritt davon profitieren. Die Frage ist, wollen wir das? Und wenn wir das wollen, dann liegt es bei uns, in unserem Verhalten und unseren Einstellungen damit zu beginnen. Kinder sind vor allem Meister darin, sich mit grosser Energie und Leidenschaft einem Vorhaben oder einem Projekt zu widmen. Ich durfte in meiner Zeit als Trainer mit Kindern diesen Prozess mitmachen.

If you are depressed, you are living in the past.
If you are anxious, you are living in the future.
If you are at peace, you are living in the present.
LAOTSE

Entscheidend ist, dass ich mich gedanklich nicht zu sehr mit dem Vergangenen beschäftige. Zielführender ist es, ein klares Ziel vor Augen zu haben und es im Herzen und in den Emotionen zu verankern, dann werde ich dieses in Zukunft auch erreichen. Doch es ist der heutige Tag, der jetzige Moment, der aktuelle Weg, den ich beschreite, der die volle Aufmerksamkeit und Achtsamkeit erfordert. Die Vergangenheit hat mich geprägt und ich kann sie nicht ändern, aber ich kann im Rückblick daraus lernen. Die Zukunft ist offen und ich kann sie durch mein jetziges Handeln beeinflussen. Also ist es weder der alleinige Blick in die Vergangenheit noch in die Zukunft – es ist die gelebte Balance, die mir ein glückliches Leben beschert. Im Sport gibt es dazu auch den Begriff »Flow«. In einem Flow-Moment befindet man sich im idealen Leistungszustand und ist vollkommen präsent. Ich wünsche jedem, dass er so einen Zustand mal erleben kann. Und das Gute ist, Flow-Erlebnisse gibt es nicht nur im Sport, also bei körperlicher Anstrengung. Er tritt immer dann auf, wenn im Jetzt eine Aufgabe mit totaler Aufmerksamkeit erfüllt wird. Viel Spass auf der Suche nach dem Flow!

Ich akzeptiere auch Scheitern.
Jeder scheitert irgendwann an etwas.
Doch ich kann es nicht akzeptieren, es nicht zu versuchen.
MICHAEL JORDAN

Ask yourself, who do you want to be?
Figure out for yourself what makes you happy,
no matter how crazy it may sound to other people.
ARNOLD SCHWARZENEGGER

Everything around you that you call life was made up by people,
and you can change it.
STEVE JOBS

Drei grosse Namen, drei grosse Lebensweisheiten, drei grosse (einzigartige) Karrieren. Sie vermitteln tolle Ideen über das Leben. Beim Lesen ihrer Biografien ist mir einiges hängen geblieben. Nichts Spezielles, was ich mit MS in Beziehung setzen will, sondern generell mit dem Leben. Im Zuge der Lektüre zahlreicher Biografien auch von anderen Menschen habe ich mich gefragt, was meine Geschichte ist. Ich bin keine bekannte Persönlichkeit und dennoch habe ich das Bedürfnis, mein Leben zu erzählen – im Detail. Schwarzenegger, Jordan und Jobs waren zur richtigen Zeit am richtigen Ort und hatten eine Vision, von der sie keiner abbringen konnte. Sie nahmen viele Niederlagen hin, doch Schritt für Schritt näherten sie sich der Welt an, die sie sich vorgestellt hatten. Die aufgeführten Zitate sind ihre Lebenseinstellungen. Es liegt an mir – ich kann mich und mein Umfeld ändern, wenn ich das will. Nichts ist unmöglich! Alles, was wir heute wissen, ist nur der momentan aktuelle Stand des Irrtums. Also wer weiss schon genau, was in Zukunft noch alles möglich sein wird? Jeder Tag bietet die Chance, etwas zu ändern. Mit der Hilfe von Mitmenschen kann gemeinsam Grosses erbracht werden.

*Jeder Mensch kommt mit einem speziellen Schicksal auf diese Welt.
Er hat etwas zu vollbringen, eine Nachricht zu vermitteln,
eine Arbeit fertigzustellen.*

OSHO

*Es gibt zwei wichtigste Tage in deinem Leben:
Der erste Tag ist der Tag, an dem du zur Welt kommst.
Der zweite Tag ist der Tag, an dem du verstehst,
wieso du auf die Welt gekommen bist!*

DALAI LAMA

8.7 Mehrere Sonderbarkeiten

Weitere vier Themenkomplexe, die ich in Bezug auf die Verbesserung der MS verfolgt habe, möchte ich hier erläutern und ihre Auswirkungen beschreiben.

- Phiten®

Das Einzige, was ich über Phiten sagen kann: Es funktioniert. Ich lernte diese Technologie 2009 kennen und verwende Phiten-Produkte seitdem im Alltag, bei Beschwerden, während des Sports oder auf Reisen. Es ist eine wohltuende Hilfe, um leistungsfähiger zu bleiben. Da ich mich nie im Detail mit der Technologie beschäftigt habe, stammt die folgende Erklärung von der Internetseite. Phiten hat mich auch deshalb persönlich überzeugt, weil es dabei um eine ganzheitliche Betrachtung des Menschen geht. Mir hat es anfangs sehr geholfen, noch bewusster auf meinen Körper zu achten. Am Beginn spürte ich, dass sich ein angenehmes Kribbeln im ganzen Körper ausbreitete. Das war insofern positiv überraschend, weil sonst immer nur meine rechte Körperhälfte

Reaktionen zeigte. Der Körper reagierte mit Phiten bei jeder Bewegungsaktivität ein wenig anders. Und es war so erleichternd zu bemerken, wie nach all den Jahren deutliche Verbesserungen passierten. Es war für mich ein Zeichen, dass es Technologien gibt, die auch bei schwereren Erkrankungen helfen können, Fortschritte zu erzielen – entgegen dem Glauben der Medizin oder Fachmeinungen.

Zur Erklärung der Technologie soll an dieser Stelle ein Auszug aus der Homepage der Firma Phiten wiedergegeben werden:[7]

»Damit das komplexe Zusammenspiel von mentalen Vorgängen, emotionalen Reaktionen und Bewegungshandlungen überhaupt möglich ist, braucht der Körper ein System, um Informationen aufnehmen, verarbeiten, weiterleiten und vernetzen zu können. Seine Fähigkeit, mit sich selbst zu kommunizieren, verdankt er der Wanderung elektrischer Ladungen unter der Einwirkung elektrischer Felder. Jede lebende Zelle nutzt in der einen oder anderen Form Elektrizität. Von Phiten werden die elektrochemischen Ströme im Körper reguliert. Das verbessert die Informationsvermittlung innerhalb des Körpers, optimiert jegliche Art von geistiger und körperlicher Aktivität und fördert allgemein die Entspannungsfähigkeit.

Die Erkenntnisse über die Zusammenhänge und Gesetzmässigkeiten verschiedener Wissensbereiche und die menschliche Weisheit sind in der Vielfalt der Natur zu finden. Die alten Griechen bezogen den Begriff der Harmonie auf das Verhältnis der Entwicklung Einzelner zu den Erfordernissen des universellen Wirkens. Befindet sich der Mensch in Übereinstimmung mit den Kreisläufen und den Rhythmen der Natur, erfährt er ein umfassendes inneres und äusseres Gleichgewicht: Seine Potenziale werden ge-

---

[7] https://www.phiten.ch/technologie (27.8.2019).

steigert und die Qualität seines Lebens entfaltet sich in einem harmonischen Zusammenwirken energetischer Prozesse.

Im klassischen Altertum galt der griechische Buchstabe ›Phi‹ als Symbol für die Vorstellung eines alles durchdringenden Fliessgleichgewichts. Ähnlich wie im fernöstlichen Weltbild gründet diese Idee in einer Auffassung, die den Körper des Menschen als kleines Universum versteht. Menschliches Dasein zielt auf Einheit und Harmonie von Geist und Körper, auf eine vollkommene Balance, die in ›Phi‹ ihren Ausdruck findet. Die Firma ›Phiten‹ ist nach diesem Buchstaben benannt und steht für Produkte, die mit modernsten Technologien hergestellt werden und die ganzheitliche Entwicklung des Menschen hin zu mehr Wohlbefinden unterstützen.«

- Keine Sauna, dafür Dampfbad

Ich war nie ein grossartiger Saunabesucher. MS gibt mir eine offizielle Entschuldigung, warum ich nicht in die Sauna gehen darf. Das ist insofern hilfreich, weil bei Urlauben oder in Ausbildungskursen das Freizeitprogramm oft mit einem Saunagang zur Entspannung verbunden ist. Sauna soll durch den mehrmaligen Wechsel von kalt und warm gut für das Immunsystem, die Gefässe und ganz allgemein die Gesundheit sein. In Finnland kann der Unterschied von Saunatemperatur zu eiskaltem Schnee bis zu hundert Grad Celsius innerhalb von Sekunden(!) ausmachen – das schreckt mich eher ab. Im Studium habe ich gelernt, dass Saunieren gesundheitsfördernd sein kann, bei sportlichen Belastungen aber nicht immer angebracht ist. Mehrere Saunagänge sind für den Kreislauf so belastend wie eine Stunde intensiver Sport! Es hat sich in den letzten Jahren herausgestellt, dass Kälte, z. B. Kneippbäder, viel besser für die Erholung (und auch für Gefässe und Immunsystem) ist. Ich habe diese Temperaturwechsel aufgrund der Schwäche meines Immunsystems persönlich nie ausgereizt. Ich bevorzuge die Regeneration mit der Kälte oder mal einen Besuch in der Kräutersauna – die meist nur so um die 50 Grad Celsius hat – oder im Dampfbad bei bis zu hundert Prozent Luftfeuchtigkeit.

Das alles erwähne ich hier nur, weil ich seit der Diagnose immer wieder Empfehlungen bekommen habe, Sauna oder Dampfbad regelmässig zu nutzen, um mein Immunsystem zu stärken. Ich habe es ausprobiert und keinen Nutzen für mich erkannt. Für mich passt es nicht. Aber ich weiss, dass andere mit Sauna und Dampfbad durchaus positive Effekte erzielen, was wieder einmal zeigt, dass Wohlbefinden und Gesundheit etwas sehr Individuelles sind und keinen allgemeinen Regeln folgen.

- i-like™

Im Jahr 2016 machte ich den vorerst letzten grossen Schritt in Richtung persönliche Gesundheitsförderung. Ich lernte über eine Freundin die Firma i-like™ kennen, die u. a. Lösungen zum Thema Elektrosmog anbietet. Elektrosmog[8] ist eine auf viele Facetten geprüfte und unterschiedlich interpretierte unsichtbare Frequenz. Die Medizin sieht eine grosse Gefahr in der nicht thermischen Wirkung, das heisst, der reinen Informationsbeeinflussung der Körperzellen durch E-Smog. Die Entstehung von Elektrosmog ist bekannt als Feldabstrahlung weg von einer elektromagnetischen Welle. Wenn Strom hergestellt, transportiert und genutzt wird und vor allem wenn Funkwellen, z. B. Digitalfunk, an den Organismus gelangen, können lebende Zellen negativ beeinflusst werden. Die heutige Erkenntnis der Epigenetik (Lipton) zeigt deutlich auf, dass die Information durch negative Signale deutlich schädlicher für die biologische Funktion einer Zelle ist als das physikalisch messbare elektromagnetische Feld. Diese Informationen schädigen die

---

[8] https://wogahoma.i-like.net/magazine/e-smog (11.9.2019).

Biologie des Körpers nachweislich. Die daraus entstandenen störenden Einflüsse können medizinisch nachgemessen werden (z. B. Heart Rate Variability – HRV, Bioresonanz).

Die sogenannten Meta-Converter helfen, diese nicht thermische Strahlung von digitalen Strahlungsquellen (Handy, Wi-Fi, Bildschirme, GPS, Bluetooth usw.) auszugleichen. Es war immens befreiend für mich, diese Technologie kennenzulernen, intensiv an mir zu testen und die Verbesserungen zu erleben. Seit ich diese Geräte einsetze, kann ich u. a. durch den Ausgleich von Elektrosmog neue Ressourcen freisetzen. Ich fühle mich konzentrierter, energiegeladener und ausbalancierter in fast jeglicher Hinsicht. Da mir bewusst ist, dass ich sensibel bin gegenüber elektromagnetischen Quellen, hat mich das jahrelang beeinflusst. Für mich war i-like™ das fehlende Puzzlestück, das ich gesucht hatte, um wieder komplett – auf allen Ebenen – gesund zu werden. Es waren nicht nur die Produkte, die mir weitergeholfen haben. Die gesamte Firmenphilosophie der »Hilfe zur Selbsthilfe« hat mich dazu bewegt, mir selbst zu vertrauen und noch intensiver an mir zu arbeiten.

Auch hier stammt die Erklärung aus Veröffentlichungen der Firma:[9] »Hinter i-like™ Metaphysik steht über Jahrtausende angesammeltes Wissen zur ganzheitlichen Regeneration, u. a. aus der traditionellen chinesischen Medizin, der Prävention, der Heilkunde, psychologischen Themen und natürlich auch aus der Quantenphysik. Konzentrierte Information und qualitativ hochstehende Produkte haben zum Ziel, die Menschen in ihrem Bestreben nach Wohlgefühl zu unterstützen. Das einzigartige Konzept soll Menschen inspirieren, jederzeit ihren Körper und Geist, also Body und Mind, in einen Neustart zu versetzen.

i-like™ ist an der Förderung der körperlichen, geistigen und see-

---

[9] https://www.i-like.net/ (28.8.2019).

lischen Gesundheit interessiert, sprich die Art und Weise von Informationsaustausch. In der TCM spricht man von Auswirkungen auf unser Qi – unsere Lebensenergie –, oder genauer gesagt werden Emotionen als Bewegung von Qi wahrgenommen. Und jede Emotion löst in einem Menschen eine bestimmte Qualität und Aktivität des Qi aus. Das Bauwerk ›Mensch‹ ist also die Summe von Materie und Informationen.

Die Vision ist eindeutig: ›Hilfe zur Selbsthilfe‹. Damit sind keine Anwendungen mit Produkten von i-like™ zum Thema Krankheit gedacht. Vielmehr möchte eine vitale Lebensweise dazu verhelfen, sich gesund zu erhalten. Gesundheit bedeutet per Definition ja ›sich wohlfühlen‹. Abhilfe schafft u.a. die Bioresonanz. Sie hilft, den Körper mit seinen Aufgaben, der Natur und seiner Gesundheit in Einklang zu bringen. Sie erkennt und fördert die Eigenregenerationsfähigkeit und optimiert das persönliche Wohlgefühl.«

- Naivität und Urvertrauen

Per Definition steht »Naivität« für Einfachheit, Harmlosigkeit, Schlichtheit, Unschuld oder auch Ursprünglichkeit; »Vertrauen« für die feste Überzeugung von der Zuverlässigkeit einer Sache oder Person. Diese zwei Wörter bezeichnen starke Emotionen. Meine Naivität drückt sich oft darin aus, dass ich an das Gute im Menschen glaube. Dadurch verharmlose ich viele Gegebenheiten – auch auf mein eigenes Risiko. Jemanden beim Wort nehmen und respektvoll und offen kommunizieren sind Beispiele, in denen sich naives Urvertrauen ausdrückt. Ich glaube, dass im Ursprung jeder Mensch gut ist und so begegne ich ihm auch. Und das ist gleichzeitig ein gewisser Vertrauensvorschuss, den ich Menschen gebe und auch von ihnen gerne hätte.

Wenn von Urvertrauen die Rede ist, bezieht sich das einerseits auf das Urvertrauen in sich selber und andererseits auf das Urvertrauen in das Universum. Es ist der »naive« Glaube, dass das Leben einen Sinn hat. Deshalb haben diese beiden emotionalen Wörter so einen wesentlichen Stellenwert. Die gute Nachricht ist, dass Vertrauen (wieder) erlernbar ist. Wer sich darauf einlässt – und ich habe mich nach der MS-Diagnose auf diesen Prozess eingelassen –, der findet zu sich. Ich habe für mich eine ausgeglichene und glückliche Lebensweise gefunden, die sehr vielfältig und abwechslungsreich ist. Dabei bin ich mir bewusst, dass es permanente Arbeit benötigt, sich diese zu erhalten. Einen sehr wesentlichen Anteil an einem zufriedenen Leben haben meine sportlichen Aktivitäten, denen ich das nächste Kapitel widme.

9 Meine Sportaktivitäten

Mit dem Ausbruch der MS wurde mir die Möglichkeit, sportlich aktiv sein zu können, innerhalb einer Woche genommen. Ich konnte meine Bewegungen von Tag zu Tag weniger kontrollieren. Dadurch fehlte mir der psychische Ausgleich, den ich immer dann fand, wenn ich mich sportlich auspowern konnte. Während einer sportlichen Aktivität in mich hineinzufühlen gehörte bis dahin zum Natürlichsten auf der Welt. Daher waren diese plötzlichen Einschränkungen sehr hart für mich.

Doch gleichzeitig war die Vorstellung, wieder Rad fahren zu können, damals die grösste Motivation, gesund zu werden. Und mit Radfahren meine ich Touren von mehr als zwei Stunden, ohne danach todmüde den Rest des Tages auf der Couch zu verbringen. Strassenradfahren ist für mich eine der faszinierendsten Sportarten! Sie wirkt wie ein Stimmungsregulator. Bin ich in schlechter Stimmung, muss man mich nur aufs Rennrad setzen und ich kehre als anderer Mensch zurück. Radfahren ist sehr abwechslungsreich, speziell was die Land- und Ortschaften betrifft, durch die man fährt. Ich kann es überall machen, wo es befestigte – aber auch unbefestigte – Strassen gibt. Man kann im flachen Gelände gemütlich die Landschaft geniessen oder sich beim Bergauffahren quälen oder sich ein Zeitlimit als Herausforderung setzen. Trotz meiner körperlichen Konstitution, die eher der eines Sprinters und weniger der eines drahtigen Ausdauersportlers gleicht, gehört für mich das Erklimmen eines Berges zu den befriedigendsten Tätigkeiten, auch wenn ich nicht der Schnellste bin. Denn die Belohnung, am höchsten Punkt der Strasse angekommen zu sein, ist der reine Adrenalinkick. Endorphine überfluten das Gehirn und ich fühle mich einfach super. Noch mehr Adrenalin gibt es dann beim Bergabfahren, natürlich mit Highspeed. Ich muss jedes Mal schmunzeln, wenn ich an die Gesichter der Autofahrer denke, die ich mit über 90 Stundenkilometern auf der linken Spur überhole. Ein unbeschreibliches Gefühl.

Nachdem ich einen Grossteil meiner Jungend mit Strassenradfahren verbracht hatte, wusste ich, wie es war, bei den unterschiedlichsten Witterungsbedingungen unterwegs zu sein. Warmes Wetter mit Regen kann schon mal zu einer lustigen Spritzfahrt werden. Kalter Nebel mit wenig Sicht kühlt auch innerlich aus und man ist umso stolzer, wenn man zu Hause ankommt. Bei heissen Temperaturen komme ich so richtig in Fahrt. Der Schweiss läuft aus allen Poren und ich beende das Training mit einer Salzkruste auf der Haut. Das Radfahren zeigt mir, wie mein körperlicher und geistiger Zustand ist. Genau das wollte ich auch nach der Diagnose so schnell wie möglich wieder erleben. In der Natur bei Bewegung und Sport Hochgefühle zu erleben ist für mich eine elementare Voraussetzung, um mich »lebendig« zu fühlen. Egal ob lang oder kurz, schnell oder langsam, alleine oder gemeinsam mit Freunden, ob bei Tag oder Nacht und nur mehr selten mit Musik in den Ohren – Radfahren ist meine Welt. Dadurch immer in Bewegung bleiben und Neues erleben zu können war nach der MS-Diagnose mein ganzes Bestreben. Obwohl ich heute auch mit Schwimmen, Langlaufen, Mountainbiken, Trailrunning oder Skifahren einen Ausgleich schaffen kann: Radfahren ist und bleibt der Favorit. Das hat einen speziellen Hintergrund.

Begonnen hat meine Faszination für den Radsport 1997. Damals sah ich in den Sommerferien zum ersten Mal diese »Bekloppten«, die in Frankreich die Berge rauf und runter fuhren. Ein Jahr später schnappte ich mir ein altes Rennrad von meinem Papa und machte mich auf den Weg zu meiner Oma. Die Strecke kannte ich schon auswendig, weil wir mehrmals im Monat am Wochenende mit dem Auto zu meiner Oma fuhren. Das waren rund siebzig Kilometer, die ich zu bewältigen hatte, und ich war sehr motiviert, das zu schaffen. Es war ein schöner warmer Sommertag, ich hatte mir mein erstes Radtrikot übergezogen, die Trinkflaschen gefüllt und los ging's. Damals machte ich noch auf halber Strecke bei einem öffentlichen Münztelefon Halt und sagte zu Hause Bescheid, wie es mir ging. Eine Stunde später kam ich überglücklich bei meiner Oma an.

Danach wollte ich mehr. Ich hatte eine Sportart gefunden, die mich Freiheit erleben liess. So konnte ich die Welt selbstständig erkunden und mich unabhängig in Abenteuer stürzen. 1998 fand meine Mama einen Club mit einem Weltmeistertrainer. Dort fand ich eine Umgebung, wo ich mich mit anderen messen, mich pushen und an mein Limit gehen konnte. Seit ich mir das Radfahren in den Kopf gesetzt hatte, hatte das Training nach der Schule im Sommer wie im Winter Priorität. Mein ersehntes Ziel war es, nach erfolgreichem Schulabschluss eine Profikarriere zu starten. Daraus wurde bekanntermassen dann nichts. Trotzdem war es keinesfalls eine verlorene Zeit. Die lehrreichen Jahre im Nachwuchsradsport formten meinen Charakter, festigten meine Persönlichkeit und prägten mein Leben. Und nachdem ich die Unabhängigkeit und Freiheit beim Radfahren am meisten schätzte, wollte ich nach der MS-Diagnose so schnell wie möglich wieder zurück aufs Rad, um dieses Gefühl wieder zu bekommen.

Ein Erlebnis in meiner »Radkarriere«, das ich in meinem Leben auf keinen Fall missen möchte, war das »Race Around Austria«. Alles begann im November 2011, acht Jahre nach der MS-Diagnose. Im Fernsehen sah ich eine Zusammenfassung dieses Extrem-Radrennens. Es ist eines der längsten und härtesten Nonstop-Strassenrennen und wird im Uhrzeigersinn auf den grenznahen Strassen innerhalb Österreichs gefahren. Zusammengefasst sind das rund 2200 Kilometer mit 30.000 Höhenmetern. Es gibt keine Siegprämie – dem oder den Gewinnern winkt nur die Ehre, Sieger zu sein!

Ein beiläufiger Spruch zu guten Freunden: »Wenn wir zu viert wären, würde ich dieses Rennen fahren!«, löste eine Kettenreaktion aus. Eine Woche später bekam ich zu hören: »Wir sind vier Fahrer. Wir können starten!« Im ersten Moment schaute ich wohl ziemlich perplex drein. Anfangs überwogen die Zweifel. Konnte ich das schaffen? Wäre ich nicht der Schwachpunkt des Teams? Doch dann entstanden Vorfreude und die Motivation, das Beste aus mir herauszuholen. Die Entscheidung war gefallen, es war Zeit, diese Herausforderung anzunehmen. Wir vier waren bereit und bildeten das Team »Ride All Adventure«.

Ein unüberlegter Spruch von mir, der sehr ernst genommen wurde, brachte mich und drei Radkollegen in die Situation, von nun an viel Zeit mit Training und noch mehr mit der Organisation zu verbringen, um das Rennen erfolgreich zu bewältigen. Der gemeinsame Weg im Team bis zum Rennen, während des Rennens und nach dem Rennen machte das Jahr zu einer höchst emotionalen Zeit. Wir gingen am Beginn der Planung sehr strategisch an die Sache heran. Wo hat welcher Radfahrer seine Stärken? Wie kann sich jeder am besten einbringen? Wie viele zusätzliche Betreuer brauchen wir, um die Taktik vernünftig umsetzen zu können? Und was ist überhaupt unsere Taktik? Fragen nach Begleitautos, Versorgung mit Essen und Trinken, technischem Equipment, Kosten, Sponsoren und noch sehr viel mehr waren zu klären.

Um die Geschehnisse rund um das Rennen besser verstehen zu können, sollen hier ein paar Regeln zum Ablauf des »Race Around Austria« erklärt werden.

- Das Rennen findet auf einer vorgegebenen Strecke statt, die nicht verlassen werden darf und via GPS kontrolliert wird.
- Es gibt Race-Marshalls (Aufseher), die das Rennen begleiten und kontrollieren.
- Es muss immer mindestens ein Fahrer eines Teams auf der Strecke sein.
- Das schnellste Team, das die Strecke absolviert, gewinnt.
- Für Fehlverhalten und Navigationsfehler können Strafen ausgesprochen werden, die bis zur Disqualifikation führen können.
- In der Nacht (definiert von 20 Uhr bis 6 Uhr) wird der Fahrer durch ein Begleitauto – das sogenannte Pace Car – abgesichert und darf den Lichtkegel des Autos nicht verlassen.
- Der öffentliche Verkehr darf zu keiner Zeit durch einen Radfahrer, Betreuer oder Teamfahrzeuge behindert werden.

Es gibt zudem zahlreiche technische und organisatorische Vorgaben, doch die Taktik ist jedem Team selbst überlassen. Wir entschieden uns für folgenden Ablauf:
- Wir bilden zwei interne Teams (A und B) mit jeweils drei Betreuern und zwei Radfahrern.
- Die beiden Radfahrer aus Team A bzw. B wechseln sich innerhalb von ca. acht Stunden untereinander so oft sie wollen ab und haben dafür einen Kleinbus zur Verfügung.
- Nach ca. acht Stunden werden Team A und B bei einem geplanten Wechsel ausgetauscht.
- Ein Wohnmobil mit einem zusätzlichen Fahrer transportiert das jeweils ruhende Team zum nächsten definierten Wechselort.
- Ein Pace Car mit zwei Betreuern begleitet permanent den Radfahrer auf der Strecke.

Diese Details sind wichtig, um zu verstehen, worauf ich mich hier nach all den Jahren mit MS einliess. Die Aufgabe war, innerhalb von acht Stunden, egal ob Tag oder Nacht, alle 30 bis 40 Minuten so schnell wie möglich zu fahren. Ich hatte nur wenig Zeit, um mich zu erholen, und das machte mir am meisten Angst. Ich war es zwar schon gewohnt, längere Einheiten zu absolvieren, doch im Anschluss hatte ich ungefähr 16 Stunden oder mehr Zeit, mich zu regenerieren. Jetzt waren es jeweils knapp eine halbe Stunde oder knapp acht Stunden. Wie intensiv konnte ich auf Dauer fahren? Unsicherheit wechselte mit Nervosität und dennoch auch Zuversicht.

Über unsere Teilnahme am Rennen und meine Eindrücke davon möchte ich im Folgenden erzählen:

Am 15. August 2012 starteten wir um 14:56 Uhr zu viert von der Startrampe in St. Georgen im Attergau. Es war knapp zwei Jahre her, seit ich meine letzte Infusion bekommen und meine Ärztin nicht mehr gesehen hatte. Natürlich hatte ich ein mulmiges Gefühl und war nervös. Doch die Vorfreude auf das Rennen war unwahrscheinlich hoch und liess mich alles andere vergessen. Kein Gedanke an MS oder sonstige Einschränkungen. Der Fokus war zu hundert Prozent auf das Radfahren gerichtet. Die ersten zwei Kilometer waren super schnell, weil wir bis zum Ortsende alle zusammen fahren mussten. Ich war motiviert, für das Team mein Bestmögliches zu geben und mir zu beweisen, dass ich auch solchen Belastungen standhalten konnte! Die ersten drei Minuten waren schnell vorbei. Dann setzte ich mich mit meinem Kollegen ins Auto und wir konnten uns entspannen, weil wir erst in etwa acht Stunden mit unserem ersten Teilabschnitt an der Reihe waren. Das war eine ungewöhnliche und komische Situation. Ich fuhr ein Rennen, war aber im Moment nicht aktiv dabei und musste warten. Das machte mich innerlich unruhig. Doch in der Sekunde, in der ich meinen Teamkollegen auf der Strecke ablöste, waren es Euphorie und Freude pur. Da ich in der Nacht gestartet war, freute ich mich am meisten auf die autofreien Strassen in den frühen Morgenstunden. Sehr eindrücklich war der Sonnenaufgang, der sich gegen vier Uhr früh am Horizont ankündigte und sich dann langsam zu einem unvergesslichen Erlebnis entwickelte. Ich war glücklich, mit meinem Team, auf das ich mich blind verlassen konnte, an diesem Rennen teilzunehmen.

In der zweiten Nacht gegen 23 Uhr und kurz vor dem Wechsel mit Team A in der Nähe von Hermagor war Improvisation gefragt. Das gesamte Team war schon sehr müde. Es war noch ein interner Fahrerwechsel geplant. Und mein Kollege musste auf die Toilette. Aber in der Nacht muss das Auto stehen bleiben, genauso wie der Radfahrer. Doch das war keine Option für mich. Wir befanden uns in einem Rennen! Die Situation wurde unübersichtlich. Über die Köpfe der anderen hinweg entschloss ich mich, weiterzufahren. Schnell sprangen mein Kollege und ein Betreuer aus dem Auto, damit mir das Auto folgen konnte. Doch dann wurde es noch hektischer. Wie sollten die zwei wieder zu uns zurückkommen? Mir war das egal. Ich war in dieser Situation ein sehr übermüdeter starrsinniger Sturkopf.

Das gesamte Team reagierte unglaublich schnell und flexibel auf mein irrationales Verhalten. Die Situation wurde dann irgendwie souverän bewältigt. Ich war total erschöpft und schlief innerhalb kürzester Zeit im Wohnmobil ein. Erst am nächsten Wechselort erwachte ich wieder. Alles war gut ausgegangen. Noch Jahre später war dieser Vorfall eine beliebte Anekdote, die gern erzählt wurde, wenn sich das Team im Privaten traf.

Diese Aktion sagte mehr über mich aus, als ich mir in diesem Moment klar machte. »Mit dem Kopf durch die Wand« zu wollen war immer wieder meine Stärke, aber auch meine Schwäche. Und in diesem Moment ging es nicht um mich, es ging um das Team. Jahrelang hatte ich mein ganzes Streben egoistisch aufs Gesundwerden ausgerichtet. Jetzt war es einfach schön, mich mal für andere – unser Team – einzusetzen und einen Beitrag für ein gemeinsames Ziel zu leisten.

Am nächsten Morgen war ich sehr gut erholt und wartete ungeduldig darauf, meinen Teamkollegen in Mittersill abzulösen. Ich war voller Energie und wollte wieder aktiv ins Rennen eingreifen. Selbst heute noch werde ich beim Gedanken an die Vorfreude und positive Stimmung dieses Moments emotional. Dieses Rennen hat tief in mir etwas ausgelöst, was mich in den weiteren Jahren begleiten sollte. Dazu trug auch die Tatsache bei, dass ich mich in herausfordernden Situationen immer sehr lebendig fühlte. Und hier gab es einige nicht alltägliche Herausforderungen zu bewältigen: In der Nacht mit Licht in grosser Geschwindigkeit fahren, sich bei vierzig Grad bergauf vollkommen verausgaben ... oder bei trockenen Verhältnissen mit knapp hundert Stundenkilometern den Berg hinuntersausen. Das war am Kühtai im Ötztal möglich. Das waren Gelegenheiten, in denen ich im Flow war. Es passte einfach alles!

Knapp dreissig Kilometer vor dem Ziel fuhr ich meinen letzten Abschnitt alleine im Renntempo. Mit dem Wissen, dass wir auf dem zweiten Platz lagen, bei Sonnenschein und in bester Stimmung stürzte ich mich in die letzte Abfahrt. Es gibt ein Bild davon, aufgenommen aus dem Begleitauto. Dieses wurde von meiner Mama gefahren. Sie erzählte mir später, dass sie nicht auf den Tacho geschaut hat. Ich musste lachen, denn wie oft war ihr früher immer unwohl gewesen, wenn wir in ihren Augen zu schnell unterwegs waren. Das zeigte mir, wie sehr das gesamte Team in diesen drei Tagen zusammengewachsen und wie gross das gegenseitige Vertrauen war. Der Erfolg des Teams stand im Vordergrund und jeder hatte seine individuellen Erlebnisse, die ihm in Erinnerung bleiben würden. Ich war stolz auf meine Mama, dass sie so nahe dabei war und alles mitmachte. Sie war diejenige, die am ehesten einschätzen konnte, welch hohen Stellenwert die Teilnahme am »Race Around Austria« 2012 nach meiner MS-Geschichte für mich hatte.

Die letzten zehn Kilometer des Rennens bezwangen wir alle vier Radfahrer zusammen. 71 Stunden und 13 Minuten nach dem Startschuss fuhren wir als Zweitplatzierte über die Ziellinie! Die Emotionen bei der Zieleinfahrt und Siegerehrung sind nicht in Worte zu fassen. Man muss es erleben!

Für mich war dieser Erfolg die endgültige Bestätigung für meine körperliche und geistige Leistungsfähigkeit. Ich erkannte, dass ich meine Grenzen selber verschieben und mehr erreichen kann, als ich mir vorstellte. Es war ein sensationelles Erlebnis mit vielen einmaligen Erfahrungen für das gesamte Team. Jeder Radfahrer und jeder Betreuer hat im Lauf dieser drei Tage seine persönlichen Höhen und Tiefen erlebt. So gab es auch bei mir zahlreiche Situationen, in denen ich mich selbst überraschte. Das begann schon mit dem Start. Mit dem Wissen, dass wir uns optimal vorbereitet hatten, konnten wir als vorletztes der elf angemeldeten Vierer-Teams das Rennen in Angriff nehmen. Mit unserem horrenden Tempo von Anfang an machten wir deutlich, dass mit uns zu rechnen sein würde. Die arrivierten Teams – darunter auch die späteren Sieger »Atterbiker« (69 Stunden und 31 Minuten) – waren überrascht und zollten uns grossen Respekt.

Bereits in der Nacht auf den 16. August konnte sich unser Team auf den dritten Platz vorschieben. Nur durch das Scheinwerferlicht des Pace Cars geleitet, durchpflügten wir die Dunkelheit im nördlichen bis ins östliche Niederösterreich. Über schnelle Kilometer durch das Burgenland und die Steiermark ging es nach Kärnten. Dort mussten wir auch die einzigen Regentropfen des kompletten Rennens in Kauf nehmen. Doch die warmen Temperaturen machten dieses kleine Hindernis bald vergessen. Südlich des Wörthersees fand um zwei Uhr nachts ein Teamwechsel in Nötsch statt, danach wurden die ersten hohen Berge in Angriff genommen. Durch das Lesachtal weiter über Lienz und den Iselsberg ging's zum Grossglockner, wo wir im Morgengrauen den Gipfel erstürmten und das Dach der Tour als Zweite erreichten. Über Mittersill führte die Strecke über Gerlos ins Zillertal. Mit schnellem Tempo eroberten wir dann das nächste hohe Hindernis, den Kühtaisattel. In Stams fand wieder ein Teamwechsel statt und mit frischer Kraft konnte die Fahrt über die Silvretta-Hochalpenstrasse nach Bludenz fortgesetzt werden. Der Bregenzerwald und damit die letzten hohen Berge mussten in Dunkelheit bewältigt werden. Bei leicht nachlassenden Kräften ging es über Warth nach Reutte. Unvergessliche Eindrücke begleiteten die Fahrt. Über Kössen und die Tiroler Steinplatte erreichten wir Saalfelden zum letzten grossen Teamwechsel. Perfekt versorgt von den Betreuern konnte die letzte »kleine« Steigung, der Dientner Sattel, bewältigt werden. Über Hallein ging es in Zeitfahrermanier zurück zum Start- und Zielpunkt. Überglücklich und begeistert von der Leistung des dreizehnköpfigen Teams überfuhr ich mit meinen drei Radfahrerkollegen Gerry Staber, Felix Schneider und Peter Fröhlich nach 71 Stunden und 13 Minuten mit einem Mittel von 30,16 Stundenkilometern inklusive aller Stehzeiten die Ziellinie.

Einen höheren Stellenwert noch als der Stolz über die Platzierung und gefahrene Zeit haben die Erkenntnisse, die ich in diesen knapp drei Tagen über mich selber und das Leben machen konnte. Folgende Vorgänge waren aufschlussreich:

- Warten

Mit dem Warten ist das komisch. Hat man Zeit und kann nichts tun, hilft Geduld. Ist man im Stress und hat keine Zeit, wird man ungeduldig. Für mich war während des Rennens klar, dass Warten ein Teil des Ablaufs sein wird und ich die Leistung auf dem Punkt abrufen muss, wenn sie gebraucht wird. Warten ist Teil des Lebens. Geduld ist meine Stärke.

- Müdigkeit

Wenn es notwendig ist, komme ich mit wenig Schlaf aus – wie beim »Race Around Austria«, bei dem der übliche Bio- und Schlafrhythmus keine Rolle spielen durfte. Im normalen Alltag kommt dagegen immer ein Punkt, an dem ich unbedingt Schlaf brauche. Nach jeder Belastung, egal ob körperlich oder geistig, braucht der Körper Zeit, um zu regenerieren. Auch wenn er viel kompensieren kann, irgendwann kann sich zu viel Belastung in Beschwerden, Verletzungen oder Krankheiten ausdrücken.

- Bergab und bergauf

Das tägliche Auf und Ab im Training oder Wettkampf steht für die Höhen und Tiefen im Leben. Ich habe gelernt, dass es an mir liegt, immer an einer Sache dranzubleiben, sie abzuschliessen oder zu lösen, um im Leben weiterzukommen. Ich bin glücklich, dass ich bei jedem Radtraining diese Lebensphilosophie spielerisch praktizieren kann.

- Wetter

Das Wetter ist zu akzeptieren, wie es ist. Ich kann mich an das aktuelle Wetter anpassen, aber ich kann es nicht ändern. So gibt es auch immer wieder Situationen im Leben, die es zu akzeptieren gilt. Aber man kann versuchen, das Leben mit zukünftigen Entscheidungen in die gewünschte Richtung zu lenken. Beim Radfahren spielt das Wetter keine Rolle. Sobald man von A nach B unterwegs ist, ist das Ankommen das Ziel. Regnet es, wird man nass. Ist es heiss, trocknet der Schweiss im Fahrtwind. Im Nebel kommt man sich wie in einem Geisterhaus vor, weil man jede Orientierung verliert, wenn einem die Strecke unbekannt ist. Nur bei Blitz und Donner sollte man sich zweimal überlegen, ob man weiterfährt. Im Respekt und Umgang vor bzw. mit der Natur steckt viel Potenzial, um etwas über sich selber zu lernen.

- Stehen bleiben ist keine Option!

Diese Worte sind für mich zu einem Mantra geworden. Seit meiner Kindheit ist es mir ein Anliegen, mir immer eine Aufgabe zu suchen und mich stets weiterzuentwickeln. Ob im persönlichen Interesse, für ein Team oder am Arbeitsplatz: Ich suche ständig nach Möglichkeiten, um effektiver, effizienter oder besser zu werden.

- Kleinigkeiten

Bei einem so extremen Event wie dem »Race Around Austria« lernt man Kleinigkeiten schätzen – und andere sind einem einfach wurscht (österreichischer Ausdruck, dass etwas egal ist). Eine Cola zum richtigen Zeitpunkt, eine kurze Dusche nach einem intensiven Acht-Stunden-Intervall, trockene Kleidung nach einem Regenschauer oder ein lockerer Spruch eines Betreuers über Funk oder im Auto und schon ist man wieder ausgeglichen. Die dümmsten Witze in den anstrengendsten Erzählweisen waren meist am lustigsten. Im normalen Zustand hätte man da höchstens eine Grimasse gezogen. Egal war auch, wo und wann man auf die Toilette musste, man tat es einfach, sobald das Auto stehen blieb. Es sind diese zwischenmenschlichen Kleinigkeiten, ungehemmt und wertschätzend, die eine Gruppe zu einem Team zusammenwachsen lassen. Es ist ein unsichtbares Band, das die Teilnehmer verbindet und Erfolge wie Niederlagen noch bedeutsamer macht. Danke an das Team!

- Improvisieren

Sobald man in einem Team auf ein gemeinsames Ziel hinarbeitet, werden die persönlichen Grenzen verschoben. Speziell beim »Race Around Austria«. Kreativität und Spontanität waren permanent gefragt, um in unvorhergesehenen Situationen schnell und erfolgreich Entscheidungen zu treffen. Es galt auch, sich gemeinsamen Entscheidungen unterzuordnen, egal ob man sie gutheisst. Es waren Kompromisse notwendig. Jeder im Team war auf die Hilfe des anderen angewiesen und nur gemeinsam konnte man ans Ziel kommen. Und solche Erlebnisse sind natürlich auch im täglichen Leben zu finden. Die Teilnahme an so einem Event ist ein Nachweis der eigenen Leistungsfähigkeit mit persönlichen Hochs und Tiefs.

- Verfahren

Ein grosser Fehler ist mir in Kufstein unterlaufen. In der Vorbereitung hatte ich diesen Streckenabschnitt besichtigt und dann im Rennen das Team vorausgeschickt, um den Wechsel vorzubereiten. Bei einem Kreisverkehr fuhr ich eine Ausfahrt zu früh ab und wunderte mich nach einer Minute, dass ich die Gebäude, wo mich das Team erwarten sollte, nicht sah. Schei***! Panik machte sich breit. Zudem war das Team ausser Funkreichweite und ich konnte niemanden kontaktieren. Ich hatte wirklich einen grossen Fehler gemacht. Zurück zum Ausgangspunkt zu fahren, wo ich falsch abgebogen war, war die einzig logische Konsequenz. Trotzdem schoss mir das Adrenalin durch den Körper. Wieder auf der richtigen Route und mit der Erkenntnis, insgesamt vermutlich sechs bis sieben Minuten verloren zu haben, war ich extrem erleichtert, das Team wiederzusehen. Auch hier sind Parallelen zum Leben erkennbar. Fehler erkennen, eingestehen, analysieren und lösen: Das sagt sich manchmal einfacher, als es ist. Ich schämte mich, weil ich einen Fehler gemacht hatte, der auf das gesamte Team Auswirkungen hatte. Es tut mir leid! Wir sind trotzdem Zweiter geworden ...

Das »Race Around Austria« 2012 war eine so tolle und prägende Erfahrung, dass wir 2014 mit noch besserer Vorbereitung und grösserem Team den Erfolg toppten. Wir, das Team »Ride All Adventure«, gewannen in Streckenrekordzeit vor zwei favorisierten Gruppen – wieder mit vielen neuen Erlebnissen und genialer Stimmung im Team und an der Strecke. Es ist eine Art Droge geworden, diese Emotionen immer und immer wieder abzurufen und sich daran zu erinnern, was wir geleistet haben. Auch dieses Mal betrachtete ich das Rennen wieder als Schule des Lebens. Was kann man vom Radfahren für den persönlichen und beruflichen Erfolg lernen?

- In der Kommunikation offen, ehrlich, klar und präzise zu sein
- Emotionen unverschämt auszuleben
- Durch Organisations-, Prozess- und Trainingsoptimierung besser zu werden und nicht durch leistungssteigernde Substanzen
- Disziplin
- Den Glauben an sich selber und das Team und den Glauben an den Erfolg
- Hilfe annehmen und anbieten zu können

Mit dieser detaillierten Schilderung eines für mich lebensverändernden Ereignisses möchte ich zeigen, wie wichtig Bewegung, Sport, Familie, Freunde und ein (Lebens-)Ziel sind. Ich kann jedem nur empfehlen, sich Tätigkeiten zu suchen, die so universell einsetzbar sind, dass sie in jeder Verfassung ausgeübt werden können, und das am besten in der Natur unter freiem Himmel. Das ist nicht nur ein Stimmungsregulator für das innere Gleichgewicht und die Gedanken, sondern es hat auch immense Auswirkungen auf das soziale Umfeld. Nach physischer Anstrengung kann man die anschliessende Erholung viel mehr schätzen und wird vermutlich emotional stabiler. Ich bin davon überzeugt, dass jeder Bewegung – körperliche und geistige Aktivität – braucht. Manchmal braucht es Mut, neue Sachen auszuprobieren, aber es lohnt sich. Der Erfahrungsschatz erweitert sich und beeinflusst die Physis und vor allem die Psyche positiv. Bei mir hat eine Vielzahl von Sportarten diese Wirkung.

- Strassenradfahren

… ist und bleibt für mich eine der »geilsten« Sportarten! Freiheit. Geschwindigkeit. Meditation. Wille. Ausgleich. In den letzten Jahren habe ich vermehrt eine starke Leidenschaft für das sogenannte Einzelzeitfahren entwickelt – siehe Buchcover! Nicht umsonst ist der Kampf gegen die Uhr, bei dem man sich selbst herausfordert und an seine Grenzen geht, während man gleichzeitig einem Team vertraut, mit so vielen Parallelen im Leben verbunden.

- Mountainbiken

… ist näher an der Natur. Die Sinneswahrnehmung wird im Wald, auf Singletrails (schmale Naturwege speziell zum Mountainbiken) und in den Bergen anders gefordert als auf einer asphaltierten Strasse. Es sind ganz andere Herausforderungen zu bewältigen, speziell beim Downhillfahren. Die unterschiedliche Bodenbeschaffenheit muss immer im Auge behalten werden. Mal ist es grober Schotter, dann eine tiefe Fahrspur im Schlamm, holprige Wiese, eine Furt durch einen Bach, rutschiger Kies … Am besten komme ich mit diesen Umständen zurecht, wenn ich in einen Flow komme. Das bedeutet, so schnell und fokussiert unterwegs zu sein, dass ich nur an diesen Augenblick denke und unmittelbar auf das reagiere, was gerade geschieht. Sonst ist die Gefahr eines Sturzes unvermeidlich grösser und der Spass geringer. Es sind diese Grenzsituationen in der Natur, die den Reiz des Mountainbikens für mich ausmachen.

- Langlaufen

… eine Begeisterung, die ich zum Beruf gemacht habe. Mit der professionellen Sportlerkarriere hat es nicht geklappt. Dafür kann ich als Trainer und Sportlehrer viele Kunden beim Erreichen ihrer Ziele unterstützen und dabei teilweise mit ihnen trainieren. Das Langlaufen zählt im Winter zu jenen Tätigkeiten, die ich am intensivsten ausführe. Bis zu zehn Stunden am Tag darf ich in der Natur unterwegs sein und die Technik, die gesundheitlichen Vorteile und die Euphorie für den Wintersport vermitteln. Langlaufen ist ein ganzheitlicher Sport und für fast jeden gesundheitlichen Aspekt geeignet. Ob zur Prävention, als Einstieg nach Verletzungen oder Krankheiten oder auf der Suche nach emotionalem Wohlbefinden: Es ist dieses Zusammenspiel zwischen Körper und Geist, das Langlaufen so faszinierend macht. Bei jedem Schritt effizient sein, ins Gleiten kommen, dabei die Balance halten und gleichzeitig die bezaubernde Winterlandschaft geniessen – die Wahrscheinlichkeit, mich im Winter auf den Langlaufskiern zu finden, ist sehr hoch.

- Ski Alpin

… erfordert Präzision bei hoher Geschwindigkeit. Ich gebe zu, ich bin ein Schönwetterfahrer! Sonnenschein, grossartige Pistenverhältnisse und möglichst wenig andere Skifahrer auf der Piste, das macht das Erlebnis besonders intensiv. Bei jedem Schwung in der besten Position mit dem idealen Krafteinsatz sicher den Berg hinunterfahren, das ist Perfektion, die ich suche. Wieder ist es wie bei den anderen Sportarten eine Frage der Konzentration. Zugleich erfordert es Disziplin, einen Bewegungsrhythmus zu halten, wenn die Oberschenkel vor Anstrengung zu brennen beginnen. Dazu kommt der herausfordernde Wechsel zwischen den technischen Aspekten. Und schliesslich ist es ein angenehmer Vorteil, sich während der Fahrt im Lift wieder ausruhen zu können oder sich bei einer Pause in einer Hütte mit gutem Essen und in bester Stimmung zu erholen. Skifahren macht einfach Spass!

- Schwimmen

… ist das Spielen mit dem Element Wasser. Schwimmen ist wie den Kopf in den Sand stecken. Sobald der Kopf unter Wasser ist – was nebenbei gesagt ein wesentliches technisches Element von Schwimmen ist – gibt es nur noch zwei Dinge: den Schwimmer und das Wasser. Das regelmässige Atmen, die Anstrengung, der Genuss des Schwebens und das gute Gefühl, für mich selber etwas zu tun, füllen mich ganz aus! Schwimmen kann auch sehr meditativ sein. Die volle Aufmerksamkeit gilt der inneren Stimme und den eigenen gleichmässigen Bewegungen im Wasser. Zudem bringt Schwimmen viele Vorteile mit sich: Es ist gelenkschonend, stärkt das Herz-Kreislauf-System und erhöht den Energiebedarf des Körpers, um ihn warm zu halten, was den angenehmen Effekt einer vermehrten Kalorienverbrennung hat.

- Trailrunning

… ist Auspowern der einfachen Art. Die extreme Variante, die ich bevorzuge, ist entweder nur bergauf laufen und mit der Bergbahn hinunterfahren, oder schnell bergab laufen, sodass ich die nächsten drei Tage infolge des Muskelkaters fast nicht mehr gehen kann. Es ist mir zu langweilig, wenn ich im Flachen herumlaufen muss. Es ist die Sportart, bei der ich mich wirklich verausgaben kann, noch mehr als beim Radfahren.

- Teamsport

… Spass und Ehrgeiz kombiniert! Spiel und Spass mit Freunden und Kollegen ist unabhängig von der Sportart eine abwechslungsreiche Aktivität, der ich leider zu selten nachkomme. Auch wenn mich der Individualsport geprägt hat, so ist es der Teamsport, der immer mehr Bedeutung bekommt. Die Interaktion im Spiel mit den Teampartnern ist mit zahlreichen Aspekten der menschlichen Kommunikation und Empathie verbunden. Es sind das Lachen und das gegenseitige Pushen, das den Teamsport so sympathisch macht.

- Klettern

... ein Weg zurück in die Kindheit. Ich habe in meiner Zeit als Trainer kein Kind kennengelernt, das nicht gerne klettert. Genauso erinnere ich mich an meine Kindheit zurück, in der Klettern fester Bestandteil der Freizeitbeschäftigung war. Alles ist erklimmbar im Garten, in der Natur, im Wald, in der Wohnsiedlung über Mauern und Zäune usw. Je schwieriger, desto besser – zumindest solange keine Kopfverletzungen die Folge sind. Während des Studiums wurde Klettern, vor allem die Variante Bouldern, zu einem meiner Hobbys. Die Challenge, eine gewisse Route erfolgreich zu absolvieren, macht den Reiz aus.

- Wandern

... bedeutet Energie tanken pur. Die Natur ist unser wichtigster Energielieferant. Je seltener wir uns in der Natur aufhalten, desto unausgeglichener ist das System Mensch. Zumindest geht es mir so. Bewegung und Sport unter freiem Himmel sind unersetzbar. Und Gehen bzw. Wandern alleine oder gemeinsam mit anderen kann sehr viel geistige Klarheit bringen. Nur zu oft durfte ich erleben, dass sich dabei Lösungen für Probleme offenbarten, an denen man sich schon eine gefühlte Ewigkeit abgearbeitet hat. Es ist erleichternd zu erleben, dass es so einfach funktionieren kann. Wandern fördert die Kreativität, bringt Klarheit und nebenbei auch körperliche Anstrengung mit sich. Spätestens wenn man das Gefühl hat, die Decke fällt einem auf den Kopf, ist es Zeit rauszugehen.

- Badminton

… hoch intensiv, totale Athletik und unvorhersehbar. Das ist meine kurze Charakterisierung für Badminton. Ich bedauere, dass ich dafür keine Gelegenheit mehr habe, denn ich verbinde sehr viele positive Emotionen damit.

Die meisten meiner Aktivitäten sind Sportarten, die sich alleine betreiben lassen. Ich bin dabei unabhängig von anderen und diese Flexibilität ist mir besonders wichtig. Grundsätzlich spricht mich jeder Sport an, bei dem ich selber aktiv werden und die Intensität steuern kann. Deshalb bin ich weniger angetan von zum Beispiel Segeln, Wind- oder Kitesurfen. Denn da müsste ich warten, bis der Wind passt. Ähnlich verhält es sich manchmal mit Teamsport. Soziale Kontakte und gemeinsames Sporttreiben ist Teil meiner Berufung, die ich als Sportlehrer, Trainer, Coach und Guide für alle erdenklichen Sportarten ausleben darf. Ich bin gerne bereit, an Teamsport teilzunehmen, doch sind keine Partner oder Freunde greifbar oder zeitlich verhindert, ist das ein Dilemma.

Vorsichtig formuliert lässt das Favorisieren einer Sportart Rückschlüsse auf bestimmte Persönlichkeitsmerkmale zu, und das gilt auch für mich. Das ist kein Schubladendenken. Es ist ähnlich wie in der Berufswelt: Menschen mit gewissen Charakterzügen oder Erfahrungen tendieren zu bestimmten Berufen – und genauso eben auch zu bestimmten Sportarten. Als plakatives Beispiel können hier Fussballspieler versus Schwimmer genannt werden. Fussball bietet soziales Miteinander inklusive leidenschaftlicher Emotionen, die sich in Schreien, Jubeln, Fluchen und Foulen ausdrücken können. Schwimmen ist dagegen weniger unterhaltsam und wirft den Sportler auf sich selbst zurück. Das mag weit hergeholt sein, doch mir scheint, es ist etwas Wahres dran.

So vielfältig und abwechslungsreich diese Sportarten sind, so ist festzuhalten, dass im Zusammenhang mit Multipler Sklerose *Be-*

wegung – und nicht Sport – im Vordergrund steht. Ab und zu brauche ich sportliche Extremerfahrungen, um das Gefühl zu haben, am Leben zu sein. Ich will meine persönlichen Grenzen immer wieder austesten. Aber körperliche und mentale Aktivität ist vornehmlich als Bewegung zu definieren. Der Mensch braucht Bewegung, um gesund zu sein. Er braucht dafür keinen Sport, weil dies ein für den Leistungsvergleich geschaffenes System ist. Das soll jetzt auf keinen Fall heissen, dass Sport schlecht oder unnötig wäre, im Gegenteil. Es liegt in der eigenen Verantwortung, sich bewusst zu machen, ob es nur Bewegung oder den intensiveren Sport braucht, um sich ausgeglichen und gesund zu fühlen. Aus wissenschaftlicher Sicht ist spannend zu erforschen, welche positiven Auswirkungen körperliche Aktivität auf den Menschen hat. In der tatsächlichen Aufklärung, Sensibilisierung und Umsetzung dieses Wissens ist noch erstaunlich viel Potenzial vorhanden. Lernen die Kinder in der Schule oder von den Eltern, was notwendig ist, um gesund zu bleiben oder wieder zu werden? Nur wer weiss, wie wichtig Bewegung ist, wie man mit Emotionen umgeht und welchen Einfluss die mentale Einstellung hat, kann auch Verantwortung für die eigene Gesundheit übernehmen. Mir über den Stellenwert von Bewegung zur Steigerung und Stabilisierung meiner Gesundheit klar zu werden, war für mich eine unvergessliche Lehre des Lebens.

10 Meine Sichtweise 2

Der Status quo, den ich heute erreicht habe, ist noch lange kein Grund, nicht weiter an mir zu arbeiten. In Anlehnung an die Darstellungen im Kapitel »Meine Sichtweise 1« gibt es hier ein Update zu bestimmten Themen:

- Warum ich?

Ich bin dankbar für meine MS-Erkrankung. Das hört sich vielleicht überraschend an, doch ich glaube, dass ich dadurch viel über mich, meine Mitmenschen und die Welt lernen durfte. Ich habe mein Leben neu ausgerichtet. Trotzdem bin ich froh, dass ich inzwischen ohne gesundheitliche Einschränkung das machen kann, was ich will.

Ich glaube, die MS ist bei mir ausgebrochen, weil wie bereits beschrieben viele Stressfaktoren auf einmal zusammengekommen sind und ich mir selber viel Druck gemacht habe. Ich habe meine Lektion gelernt. Die Frage nach dem Warum hilft nicht weiter. Viel entscheidender ist die Frage: Wie gehe ich damit um? Am Beginn wollte ich alles mit mir selber regeln, meist ohne Erfolg. Erst nach Gesprächen mit Freunden oder in der Familie konnte ich Fortschritte machen. Auch diese Lektion habe ich gelernt!

- Was denken die anderen über mich?

Um es diplomatisch auszudrücken: Es ist mir egal! Wenn ich wissen will, was sie von mir halten, dann frage ich sie. Wenn jemand etwas von mir braucht, mit mir reden oder meine Meinung hören will, dann findet er bei mir immer ein offenes Ohr. Ich habe gelernt, mit meinen Mitmenschen offen und mit Einfühlungsvermögen zu kommunizieren, und mache damit die besten Erfahrungen. Manchmal scheint diese Art zu kommunizieren aus der Mode zu sein. Doch ich werde daran festhalten.

- Lähmungserscheinungen

Ich habe keine Lähmungserscheinungen mehr. Sobald ich allerdings einbeinige Fitnessübungen auf dem rechten Bein absolviere, muss ich mich intensiv konzentrieren, damit ich die Balance halten kann. Doch dieser Umstand ist vielmehr eine Motivation für mich, weiter daran zu arbeiten. Das spiegelt sich in vielen meiner sportlichen Aktivitäten wider, in denen ich mich in Bezug auf »Gleichgewichtsbewusstsein« immer wieder fordere. Es gibt nach wie vor kleine Unterschiede zwischen linker und rechter Körperhälfte. Immer noch fühlt sich die rechte Seite von den Zehen bis hoch zum Gesicht ein wenig anders an, was in bestimmten Momenten spürbar ist. Ich nehme es vor allem wahr, wenn ich ein paar Tage lang wenig auf meine Ernährung geachtet, keinen ausgleichenden Sport gemacht oder auch zu wenig geschlafen habe. Doch schlussendlich ist in meinem Bewusstsein nichts von den Lähmungserscheinungen übrig geblieben.

- Temperatursensibilität

Das ist ein Symptom, das (vorerst) geblieben ist. Die Ärztin hatte es schon in den ersten Monaten prophezeit: Mit der Kalt-Warm-Wahrnehmungsstörung müsse ich leben. Doch seit der Diagnose hat sich auch bei der Temperatursensibilität viel zum Guten gewendet. In sehr kleinen Schritten und über sehr lange Zeit bemerkte ich immer wieder Verbesserungen. Diese kündigten sich stets nach dem gleichen Schema an: Irgendwo auf der rechten Körperhälfte zeigte sich eine erhöhte Sensibilität. Das war ein Zeichen, dass im Körper etwas in Gang geriet. Ich nahm das durchweg als sehr positiv wahr, weil die Sensibilität im Anschluss besser bzw. anders war. Immer häufiger vergesse ich die unterschiedliche Temperaturwahrnehmung, weil sie längst nicht mehr so dominant spürbar ist.

- Wetterfühligkeit

Ich bin überaus glücklich, dass mich Wetterveränderungen inzwischen nicht mehr beeinträchtigen. Eine Ausnahme sind sehr heftige Schwankungen der Temperatur, der Luftfeuchtigkeit oder des Luftdrucks sowie der Einfluss von Sonnenstürmen. Aber dann leiden auch gesunde Menschen. Am Beginn war die Wetterfühligkeit jenes Symptom, das mich am meisten Energie kostete und den grössten Einfluss auf das Wohlbefinden und damit auf die Lebensqualität hatte.

- Kribbeln

Die Intensität des Kribbelns hängt vor allem mit den drei schon beschriebenen Faktoren zusammen: elektromagnetische Strahlung, Ernährung und Unausgeglichenheit. Kurzzeitige Attacken sind meist eine Reaktion auf einen der genannten Faktoren. Bleiben sie kurz, mache ich mir keine Sorgen. Wenn das Kribbeln aber länger als fünf Tage anhält, ist das ungewöhnlich und auffällig, denn dann stimmt etwas nicht. Dann gehe ich der Frage nach, welcher Umstand in meinem Alltag diese Reaktion ausgelöst haben könnte. Es kann ein leichtes Kribbeln sein, das sich anfühlt wie laufende Ameisen, es kann aber auch ein Nadelfeuerwerk sein, so als würden die Ameisen Nadeln an ihren Füssen tragen. Das deutet dann meistens auf inneren Stress hin. Beide Varianten habe ich zahlreich erlebt. Heute bin ich kaum mehr beunruhigt, weil ich oft schon weiss, wie der Körper reagieren wird.

- Schwindelgefühle

Unkontrollierte Schwindelanfälle habe ich nur mehr sehr selten. Meist sind sie verbunden mit sehr schnellen Kopfbewegungen und geschlossenen Augen. Über die Jahre waren eher die Nebeneffekte von Medikamenten lästig, die sich auf die Augen und die Gleichgewichtsorgane auswirkten und somit teilweise Schwindel auslösten.

Generell hat sich meine Sicht auf Multiple Sklerose und andere Krankheiten stark verändert. Ich habe am eigenen Körper erlebt, aber auch von vielen Betroffenen erfahren, wie und wann Krankheiten sich im Körper ausbreiten. Dabei rede ich sowohl von einfachen Erkältungen oder Allergien wie auch von schwerwiegenden Erkrankungen wie Diabetes oder Multiple Sklerose. Betrachtet man die Krankheitsbilder aus diversen Blickwinkeln und unter Berücksichtigung der Lebenssituation des Erkrankten, erkennt man den immensen Einfluss des empfundenen Stresslevels. Sogenannte psychosomatische Signale werden oft übergangen, sodass der Körper mittels Krankheiten versucht, den Betroffenen ein deutliches Signal zu geben. Irgendwann ist ein Punkt erreicht, an dem ein Zustand (eine mögliche Erkrankung) so lange dauert oder so gravierend ist, dass der Betroffene zu einem Umdenken und zur Änderung seines Lebensstils gezwungen ist. Leider gibt es Menschen, die solche deutlichen Signale ignorieren und in alte Gewohnheiten zurückfallen. Drei Beispiele sollen meine Sichtweise verdeutlichen:
- Die verstopfte Nase, auch Verkühlung genannt

Wovon habe ich wirklich die Nase voll? Was beschäftigt mich gedanklich so stark, dass der Körper auf diese Weise reagiert? Ja, es könnte auch ein ganz normaler Infekt sein, doch manchmal hilft es, die Sache zu hinterfragen.
- Sportverletzungen zum ungünstigen Zeitpunkt

Alles läuft super, glaubt man zumindest, und dann eine kleine Un-

aufmerksamkeit und schon ist es passiert: eine gebrochene Zehe, eine Zerrung oder eine Kopfverletzung. Das Gefühl, ausgebremst zu werden! Gibt es einen Grund, warum es gerade jetzt passiert ist?
- Multiple Sklerose kommt in Schüben

Wie bereits beschrieben, spielt es keine Rolle, ob die Ursachen womöglich eine meiner zahlreichen Kopfverletzungen aus der Kindheit war oder der enorme Druck, den ich mir zumal auferlegt habe. Die Schübe waren ein deutliches Zeichen für mich, dass in meinem Leben etwas in die falsche Richtung läuft. Es lag an mir, herauszufinden, was ich ändern kann und möchte.

Die Auflistung könnte noch sehr umfangreich ausgeführt werden. Denn auf diese Interpretationen und neuen Blickwinkel bin ich gestossen, als ich mich mit Körpersprache, Körperbau und Kommunikation beschäftigt habe. Der bekannte Spruch »Der Körper ist der Spiegel deiner Seele« hat viel Wahres. Und im nächsten Schritt ergab sich dann die Frage, was mit einer Erkrankung, einem Unfall oder einer Verletzung in diesem Moment mitgeteilt werden soll. In diesem Zusammenhang suchte ich nach Literatur, die mir diese Fragen beantworten könnte. So fand ich diverse Autoren, die sich mit den Themen »Was Krankheiten uns sagen« und »Krankheit als Sprache der Seele« beschäftigen. Es war für mich sehr hilfreich zu erkennen, welche Gedankenmuster und Glaubenssätze mich in meine Lage gebracht haben.

- Mentale Härte geht in Hartherzigkeit über. Der eiserne Wille führt zu Unnachgiebigkeit und schliesslich dominiert die Angst vor dem Scheitern.
- Mit freudvollen Gedanken erschaffe ich eine liebevolle und freundliche Welt, in der man sich geborgen fühlt.
- MS ist als dringende Aufforderung zu begreifen, sich mit sich selbst zu beschäftigen.
- Das Leben selbstbestimmt in die Hand zu nehmen und auf

seine innere Stimme zu hören stellt eine lohnende Herausforderung dar.
- Vollkommene Ehrlichkeit mit sich bringt die wahren Beweggründe von MS zum Vorschein. Welche Erwartungshaltung hat man an sich selbst?
- Es braucht Selbstverantwortung, um selbstbestimmtes Durchhaltevermögen, Disziplin, Motivation und Wille aufrichtig leben zu können, anstatt sich gegenüber anderen permanent beweisen zu wollen und deren Erwartungen zu entsprechen.

Diese Ausführungen sind vermutlich auch für andere Krankheitsbilder gültig. Bei mir passte es jedenfalls genau und die neuen Einsichten halfen mir sehr. Zu einem späteren Zeitpunkt konnte ich im Coaching diesen Ansatz auch bei Menschen mit verschiedensten Erkrankungen gebrauchen. Die Anregung, sich bestimmte Fragen zu stellen, kann dazu dienen, die eigene Situation neu einzuordnen. Ist dieser erste Schritt gemacht, kann man mit Krankheit auf ganz andere Weise umgehen. So habe ich mich empathisch empfänglicher gemacht, sowohl für mich selber als auch gegenüber Mitmenschen.

Ich bin an der Persönlichkeit anderer Menschen interessiert. Wie ist ihr Wohlbefinden und wie wollen / können sie emotional unterstützt werden? Welche Hilfe wollen und können sie annehmen? Mich interessiert die Lebensgeschichte hinter der Persönlichkeit, die Gewohnheiten, das So-Sein der Person. Ich möchte keine Schublade aufmachen und einen Menschen mit all den Vorurteilen und Klischees abstempeln. Ja, ich stelle an mich den hohen Anspruch, offen und unvoreingenommen auf Mitmenschen zuzugehen. Was ich von mir verlange, möchte ich auf sympathische, empathische Weise auch bei anderen auslösen. Vor allem Ehrlichkeit zu sich selber, stellt eine grosse Herausforderung dar. Vertrauen ist die Basis, Offenheit für Erkenntnisse folgt im gleichen

Atemzug. Klar gehört immer wieder Small Talk dazu. Denn ich habe mich dazu entschieden, mit Menschen im sportlichen Training, mit gesundheitlichen Zielen und körperlichen Aktivitäten zu arbeiten. Dadurch passiert etwas, das ich den Menschen hoch anrechne: Sie kommunizieren auf einer sehr ehrlichen und direkten Art und Weise – wenn sie es zulassen. Ich bin glücklich, wenn ich Menschen begleiten darf, sie etwas lehren oder zu einem Perspektivenwechsel anregen kann. Und genau das ist ein Hauptgrund, warum ich die Jobs, die ich mache, liebe. Ich arbeite mit Menschen. Ich profitiere von ihnen genauso, wie sie von mir profitieren können. Ein interessanter Aspekt in meiner Arbeit mit Menschen ist der Umstand, dass jeder von uns eine andere »Sprache« spricht. Sobald ich zu jemandem »Sonne, Auto, blau, gemütlich, Multiple Sklerose« sage, erzeuge ich bei meinem Gegenüber ein ganz anderes Bild als womöglich bei mir. Und das zeigt, wie spannend und vielfältig Kommunikation sein kann. Die Sprache des Gegenübers zu sprechen bedeutet aber nicht nur, sich mit Worten verständlich zu machen. Es gibt zudem die nonverbale Kommunikation, also die Körpersprache und die Sprache des Herzens. Ziel eines Gespräches ist natürlich, gegenseitig zwischenmenschliches Verständnis zu erzeugen. Ich bemühe mich, auf der gleichen Auffassungsebene wie mein Gegenüber zu sein.

Eine Frage, die ich mir in Bezug auf meine Gesundheit heute stelle: Welche Auswirkungen haben all die kleineren Herde im Gehirn und in der Wirbelsäule, die noch vorhanden sind? Was hat sie ausgelöst und was kann ich tun, damit sie sich zurückbilden bzw. das Nervensystem sich regeneriert? Ich weiss durch zahlreiche Recherchen, dass Beschädigungen im Nervensystem gewisse Fähigkeiten beeinflussen können, wie zum Beispiel auch Verhaltensweisen, Denkprozesse, Verarbeitung von Sinneseindrücken usw., mit möglichen Auswirkungen auf die Persönlichkeit. Doch es gibt Erkenntnisse, die mich beruhigen. Es ist bekannt, dass sich in sieben Jahren jede Zelle im menschlichen Körper erneuert hat. Das sind immerhin ca. 100 Billionen Zellen! Nach circa sieben Jahren ist man also ein komplett neuer Mensch. Damit verbunden ist die Fähigkeit des Körpers, sich selber zu reparieren. Es liegt an mir, diesen Prozess durch gesundheitsfördernde Massnahmen zu unterstützen, damit bei jeder Zellteilung möglichst gesunde Zellen kopiert werden. Das sind Erkenntnisse aus der Epigenetik, Quantenphysik und dem sogenannten Resonanzgesetz. Auf den Punkt gebracht: Jeder ist selbstverantwortlich für die eigene Gesundheit.

Das zentrale und das periphere Nervensystem steuern die körperlichen Prozesse. Funktioniert die physische Kommunikation nicht, liegt ein möglicher Ansatzpunkt vermutlich auch bei der seelischen oder psychischen Kommunikation. Körper, Geist und Seele lassen sich nicht getrennt voneinander betrachten, alles hängt zusammen.

Alles im Leben hat einen Sinn. Doch bis man diesen Sinn erkennt, ist manchmal ein langer, schmerzhafter Weg zu gehen. Durch MS habe ich die Möglichkeit bekommen, mein Leben neu auszurichten. Ich konnte einen Weg einschlagen, der mich schliesslich zu meiner beruflichen Leidenschaft geführt hat. Meine persönlichen Grenzen haben sich verschoben. Alles ist möglich! Wer etwas anderes behauptet, schränkt sich in seinem Denken und Leben selber ein. Innerlichen Stress erlebe ich noch sehr oft, nur der Umgang damit hat sich drastisch geändert. Man braucht sich für seine Gefühle nicht schämen, auch wenn es mir teilweise anderes beigebracht wurde. Zu lernen, sich wie die Kinder auf die Intuition zu verlassen und aus dem Bauch heraus zu agieren, führt zu besonderen Ergebnissen. Personen um mich zu haben, denen ich blind vertrauen kann, ohne Gedanken an mögliche Konsequenzen zu verschwenden, ist ein weiterer Gewinn, den ich erlangen durfte. Und so komme ich zu der Einsicht, dass Erkrankungen jeglicher Art eine Chance zum Lernen sind.

11 Mama Support

Mit Beginn des MS-Ausbruchs und eine lange Zeit danach war ich so sehr mit mir selbst beschäftigt, dass ich nicht viel von meinem Umfeld wahrgenommen habe. Ausserdem habe ich auch (zum Glück) vieles vergessen. Deshalb soll hier meine Mama zu Wort kommen. Denn es ist interessant und notwendig, ihre Sichtweise der Situation rund um meine MS-Erkrankung mit allen dazugehörigen Problemen, Herausforderungen und Eindrücken zu erfahren. Danke, Mama, für deinen ganz persönlichen Beitrag!

Mein Sohn hat mich gebeten, meine Gedanken, Gefühle, Erfahrungen, Leiden und Freuden aus meiner Sicht aufzuschreiben – all das, was mich als Mutter ab dem Ausbruch der Krankheit Multiple Sklerose bewegt hat. Ich erzähle keine Geschichte, sondern versuche, das Erlebte mit allen Ängsten und Emotionen ehrlich zu schildern. Ich hoffe, dass ich betroffenen Eltern, Familienmitgliedern und Freunden damit helfen und Mut machen kann, offen über die Krankheit zu sprechen und den Weg gemeinsam und unterstützend zu gehen.

Ich habe mir natürlich Wissen über MS angeeignet, welches ich ganz kurz in einfachen Worten zusammenfasse: MS ist eine neurologische Erkrankung im Gehirn und/oder Rückenmark. Jede Nervenzelle ist von einer Schutzschicht umgeben, der sogenannten Myelinschicht. Wird diese angegriffen bzw. zerstört, kommt es zu einer geschwächten Nervenleitung. Je nachdem, wo im Gehirn die

Erkrankung ausbricht, kommt es dementsprechend zu neurologischen Ausfällen. Bei meinem Sohn war es der Bereich der Motorik, er konnte sein rechtes Bein nicht mehr bewegen. Zum Teil kann der Körper mit einem intakten Immunsystem diese Beeinträchtigung wieder abstellen. Werden allerdings die Fortsätze der Nervenzellen beschädigt, dann ist der Schaden irreversibel. Und MS gilt nach wie vor als unheilbar. Doch auch nach MS-Schüben kann die Krankheit gut unter Kontrolle gebracht werden, wie am Beispiel von Wolfgang zu sehen ist. Die Ursachen sind bis heute nicht bekannt. Beeinflussen kann vieles: Erb- und Umweltfaktoren, bestimmte Viren und Mangel an Vitamin D, Dauerstress etc.

Im Nachhinein ist mir vollkommen klar, dass eine Reihe von Faktoren zusammengekommen sein muss, dass gerade bei meinem Sohn diese Krankheit ausgebrochen ist. Deshalb finde ich es so wichtig, dass bei einem Verdacht auf MS umgehend Untersuchungen veranlasst werden, um so dem Patienten den Leidensweg mit MS-Schüben zu erleichtern bzw. dieses zu vermeiden. Dieses Glück hatte auch mein Sohn, bedingt durch eine Kette von Ereignissen und schnellen Reaktionen, Diagnose und Behandlungen.

Ich will ein wenig ausholen, damit das, was ich erzähle, auch einen Anfang hat. Es ist einige Jahre her. Mein jüngerer Sohn ist gerade 18 Jahre jung und ein begeisterter Radfahrer und Leistungssportler. Bei jeder Fahrt über die eigenen Grenzen gehen, taktieren und konzentrieren, an sich glauben. Sport ist das Wichtigste in seinem Leben. Immer neue Ziele setzen, nie aufgeben, noch besser werden. Immer nach vorne schauen. Er setzt sich ganz schön selbst unter Druck im Sport – in der Schule eher weniger, habe ich das Gefühl. Es gibt ein ständiges Auf und Ab. Siege und schlechte Platzierungen, Stolz, Freude und dann wieder Stürze und Verletzungen, Enttäuschungen. Das alles gehört zum Sportlerleben dazu. Ich empfinde das alles sehr stark mit und wir haben eine besondere Mutter-Sohn-Beziehung aufgebaut. Kein Wunder, ich begleite ihn ja auch schon jahrelang zu den Wettbewerben und fiebere mit. Ich lerne mit diesen Gefühlsausbrüchen zu leben und umzugehen und durchlaufe diese extrem spannende Phase mit ihm. Eigentlich denke ich nie darüber nach, dass ich an den Wochenenden was anderes machen möchte. Ich bin ja selbst fasziniert und wachse in die »Radfamilie« hinein. Ich muss nur Rücksicht auf meine beiden Jungs und mich nehmen und wenn es den Kindern gut geht, dann bin ich auch glücklich und zufrieden.

Mein älterer Sohn absolviert zu dieser Zeit den Zivildienst für ein Jahr im SOS-Kinderdorf. Er ist kaum zu Hause und in seiner Freizeit trifft er sich mit Freunden. Er ist extrem selbstständig und sein Job und sein Hobby, das Programmieren, beschäftigen ihn sehr. Ich bin mir sicher, dass er besser mit den alltäglichen Dingen zurechtkommt als sein jüngerer Bruder. Auch während der Schulzeit ist er immer derjenige, der mit Leichtigkeit die Schule schafft und nur mässig lernt, während Wolfgang sich schon mehr anstrengen muss, um sehr gute schulische Leistungen zu erbringen. Bei ihm habe ich immer das Gefühl, dass er mich mehr braucht. Wolfgang ist auch der Kommunikativere. Beide sind unglaublich gewissenhaft und verlässlich. Während sein Bruder immer gern im Hintergrund werkt, steht Wolfgang eher vorn auf der Bühne. Und Sport und Radfahren sind ohnehin ein eigenes Kapitel – stark zielorientiert ist alles möglich für ihn und nichts zu anstrengend und Zeit hat er sowieso immer für seine sportlichen Aktivitäten. Die beiden Brüder sind bis heute in vielen Belangen sehr unterschiedlich, was gut so ist.

Mitten in dieser aufregenden Zeit, es ist Anfang August 2003, absolviert Wolfgang ein Radrennen in der Innenstadt von Wiener Neustadt. Viele Runden über Pflastersteine und Fahrbahnschwellen sind zu bewältigen. Ganz gekrümmt steigt er vom Rad, geplagt von extremen Rückenschmerzen. Hungrig verschlingt er seine Biskuitroulade und auf der Fahrt nach Hause fühlt er sich gar nicht wohl. Ich mache mir wenig Sorgen in diesem Moment, da ja meines Erachtens das Rennen der Auslöser ist für seine Schmerzen. Er ist sehr müde, auch das ist normal nach so einem Wettbewerb, und dazu kommt noch, dass er sich den ganzen Sommer fleissig auf seine Englischnachprüfung vorbereitet. Er schläft sehr schlecht. Das Kribbeln in den Füssen wandert Richtung Bein. Ich weiss nicht mehr, ob es am gleichen Tag oder in den darauffolgenden Tagen ist, als er mir sagt, dass er beim Duschen auf den Schenkeln ein unterschiedliches Kälte- und Wärmeempfinden spürt. Auch das beunruhigt mich noch nicht sonderlich.

- Donnerstag, 28. August 2003

Ich kontaktiere einen meiner Vertrauensärzte, der mir versichert, dass diese Symptome nichts mit der Wirbelsäule zu tun haben. Er empfiehlt eine rasche Abklärung beim Neurologen. Gesagt, getan: Innerhalb von ein paar Tagen bekomme ich einen Termin. Mein Innerstes rät mir, rasch zu handeln, damit Wolfgang wieder schnell fit wird, doch Angst verspüre ich noch keine.

- Samstag, 30. August 2003

Es ist noch ein Rennen angesagt, das letzte in dieser Saison. Trotz Schmerzen und einer gewissen Einschränkung geht Ehrgeiz vor Gesundheit und ich will und kann ihm das Rennen nicht ausreden. Doch nach diesem Wettbewerb wandert das Kribbeln entlang der Hüfte ziemlich schnell Richtung Schulter. Jetzt beginnen meine Räder zu laufen. Da stimmt irgendwas nicht! Noch mache ich mir keine allzu grossen Sorgen, da ich an eine Entzündung des Ischiasnervs denke. Und dies lässt sich ja gut behandeln. Ausserdem hatte Wolfgang zu Beginn des Jahres Probleme mit der Schulter und im Lendenwirbelbereich, was mit Therapien verbessert wurde. Das passt für mich alles zusammen, und neugierig, wie ich bin, stöbere ich an diesem Abend im Internet. Ich lese mir einige

Erfahrungsberichte durch und versuche herauszufinden, was die Symptome aussagen könnten.

Wolfgang geht es gesundheitlich merklich schlechter, doch die Nachprüfung macht alles andere nebensächlich. Logischerweise fiebere ich mit und ich weiss nicht, wer von uns beiden nervöser ist. Allerdings lasse ich mir nichts anmerken und habe die Gabe, Mut zu machen. Wie üblich fährt er mit dem Fahrrad zur Schule. Mit der erlösenden Nachricht »Bestanden!« kommt er nach Hause, doch er hatte bereits Schwierigkeiten mit der Kraftübertragung beim Treten und ist völlig fertig. Er schläft ungewöhnlich viel und ich lasse ihn ausruhen und denke mir, das kann nur guttun. Doch Wolfgang ist schlecht drauf und auch das Kribbeln wird viel stärker.

- Mittwoch, 3. September 2003

Schulbeginn, Maturajahr. Jeder Tag beginnt mit einem guten Frühstück, doch an diesem Morgen kippt Wolfgang beim Aufstehen um. Na ja, das kann passieren, und wir beide denken uns nicht viel dabei. Er fährt mit dem Rad zur Schule. Ich arbeite zu dieser Zeit bereits ganztags und als ich nach Hause komme, liegt mein Sohn ungewöhnlicherweise im Bett und schläft. Das Kribbeln ist stark und das Bein wird schwächer. Das Drama beginnt, denn er schafft es nicht mehr, mit dem Rad zu fahren; ich bringe ihn täglich zur Schule und hole ihn wieder ab. Er ermüdet sehr rasch und verliert langsam die Kontrolle über sein Bein. Die Angst steigt nicht nur bei ihm, sondern auch bei mir. Was bahnt sich da an? Ich versuche meine Unsicherheit und Angst zu verbergen und hänge wieder nachts am PC, um aufgrund der Symptombeschreibungen irgendwas herauszufinden.

Etwa eine Woche nach Schulbeginn fahren wir zum Neurologen. Der Weg dorthin ist schrecklich. Ich bin nervös und Wolfgang ist bedrückend still. Das bin ich gar nicht gewohnt von ihm. Normalerweise nutzt er immer die Zeit, wenn wir zu zweit unterwegs sind, und redet viel. Ich erwarte eigentlich ganz stark, dass uns der Arzt sagen kann, was los ist – und so ist es dann auch. Mit Verdacht auf MS bekommen wir eine Überweisung für eine Magnetresonanzuntersuchung. Ich setze alles daran, so rasch wie möglich einen Termin zu vereinbaren, und den haben wir auch bereits am nächsten Tag. Bevor wir zur MR-Untersuchung fahren, fällt noch am Vormittag ein länger geplanter Termin einer allgemeinen Gesundheitsuntersuchung an. Ich schildere dem Arzt die Symptome und nach einem ausführlichen Gespräch führt er einige Tests durch. Geduldig warten wir bis zur Auswertung im Warteraum. Ich sehe uns noch heute schweigsam nebeneinandersitzen. Mit ernster Miene bittet uns der Arzt in den kleinen Ordinationsraum. Er versucht, uns einige Dinge zu erklären, und meint, dass Wolfgang alle Anzeichen einer Multiplen Sklerose habe und er dringend spezielle Untersuchungen empfehle. Es läuft mir kalt über den Rücken und es ist das erste Mal, dass ich grosse Angst empfinde. Mir ist zum Schreien und Weinen zumute, denn ich denke sofort an den Bruder meiner besten Freundin, der an den Rollstuhl gefesselt ist, ohne Aussicht auf Besserung. Mir ist für einen Moment ganz schlecht. Ach du Schreck, wie soll Wolfgang das verkraften? Was ist mit seinen Plänen und Träumen? Wird es noch schlimmer werden und welche Überlebenschancen hat er?

Ich erinnere mich ganz genau an diesen Tag. Auf meine Frage hin gibt mir der Arzt den Kontakt einer Spezialistin in Wien. Wolfgang schaut mich bleich und reglos an und in dieser erdrückenden Stimmung fahren wir nach Hause. Ich finde ein paar beruhigende Worte und daheim legt er sich wieder hin. Er redet nichts und mir scheint, dass er seine Gefühle vor mir nicht zeigen will. Kein Wunder, ich mache ja das Gleiche. Nur nichts anmerken lassen! Ich muss mit jemandem reden und rufe einen meiner

Vertrauensärzte an. Ich darf keine Zeit verlieren, um wirklich die bestmöglichen nächsten Schritte für meinen Sohn zu organisieren.

Nachdem mir mein Vertrauensarzt die gleiche Spezialistin nennt, verspüre ich eine leichte innerliche Beruhigung. Die muss wirklich gut sein, denke ich. Ich suche die Adresse und Telefonnummer raus. Zum Anrufen bleibt keine Zeit, denn wir haben den Termin im Röntgeninstitut. Aufgrund seiner Beschwerden gehen wir langsam zur Anmeldung. Die MR-Untersuchung ist rasch erledigt. Kaum haben wir uns in den Warteraum gesetzt, geht die Tür auf und eine Ärztin kommt auf uns zu. Sie bittet uns, auf den Befund zu warten, und wenn möglich rasch unseren Arzt aufzusuchen, der uns alles erklären werde. Nach der Frage, was los ist, bittet sie um Verständnis, dass sie nichts sagen dürfe. Also doch MS, schiesst es mir durch den Kopf, und in diesem Moment schaue ich in das verzweifelte und traurige Gesicht meines Sohnes. Wahrscheinlich hat er gemerkt, wie erschrocken ich über diese Aussage war. Und jetzt? Ich umarme ihn und drücke seine Hand. Mit den Unterlagen fahren wir nach Hause. Erschöpft begibt sich Wolfgang wieder ins Bett. Und ich google die Fachwörter aus dem Befund. Ich muss mehr darüber wissen und suche nach Begriffen, Erklärungen, Symptombeschreibungen, Behandlungsmöglichkeiten …

An diesem Tag passiert noch etwas Ungewöhnliches. Nach einem Telefonat mit meinem Arbeitgeber und der Schilderung der familiären Situation wird rasch eine grosszügige und soziale Entscheidung getroffen. Ich erhalte volle Rückendeckung und brauche mir keine Sorgen um meinen Job zu machen. Ich kann zumindest den September über zu Hause bleiben und mich auf mein Kind konzentrieren. Alles dreht sich um Wolfgang und seine Krankheit.

Mein älterer Sohn pendelt täglich zum Kinderdorf, wo er seinen Zivildienst ableistet, kommt abends zurück und bleibt meist in seinem Zimmer. Er fragt nicht viel und es scheint, als könne er mit der Situation umgehen. Ich bemerke gar nicht, ob es ihm gut oder schlecht geht, weil ich zu sehr mit Wolfgang und dem ausserordentlichen Tagesablauf beschäftigt bin. Jeden Tag bringe ich ihn zur Schule und hole ihn wieder ab. Wir informieren den Klassenvorstand und den Direktor über die Krankheit, doch nicht die Klassenkollegen. Das will Wolfgang nicht. Die Schultage sind sehr anstrengend und es plagen ihn die ständige Müdigkeit und die stärker werdenden Konzentrationsschwierigkeiten. Ich bewundere sein Durchhaltevermögen. Doch was sich in seinem Kopf wirklich abspielt, erahne ich nicht. Er will über seinen Zustand nicht reden und zieht sich immer wieder in sein Zimmer zurück.

Innerhalb weniger Tage schleift er sein Bein nach und ist nicht mehr imstande, sich normal zu bewegen. Keine Koordination und keine Möglichkeit, den Fuss einzusetzen oder zu kontrollieren. Vor einigen Tagen ist er noch Radrennen gefahren und jetzt dieser frustrierende Zustand. Jedes Mal, wenn ich ihn so sehe, ist mir zum Heulen zumute. Doch nicht vor ihm. Was ist, wenn es noch schlimmer wird und er überhaupt nicht mehr gehen kann? Was machen wir dann? Was kann ich tun und wie kann ich ihm helfen? Warum gerade er? Habe ich etwas übersehen? Ich kann nicht schlafen und stehe wieder auf und surfe im Internet. Ich lese alles, was möglich ist, in Deutsch und teilweise auch in Englisch. Ganz intensiv sauge ich alles auf, was ich über MS finde. Extrem übermüdet lande ich im Bett und mit dem Gedanken »Nur keine Panik jetzt!« schlafe ich endlich ein.

• Donnerstag, 11. September 2003

Nach dem Frühstück fahren wir mit den Befunden zum Neurologen. Ich weiss nicht, wer von uns beiden sich mehr fürchtet. Unheimlich still ist es im Auto. Wolfgang fragt nichts und ich sage nichts. Das ist ein komischer Zustand. Eigentlich geht es jetzt nur darum, Klarheit zu bekommen, was mit Wolfgang los ist, und rasch zu behandeln, damit er für das Maturajahr gerüstet und bald wieder gesund ist. Doch ganz so einfach wird es nicht laufen. Der Neurologe gibt keine eindeutige Antwort und Diagnose und vermutet MS aufgrund der Befunde. Ein unsicheres, bescheuertes Gefühl kommt hoch und Wolfgang verfällt regelrecht neben mir. Ich bin ziemlich verzweifelt und verärgert und enttäuscht. Habe ich doch erwartet, dass wir endlich Gewissheit bekommen. Wolfgang scheint alles über sich ergehen zu lassen und sitzt wie versteinert neben mir. Ich merke, wie sehr er mit sich kämpft und niedergeschmettert ist. Der Arzt ruft allerdings im Krankenhaus an, um einen sofortigen Termin für die speziellen Untersuchungen zu organisieren – sehr gut, der ist bereits morgen. Da wird mir so richtig bewusst, dass mein Sohn ernsthaft krank ist. Auf der einen Seite bin ich froh über den raschen Termin, dennoch fühle ich mich ratlos und unterdrücke die Tränen. Wolfgang ist lahmgelegt und bleich und müde. Schweigend fahren wir wieder nach Hause. Nachdem er sich erschöpft wieder ins Bett geschleppt hat, bleibe ich alleine in der Küche sitzen. Verkrampft grüble ich und zittere am ganzen Körper. Tränen laufen über mein Gesicht und ich schluchze leise vor mich hin. Guter Rat ist teuer, heisst es so schön, doch ich sitze alleine hier und drehe fast durch. Wie gerne hätte ich jetzt jemanden an meiner Seite zur Unterstützung. Jemanden, bei dem ich mich anlehnen und fallen lassen kann.

Schlagartig verändert sich mein Leben und das der Familie – es dreht sich alles um Wolfgang. Wie geht er damit um? Was wird er machen, wenn sich sein Zustand verschlechtert? Wird er wieder gehen können? Wird er das Schuljahr und die Matura schaffen, wenn er wochen-, vielleicht monatelang den Unterricht versäumt? Was kann ich tun? Wie kann ich ihm Mut machen? Stehe ich das alleine durch? Jeden Tag mache ich mir Gedanken über seine Krankheit, Arztbesuche, Therapien, Schule … Er tut mir so leid.

Aber ich weiss, dass er kein Mitleid will, und muss mich sehr unter Kontrolle halten. Ich zwinge mich, so zu reagieren, damit es ihm so angenehm wie möglich ist. Er ist krank, nicht ich – ich bin für ihn da, wenn er mich braucht. Nur das zählt für den Moment.

Aus einem fröhlichen Charakter ist ein nachdenklicher, trauriger, schweigsamer Sohn geworden. Ich vermisse unglaublich seine strahlenden Augen, sein Lachen, sein sonniges Gemüt, seine Scherze. Und genau in dieser Phase passiert es: Zum ersten Mal lässt er sich fallen. Abends sitzt er im Finstern auf dem Bett und hält sich die Hände vors Gesicht. Ich gehe zu ihm. Plötzlich beginnt er bitterlich zu weinen und zu zittern. Er erzählt mir von seinen Ängsten und wie schlimm dieser Zustand für ihn ist. Er denkt schon die ganze Zeit darüber nach, wie sein Leben im Rollstuhl aussehen wird und was er dann alles noch machen könnte. Ich halte ihn wie ein Kleinkind im Arm und wir heulen beide. Wir weinen viel und lange. Es tut so weh! Ich habe noch nie eine so traurige Situation erlebt und drücke Wolfgang ganz einfach an mich. Die Umgebung verschwimmt und ich höre ihn schluchzen. Dieser Schmerz und diese Hilflosigkeit sind fast unerträglich für mich.

Am nächsten Morgen starten wir zum Krankenhaus. Ich sehe uns heute noch in dem kahlen, ungemütlichen Wartezimmer sitzen, auf den harten weissen Plastiksesseln. Ich bin diese traurigen und leeren Augen meines Sohnes nicht gewohnt und es zerbricht mir das Herz. Wir sind beide sehr unruhig und sprechen wenig. Wir erleben erdrückende Minuten. Doch ich bin seine Mutter und ich muss stark sein. Wo soll er sich sonst festhalten? Er hat ja nur mich als Elternteil. Nach einigen gezielten Untersuchungen haben wir Gewissheit und die schreckliche Diagnose MS bewahrheitet sich. Es gibt einige Entzündungsherde im Gehirn und auch einige im Halswirbelbereich – es ist eindeutig. Ein sogenannter Schub. Mir bleibt die Luft weg und obwohl ich damit gerechnet habe, nehme ich die Nachricht geschockt auf. Der verzweifelte, hilflose Blick von Wolfgang in diesem Augenblick wird immer als Bild in mir sein. Weinen, Schreien? Das geht gar nicht. Wir sitzen beide einfach nur da, unbeweglich und ratlos. Und dann ist da dieser Moment, als würde jemand einen Knopf drücken und mir sagen: Hey, du schaust nach vorn – alles andere zählt nicht.

Ich konzentriere mich auf das Gespräch mit dem Arzt. Er empfiehlt, sofort mit einer Cortisontherapie zu beginnen, und zwar intravenös, um die Entzündung zu stoppen. Eine Behandlung der Symptome, und er meint, dass Wolfgang nach ein paar Infusionen sicher auch wieder gehen könne. Was bleibt anderes übrig als zu vertrauen? Treffen wir die richtige Wahl? Nichts ahnend willigen wir ein und Wolfgang beginnt mit seiner einwöchigen intensiven Cortisonbehandlung. Er lässt es ganz einfach geschehen. Ich habe das Gefühl, dass er sich nicht dafür interessiert, was MS genau ist. Im Gegensatz zu mir, denn ich will jetzt alles über diese Krankheit wissen. Wer kann uns jetzt noch helfen oder beistehen? Es muss ausser Cortison doch auch was anderes geben. Und wieder lese ich nächtelang im Internet und nehme mir viel Zeit, um Wissenswertes zu erfahren.

Die schwierige Situation, mit keinem darüber reden zu können, kostet mich Kraft. Klar akzeptiere ich, dass mein Sohn niemandem von seiner Krankheit erzählen möchte, weder Freunden noch seinen Klassenkameraden und auch nicht seinem Vater, nur die engste Familie soll es erfahren. Er hasst Mitleid und will sich das ganze Jammern ersparen. Ich verstehe das.

Noch am gleichen Nachmittag nach der Cortisonbehandlung kann er seine Zehen leicht bewegen und die kleine Hoffnung steigt, dass er vielleicht doch bald wieder gehen kann. Täglich fahren wir zur Behandlung ins Krankenhaus. Es ist anstrengend und ermüdend, aber geduldig verbringt Wolfgang diese Woche und ich stehe Tag und Nacht immer bereit, falls er etwas von mir braucht.

Die Begleiterscheinungen des Cortisons bleiben nicht aus: Kopfschmerzen und extreme Müdigkeit. Er schläft beängstigend viel. In der Zwischenzeit ist der Grund für mich klar, denn die sogenannte Fatigue ist eine Begleiterscheinung des MS-Schubes.

Seine Therapien haben Vorrang und die Schule muss warten. Ich schlafe im Gegensatz zu Wolfgang sehr wenig und vertiefe mein Wissen über MS. Ich glaube, das sind die längsten Nächte, an die ich mich erinnern kann. Ich lese über Ursachen, Symptome, den Ablauf von Schüben, Behandlungsmethoden, Expertenaussagen … und Worst-Case-Szenarien. Tränen laufen mir übers Gesicht. Wird mein Sohn das überleben und wie wird sein Leben mit Behinderung aussehen? Er hat doch so viel vor! Sein Traum ist es, als Radfahrer einmal bei einer Olympiade und bei der Tour de France mitzumachen. Sind jetzt alle Träume geplatzt? Ich mache die Tür zu, damit die Kinder mich nicht weinen hören. Vollgepackt mit Sorgen und den vielen Informationen lege ich mich ins Bett. Doch Einschlafen funktioniert nicht – meine Gedanken drehen sich ständig: Was könnten die Ursachen sein? Habe ich etwas falsch gemacht oder etwas übersehen? Ich brauche ein klares Bild. War es vielleicht die unglückliche Kindheit mit seinem Vater, der ihn immer als weniger intelligent als seinen Bruder betrachtet hat? Haben die vielen Stürze damit zu tun? So liege ich alleine grübelnd und schluchzend in meinem Bett und irgendwann fallen mir vor Erschöpfung die Augen zu.

Ein neuer Tag und mit neuer Energie suche ich nach Hilfe – ich darf keine Kraft verschwenden. Ich denke nach, wer uns noch unterstützen könnte. Da fällt mir ein Alternativmediziner ein, mit dem ich seit vielen Jahren in Kontakt bin und der auch mir in meiner schwierigsten Zeit geholfen hat, als ich einen physischen und psychischen Zusammenbruch hatte. Innerhalb von ein paar Tagen bekomme ich bei ihm einen Termin.

Was mir allerdings beginnt Sorgen zu machen: Wolfgangs Bruder zieht sich immer mehr zurück. Zumindest kommt es mir so vor. Er weicht uns beiden aus. Ihn habe ich fast aus den Augen verloren. Wir reden immer nur das Notwendigste und er ist wenig daheim. Warum wohl? Ich denke, dass er es schon sagen wird, wenn er mich braucht. Schwachsinn! Auch für ihn ist es eine fürchterliche Situation! Endlich nehmen wir uns Zeit für ein Gespräch. Ich bin so dämlich: Es kommt raus, dass er extreme Angst um seinen Bruder hat und auch Angst, was Falsches zu sagen und ihn damit zu verletzen. Er weiss nicht, wie er sich verhalten soll. Ich gebe ihm den Rat, ganz normal mit Wolfgang umzugehen. Er darf ihn auch auf seine Krankheit ansprechen, doch nicht bemitleiden. Das geht gar nicht. Es ist unglaublich, wie erleichtert er nach der Aussprache ist, und von da an ist die Lage zu Hause etwas entspannter unter uns dreien. Das tut wirklich gut und gibt mir wieder neue Kraft. Der restlichen Familie geht es ähnlich. Alle sind verunsichert und niemand weiss so richtig, wie er sich Wolfgang gegenüber verhalten oder uns helfen soll. Ich habe das Gefühl, dass sie uns in Ruhe lassen und das Thema nicht ansprechen wollen. Doch ich habe die Gewissheit, dass ich jederzeit nach Hause zu meinen Eltern oder zu meiner Schwester kommen kann, wenn ich Hilfe brauche. Das stützt und gibt unglaublich Kraft. Zudem bin ich verliebt und darf viele schöne Momente mit meinem Freund erleben. Auch das hilft mir unendlich und damit uns allen.

Wolfgang kann inzwischen sein Bein wieder anheben und sein Zustand verbessert sich von Tag zu Tag. Die Schule ist anstrengend; manchmal hole ich ihn früher ab, weil er zu müde ist. Und ich habe meine Büroarbeit wieder aufgenommen, bin jedoch abrufbereit für meinen Sohn. Dennoch, die Stunden, Tage und Nächte der Sorge und Ungewissheit sind heftig und ich versuche natürlich, mir nichts davon anmerken zu lassen. Und doch bin ich überzeugt, dass es irgendeine Möglichkeit gibt, die schwere Erkrankung zumindest zu erleichtern, und dass Wolfgang wieder zu seinem geliebten Sport zurückkehren kann.

Endlich kommt der Tag, an dem wir zu der Spezialistin nach Wien fahren. Um 22 Uhr betreten wir die Ordination. Vom ersten Augenblick an ist eine starke Sympathie und Vertrauensbasis zwischen Wolfgang und der Ärztin da. Sie erklärt in einfachen Worten, was los ist, und weist mich dezent zurecht, dass er die Antworten selbst geben kann. Das irritiert mich momentan etwas, doch sie hat absolut recht. Die Chemie zwischen den beiden passt von Anfang an. Wolfgang hört aufmerksam zu und beantwortet alle ihre Fragen. Sie ist es auch, die uns erklärt, dass eine Intensivbehandlung mit Cortison auf keinen Fall von einem Tag auf den anderen beendet werden darf, sondern schleichend heruntergefahren werden muss. Erst dann kann mit der aktiven Therapie begonnen werden. Das ist ein Motivationsschub. Die Gewissheit über die Krankheit und die Chancen zur Gesundung machen ordentlich Mut. Auch ihre Erklärung zur Wirkung des neuen Medikaments und ihre Erfahrungen mit anderen Patienten lösen neue Hoffnung aus. Allerdings darf Wolfgang während der Behandlung keinen Sport treiben und muss sich absolut schonen. Wie soll das im Maturajahr funktionieren, frage ich mich. Die Erkundigung nach einer parallelen alternativen Behandlung nimmt sie positiv auf, doch sie will immer eine Abstimmung haben. Perfekt, denke ich, denn in drei Tagen sind wir bei dem Alternativmediziner angemeldet. Wir verlassen erleichtert die Praxis und spazieren durch die engen Gassen im 1. Bezirk zur U-Bahn und machen uns auf den Weg nach Hause. Und Wolfgang lächelt wieder – das tut so unfassbar gut. Gänsehaut läuft mir über den Rücken. Seit langer Zeit warte ich auf einen solchen Moment.

Es ist ein gutes Gefühl, Licht am Horizont zu sehen, und beide blicken wir motiviert nach vorne. Für mich kommt jetzt noch ein finanzielles Problem dazu. Was ist, wenn die Krankenkasse die Kosten für das Medikament von ca. tausend Euro monatlich nicht übernimmt? Beim Einreichen war das nicht eindeutig klar. Ich beginne zu kalkulieren: Mehrarbeit und zweiter Job? Lebensversicherung auflösen? Kredit aufnehmen? Ich weiss, dass ich eine Lösung finden werde. Und siehe da, Anfang Oktober kommt dann das Schreiben mit der Bewilligung – wieder ein Stein vom Weg geräumt und eine grosse Belastung weniger.

Inzwischen kann Wolfgang sein Bein wieder vollkommen kontrollieren. Ein wunderbarer Moment und wir können alle mal so richtig durchatmen. Täglich spritzt er sich sein Medikament – das gehört schon automatisch zum morgendlichen Ablauf, ohne viel nachzudenken. Er ist so tapfer. Ich organisiere jetzt parallel zur medizinischen Behandlung auch alternative Therapien. Osteopathie, Homöopathie und den Besuch bei einer vertrauten Kinesiologin.

Dieser Termin ist kaum weniger erschütternd für mich als die Diagnose selbst. Mein erwachsener Sohn will, dass ich mit in den Behandlungsraum komme, und ich setze mich in eine Ecke, damit die beiden ungestört sind. Zum ersten Mal höre ich Wolfgang über seine extrem verletzten Gefühle sprechen, über seine Gedanken und seine Vorstellung von einem Leben im Rollstuhl. Er spricht über seine Anstrengungen, Sehnsüchte und über seinen Vater. Ich höre für ein paar Sekunden auf zu atmen, als ich höre, dass sein Vater ihn vor ein paar Monaten während eines Besuches aus der Wohnung geworfen hat. Wolfgang leidet noch heute darunter und der Schmerz und die Enttäuschung sitzen ganz tief. Das gibt mir einen richtigen Stich und ich spüre meine Tränen laufen. Wie oft und wie lange habe ich beide Söhne versucht zu überzeugen, dass ihr Vater für sein Leben selber verantwortlich ist und selbst bestimmt, was für ihn gut ist. Nur er entscheidet, wie er leben will. Doch gerade für Wolfgang, der sich immer einen richtigen Vater gewünscht hat, war das schwierig zu verstehen. So viel warmherzige Mühe steckte er in den Prozess, seinem Vater das Leben schöner zu gestalten, und dann setzt der ihn vor die Tür. Das schmerzt. Was habe ich den Kindern da zugemutet? Warum habe ich mich nicht früher scheiden lassen? Trage ich mit Schuld, dass MS bei ihm ausgebrochen ist, weil ich damals meine Ehe retten wollte und schwanger wurde? Mich plagen eine Menge Erinnerungen und ich überlege, ob etwas davon ein Auslöser für die Krankheit sein könnte. Wolfgang und die Kinesiologin reden in grosser Harmonie weiter. Sie hat wohl den richtigen Knopf getroffen und mit faszinierender Ruhe und Gelassenheit sprechen sie über seine Bedenken und auch über seine mögliche Zukunft. Ich beobachte meinen Sohn ganz genau. Er liegt völlig entspannt da. Auch auf mich hat die Stimme der Therapeutin eine beruhigende Wirkung. Die beiden setzen das Zwiegespräch noch eine Weile fort. Motiviert und voller Tatendrang verlässt er schliesslich das Zimmer und wir fahren heim.

Die folgenden Tage verlaufen ruhiger. Wolfgang geht wieder öfter in die Schule, organisiert sich, holt Lernstoff und Hausaufgaben nach, arbeitet an seiner Facharbeit. Das Schönste ist jedoch, mitzuerleben, dass er mehr Zeit im Gespräch mit seinem Bruder verbringt. Das ist auch für mich eine Erleichterung, die kaum in Worte zu fassen ist. Die Krönung in seinen Augen ist allerdings, als er Ende September wieder mit dem Rad zur Schule fahren kann.

In der Zwischenzeit kommt aufgrund meines Schreibens zu Beginn des MS-Schubes der Brief vom Militärkommando mit dem Bescheid der Untauglichkeit. Wieder etwas zum Abhaken – kein Präsenzdienst, kein Zivildienst, volle Konzentration auf die Schule und den Gesundungsprozess. Die Zeit der ganz grossen Ängste und Sorgen ist vorbei und wir können uns darauf konzentrieren, die täglichen Aufgaben zu meistern. Alle Erfolge der kommenden

Wochen und Monate sind Zugaben, die sich mein Sohn mit Eifer und Konsequenz verdient hat. Diese schönen Seiten möchte ich nicht vorenthalten. Das ist der Lohn von Fleiss, an sich glauben, im Jetzt leben und den nächsten Tag so gut wie möglich bewältigen.

Bereits im Oktober kommt er spät abends zu mir und spricht über Alternativen zum Radsport und was er im nächsten Jahr alles machen könnte. Er träumt von Dingen wie Trainingsaufnahme, 24-Stunden-Bahnrekord ... Ich will ihn nicht enttäuschen und muss ihm doch sagen, dass er geduldig bleiben und sich Zeit geben muss. Ab und zu erinnere ich ihn an die Worte der MS-Spezialistin: »Langsam beginnen und nicht zu früh durchstarten, das wäre kontraproduktiv.« Innerhalb von ein paar Wochen macht er beachtliche Fortschritte. Auch ich fange wieder an zu arbeiten und bin überglücklich, dass wir diese hoffentlich schlimmste Zeit überstanden haben.

Das Wärme- und Kälteempfinden bereitet Wolfgang noch Sorge und er schläft noch immer sehr viel. Doch er bemüht sich, seine Krankheit zu akzeptieren und das Beste aus allem zu machen. Da ist er wieder ganz mein Sohn. Meine Sorgen sind nicht mehr seine Krankheit, sondern der Stress in der Schule. Er scheint mit den Nebenwirkungen gut zurechtzukommen und weiss um seine Schwächen. Täglich verabreicht er sich seine Injektion und kommt rasch wieder in seinen Tagesrhythmus. Immerhin hat er ein Ziel vor Augen. Zwischendurch gibt es kleinere Rückschläge und etwas Besorgnis, vor allem wenn er das Kribbeln in den Füssen hat, doch irgendwie schaffen wir es, rasch aus dieser Situation zu kommen. Wolfgang hat meine ganze Bewunderung und manchmal frage ich mich, wie er das schafft und woher er seine Kräfte und seinen Mut nimmt.

Ein weiteres Highlight passiert im Dezember: Wolfgang erfüllt sich mit meiner Erlaubnis seinen lang ersehnten Wunsch nach einem Tattoo. Der Grund, warum ich zusage, ist natürlich, ihm eine Freude zu machen. Und vor allem weiss ich ja nicht, wie ein nächster MS-Schub verlaufen könnte und ob er dann noch die Möglichkeit dazu hätte. Ich erinnere mich noch an seine minutenlange feste Umarmung und sein strahlendes Gesicht. Da wird mir erst klar, wie bedeutend dieser Wunsch für ihn ist. Und ein paar Tage später hat er auch schon den Termin vereinbart.

Diese Wochen und Monate sind sehr anstrengend für mich und ich stelle mir auch immer wieder die Frage, ob Wolfgang nicht zu früh mit dem Sport anfängt. Er kann es nicht lassen und steigert sich rasch. Was allerdings weniger schön ist und wo der Druck allmählich steigt, ist die Schule. Er hat grosse Angst vor der Mathematik-Matura. Ich bin wieder gefordert und die Sorge, dass ein neuerlicher MS-Schub durch den Stress ausgelöst werden könnte, belastet mich immens. Gutes Zuhören und Zureden und Vertrauen, das hilft – und letztendlich maturiert er und diese Hürde ist geschafft.

Seine Disziplin und Konsequenz bringen ihn so weit, dass er es im Februar 2004 bereits schafft, zwei bis drei Stunden Ski zu fahren. Ein wunderbares Erlebnis, welches uns mit grosser Freude erfüllt, und wir sind alle stolz auf ihn.

Nun beginnt auch die Zeit der Überlegungen, was er in Zukunft machen will: zum Radsport zurückkehren oder Studium oder was ganz anderes anfangen? Mein Wissen über diese Krankheit hat mich darin bestärkt, ihm viel Zeit zum Nachdenken zu geben. Er kann ganz ohne Druck frei entscheiden, wie sein Weg aussehen kann, auch wenn mir manchmal sein Herumliegen und Nichtstun weniger zusagen. Wolfgang braucht viel Zeit. Musik nimmt einen beachtlichen Stellenwert ein und er liest unglaublich viel. Aufreibende Momente sind immer die Kontrolluntersuchungen, wo wir beide voller Spannung und Nervosität das Ergebnis kaum erwarten können. Doch es geht ihm ziemlich gut. Wolfgang verändert sich und wird in meinen Augen viel zu schnell zu erwachsen. Er ist sehr bedacht in seiner Wortwahl, hört gut zu, ist geduldig und hat sich sehr unter Kontrolle. Er eignet sich eine Mimik an, aus der nur seine besten Freunde herauslesen können, wie ihm wirklich zumute ist. Und das ist ihm teilweise bis heute geblieben.

Letztendlich trifft er die Entscheidung zu studieren und schafft die schwierige sportliche Aufnahmeprüfung der Sport-Uni im Jahr Frühjahr 2006. Doch der Schock kommt unmittelbar nach der positiven Nachricht der bestandenen Aufnahmeprüfung: Ich bin gerade im Ausland, als mich der Anruf von Wolfgang erreicht. Er weint bitterlich und erzählt mir, dass er wohl die Prüfung bestanden hat, doch aufgrund seiner Krankengeschichte nicht aufgenommen wird. Unverständnis und bitterste Enttäuschung bei Wolfgang – und bei mir macht sich Wut breit und wieder die Sorge, dass so eine einschneidende Erfahrung vielleicht einen MS-Schub auslösen könnte. Mir ist klar, dass ich umgehend etwas unternehmen muss. Gedacht, getan: Nach einem längeren Gespräch mit dem Zuständigen an der Uni schaffe ich es, dass Wolfgang die Zusage bekommt, unter gewissen Bedingungen das Studium aufnehmen zu können. Und meine Befürchtung eines MS-Schubes verflüchtigt sich wieder.

Von einem ganz besonderen Schlüsselerlebnis möchte ich noch erzählen. Es geht um das Radrennen »Race Around Austria«, bei dem er mit seinem Team 2012 gleich bei der ersten Teilnahme den zweiten Platz erzielt und aus dem sie zwei Jahre später sensationell als Sieger hervorgehen. Drei Tage und Nächte Dauerstress und ständig die eigenen Grenzen überschreiten – wird er diesen Anstrengungen standhalten und keinen MS-Schub damit auslösen? Im Ziel angekommen umarmt er mich: »Mama, ich sag dir was – ich habe heute nicht einmal, sondern doppelt gewonnen.«

Das erfolgreiche Radrennen ist das eine, doch die Bestätigung, dass er seine Krankheit besiegt und es geschafft hat durchzuhalten, ist noch viel wertvoller. Ich verstehe ihn so gut, die berührende Umarmung trifft mich bis ins Mark und ich beginne wie ein Kleinkind vor lauter Freude und Erleichterung zu weinen.

In all diesen Jahren ist eine ganz besondere Verbindung zwischen Wolfgang und mir entstanden. Dieses Urvertrauen zwischen Kind und Elternteil haben wir sehr intensiv erlebt. Das kann nur jemand nachempfinden, der in einer ähnlichen Situation war. Für gewisse Erlebnisse finde ich auch heute keine Worte. Doch eines wurde mir von Jahr zu Jahr klarer: Wir hatten sehr viel Glück, dass wir in der richtigen Zeit am richtigen Ort waren und die richtige Betreuung hatten. Ich bin so unendlich dankbar, dass Wolfgang die Konsequenz, den Mut und die Kraft hatte, seinen Weg zu finden und zu gehen. Und ich bin sehr dankbar, dass ich ihn mit viel Liebe, Geduld und Gelassenheit dabei begleiten konnte. Er ist heute das, was *er* aus sich gemacht hat. Und er bleibt auch nicht stehen und ist immer auf der Suche, das Richtige für sich zu finden, um mit Zufriedenheit und im Jetzt zu leben.

Wie schon erwähnt hat Wolfgang bittere und doch wichtige Erfahrungen gemacht in seinen jungen Jahren und ist durch seine Krankheit zu schnell zu erwachsen geworden. Ich hatte immer wieder das Gefühl, dass er mir manchmal sogar einen Schritt voraus war. Er weiss genau, wann er die Bremse ziehen muss, und hält seine Balance. Und er teilt sein Leben inzwischen mit seiner entzückenden Freundin.

Lieber Sohn, bleibe wer und was du bist und hab weiterhin den Mut, deinen Weg zu gehen, respektvoll, mit Achtsamkeit und mit deiner Überzeugung. Denn gegen den Strom zu schwimmen ist anstrengend. Mir ist wichtig, dass du dabei glücklich bist!

12 Mitmenschen schildern

Welches Bild entsteht bei anderen Menschen, wenn ich ihnen erzähle, dass ich MS habe? Das ist die Jackpot-Frage! Und sie wird beantwortet werden, sobald Leute meine Geschichte gelesen haben und darauf reagieren und mir ein Feedback geben. Es gibt viele Freunde und Bekannte, die Teile meiner Geschichte kennen, und manche, die nichts von meiner Vergangenheit wissen. Es brauchte am Beginn viel Mut, meinen Mitmenschen die unten stehenden Fragen zu stellen, weil man dabei die eigene Krankheit sozusagen öffentlich macht – und das fiel mir auch nach vielen Jahren noch schwer.

Im Zuge der intensiven Auseinandersetzung mit meiner persönlichen Geschichte kam natürlich die Frage auf, wie mir nahe stehende Menschen meinen MS-Verlauf erlebt haben. Es ist mir sehr wichtig, auch ihre Sicht zu erfahren, denn immerhin waren und sind sie diejenigen, die mich unterstützen. Selbstverständlich haben sich manche auch emotional distanziert oder zurückgezogen. Ich nehme das keinem übel, denn es war anfangs ein Schock für alle. Deshalb sollen die folgenden Statements zeigen, wie unterschiedlich meine Mitmenschen mit der Situation umgegangen sind und welche Sichtweisen sie hatten.

Die Geschichten sind anonymisiert und stammen aus meinem Familienumfeld, von Freunden und anderen Wegbegleitern. Ich bin sehr dankbar, dass sie sich die Zeit genommen haben, ihre

Eindrücke zu schildern. Ich habe sie gebeten, folgende zwei Fragen zu beantworten:
- Was waren deine ersten Emotionen und Reaktionen, als du erfahren hast, dass ich an MS erkrankt bin?
- Wie hast du über die Jahre meine Veränderungen und Fortschritte wahrgenommen und hat mein Schicksal eventuell auch dein Leben beeinflusst?

Einer meiner besten Freunde und ehemaliger Schulkamerad: »Wolfi hat Multiple was? Hab schon davon gehört, aber keine Ahnung, was das genau ist. Diese Frage stellte ich mir an einem lauen Augustabend ca. zwanzig Jahre, nachdem ich Wolfi kennenlernen durfte. Wieso ist mir seine Erkrankung nie aufgefallen bzw. habe ich sie wieder vergessen? Etwas verwirrt dachte ich darüber nach. Vielleicht erklärte dies die eine oder andere Verhaltensweise, die ich von Wolfgang noch in Erinnerung habe. Ich habe ihn in den vielen Jahren wie immer behandelt und ihm manchmal ein bisschen Leben eingehaucht, wenn er etwas ruhiger bzw. nachdenklicher war. Obwohl der Kontakt nie abgerissen ist und wir uns regelmässig sehen, konnte ich im Grunde keine grossen Veränderungen an ihm feststellen, ausser dass er anscheinend Schwyzerdütsch kann. Imponiert haben mir immer sein Ehrgeiz und die Konsequenz, mit der er gewisse Dinge anging. Viele Rückschläge, sei es im Spanischunterricht oder bei privaten Angelegenheiten, hat er meines Wissens hervorragend bewältigt. Ein Mensch, der definitiv auch eine philosophische und ruhige Seite hat und trotzdem nicht aufgeben kann, ausser wenn er es mit Ballsport zu tun hat (Scherz!). Mit oder ohne MS, Wolfi war, ist und wird immer ein guter Freund und ein Teil meines Lebens sein!«

Ein Familienmitglied: »Davon erfahren habe ich durch meine Mutter, die nach einem Telefonat mit deiner Mutter sehr entsetzt dreingeschaut hat. Damals waren wir ja mehr oder weniger noch Kinder, und auf meine Frage, was denn los sei, bekam ich die Antwort, dass du an MS ›leidest‹. Für mich ein absolutes Fremdwort. Ich hatte keine Ahnung, was diese Krankheit ist und was sie zur Folge haben kann. Damals habe ich natürlich nachgefragt und mir wurde der Ernst der Lage bewusst, als mir erklärt wurde, dass du womöglich bald im Rollstuhl sitzen könntest. Trotzdem hat sich bei unseren Zusammentreffen nicht wirklich etwas im Umgang miteinander geändert, obwohl man dieses furchterregende Kürzel MS immer im Hinterkopf mitgetragen hat.

Ich habe immer bewundert, mit welcher scheinbaren Leichtigkeit du an alles herangegangen bist. Über die Jahre konnte ich wahrnehmen, dass du bewusster leben gelernt hast und an deiner ›Erkrankung‹ gewachsen bist. Natürlich hat man auch mitbekommen, dass es bessere und schlechtere Phasen gegeben hat, aber dies wurde meist ohne Worte bei unseren Treffen ›hingenommen‹.«

Eine langjährige Freundin: »Ich kann mich ganz genau an den Moment erinnern, als du mir von deiner Erkrankung berichtet hast. Wir kannten uns zu diesem Zeitpunkt schon mehr als sieben Jahre. Es war am Vorabend des ›Race Around Austria‹, zu dem du mich als Betreuerin eingeladen hattest. Wir standen im Garten deines Elternhauses und unterhielten uns über die bevorstehenden Aufgaben und Herausforderungen der nächsten Tage. Im Laufe dieser Unterhaltung kam das Gespräch auch auf deine ›Karriere‹ als Fahrradfahrer und warum du nicht den Weg des Profis eingeschlagen hast. Ganz nebenbei hast du in den Raum geworfen: ›Na, das war mit der MS halt eher schwierig!‹

Da entstand bei mir ein totales Gefühlschaos aus völligem Unverständnis und einem gewissen Ärger über mich selbst, weil ich bis zu diesem Moment nicht gemerkt hatte, welches ›Päckchen‹ du schon die ganze Zeit mit dir herumgetragen hast.

Ich würde deine Krankheit nicht als Schicksal bezeichnen. Du selbst siehst die MS als Herausforderung an und nicht als unveränderbares Damoklesschwert, das über dir hängt und gegen das du nichts tun kannst. Ich bin der festen Überzeugung, dass kein Mensch, der dich kennenlernt, auch nur erahnt, welchen Weg du bisher gegangen bist und welche Felsbrocken du schon aus dem Weg geräumt hast. Für mich bist du wirklich ein Vorbild, an dem ich und auch meine Kinder wachsen können. Nichts ist in Stein gemeisselt und alles kann geändert werden, wenn man nur genug Willen, Ehrgeiz und Durchhaltevermögen hat. Danke, dass du uns das lehrst, lieber Wolfgang!«

Ein Familienmitglied: »An die Zeit, als du die Diagnose bekommen hast, kann ich mich eigentlich nur nebulös erinnern. Mit ein Grund dafür war wahrscheinlich, dass ich nicht wusste, wie ich damit umgehen sollte. Inzwischen weiss ich aus eigener Erfahrung, dass es ganz egal ist. Ich war aber für deine Familie da, wenn jemand zum Reden gebraucht wurde. Dann habe ich einfach nur zugehört. Und ich erinnere mich an die wahnsinnige Stärke deiner Mama. Ich hatte das Glück, in dieser schweren Zeit für sie da sein zu dürfen, und denke, ich konnte ihr auch ein wenig Halt geben. Ich habe gemerkt, dass sie dir viel Rückhalt gegeben hat. Eigentlich habe ich deine Probleme (leider) nur indirekt über deine Mama mitbekommen. Ich war damals auch viel mit mir selbst beschäftigt.

Du bist in jungen Jahren sehr schnell unheimlich selbstständig geworden. Und du hattest viel Angst, wenn du wieder einmal einen Schub erleben musstest. Vor allem dann, wenn du ein taubes Gefühl im Fuss bekommen hast. Ich bilde mir ein, dass dich das ziemlich verändert hat. Meiner Meinung nach bist du schon früh erwachsen geworden. Ob das durch deine Krankheit beschleunigt wurde oder einfach die Erziehung deiner Mama war, weiss ich nicht. Es ist auch egal. Ich finde, dass du ein ganz toller junger Mann geworden bist, der sehr früh im Leben prägende Erfahrungen machen musste.«

Eine Mentorin und langjährige Freundin: »Es war beim Frühstück am letzten Kurstag der ersten Ausbildungswoche zur Lehrwarteausbildung für Seniorensport im Bundessportzentrum Obertraun. Da bist du an meinen Tisch gekommen und hast gefragt, ob du dich zu mir setzen darfst. Ich war überrascht und gleichzeitig neugierig, was der mit Abstand jüngste Teilnehmer zu sagen oder vielleicht zu fragen hätte. Na ja, dann hast du erzählt, dass du MS hast. Momentan hat es mir ›die Rede verschlagen‹, denn ich kannte den Krankheitsverlauf durch einen ehemaligen Nachbarn nur zu gut. Aber bevor ich etwas sagen konnte – es lag mir bzw. der Kursleitung ja ein ärztliches Attest vor, in dem von der Krankheit nichts stand –, hast du erklärt, du hättest die Krankheit gut im Griff und nur mit dem Radfahren als Leistungssport aufgehört. Im gleichen Atemzug hast du klargemacht, dass du diese Ausbildung unbedingt machen möchtest, da du im Zuge deiner Matura bereits den Kinder- und Erwachsenen-Lehrwart absolviert hast. Für den Kursleiter und mich gab es auch überhaupt keinen Anlass, dich nicht weiter in diesem Kurs zu behalten. Du hattest dich ja in die Gruppe, die grösstenteils aus älteren Personen bestand, bestens eingefügt. Deine Ehrlichkeit und Offenheit gaben mir irgendwie das Gefühl, dir soweit es mir möglich war bei der Verwirklichung deiner beruflichen Ziele helfen zu wollen.

Zu dem Thema ›Veränderung‹ kann ich nicht viel sagen, denn ich habe dich erst kennengelernt, als du von der Krankheit wusstest. Nur so viel: Ich hatte eigentlich nie das Gefühl, dass du krank bist. Du hast dich in dein Studium hineingekniet und es auch bravourös gemeistert. Du warst immer sehr darauf bedacht, Menschen Bewegungsabläufe nicht nur beizubringen, sondern auch zu erklären, warum sie dieses und jenes machen sollen. Für mich warst du immer ein sehr interessierter junger Mann, der seine Ziele genau absteckt und daran arbeitet, sie auch zu erreichen.«

Ein Familienmitglied: »Als ich die Nachricht von deiner Krankheit erfuhr, war ich entsetzt und dachte, wie furchtbar und schrecklich. Ein junger, strebsamer, sportlicher Bursche wird womöglich eines Tages im Rollstuhl sitzen und sich nur mit diesem fortbewegen können. Ich informierte mich im Internet über MS und schöpfte Hoffnung, denn da wurde berichtet, dass Patienten durch geeignete Medikation die MS-Schübe in den Griff bekommen konnten. Ich dachte sofort positiv und hoffte, du zählst auch zu dieser Gruppe. Nun wissen wir schon mehr und sind glücklich über den Erfolg der ärztlichen Bemühungen. Ich freue mich, dass du gelernt hast mit MS umzugehen und dass die Auswirkungen der Krankheit gering geblieben sind. Die besten Wünsche für eine weitere gute Entwicklung, die ein normales Leben im Kreis deiner Lieben zulässt.«

Ein Mentor und langjähriger Freund: »August 2012, irgendwo in den Bergen Tirols und Vorarlbergs mitten in der Nacht. ›Race Around Austria‹. Ich war damals Fahrer des Pace Cars und meine Beifahrerin – guess who – Wolfgangs Mutter. Die Situation war angespannt, mit achtzig Stundenkilometer und mehr die Berge runter und alles stockfinster. Eine grosse Belastung für alle Fahrer, allen voran für Wolfgang nach einer nicht so reibungslosen ersten Nachtfahrt über seinen Lieblingsberg.

Ich dachte mir die gesamte Fahrt über: Was motiviert den Typ, sich so zu quälen und dabei auch noch zu lächeln? Seine Mutter sagte plötzlich vollkommen aus dem Nichts heraus: ›Seit der MS-Diagnose ist er so!‹

Wow! MS? Wolfgang? Im ersten Moment dachte ich nicht an

die Krankheit, sondern eher an ein Rennradfahrerding. Was für eine Diagnose? Ich war verstört. Dazu kam noch eine sehr kurvige und schnelle Abfahrt. Das war alles zu viel auf einmal. Ich konnte nicht weiter auf die Aussage reagieren. Erst nach der Zieleinfahrt habe ich mit Wolfgangs Mutter beim Abendessen ein wenig geplaudert. Was für ein Typ!, dachte ich, aber das war es auch schon. Für mich war bis zur besagten Nacht nichts von MS erkennbar und danach nie von Bedeutung. Wenn man mich fragen würde, ob ich jemanden mit MS kenne, würde ich derzeit verneinen. Wolfgang und MS passen nicht zusammen, für mich zumindest nicht. Das ist kein Thema. Nicht weil ich es verdränge, sondern weil es nicht präsent ist. Ich kann mich an keine Situation erinnern, die mich darauf aufmerksam gemacht hätte. Niemals. Man könnte nun behaupten: klassische Verdrängung, Extremsport als Therapieansatz – wie auch immer. Es gibt immer einen Grund, seiner ist vielleicht MS, aber ist das wichtig? Sicher nicht für ihn und sicher auch nicht für mich.

Ich rede mit Wolfgang nicht oft, aber wenn, dann sehr intensiv. Wir haben noch nie über MS gesprochen, weil es wichtigere Dinge gab, die zu besprechen waren, oder auch interessantere. Wolfgang ist mein Freund. Ich würde mich mitten in der Nacht ins Auto setzen und zu ihm fahren, um für ihn da zu sein. Warum? Weil er es wert ist und weil ich stolz bin, ihn als Freund zu haben und sein Freund zu sein. Wir hören uns zu, beraten uns und vertrauen uns. Wir können auch stundenlang schweigen. Das macht es aus. Ich weiss genau, wann er reden will oder kann und wann es besser ist, nicht zu reden. Wir verstehen uns da blind. (Zur Verwunderung seiner Mutter und von vielen anderen!)

Ich mache mir manchmal Sorgen um ihn. Nicht weil er MS hat, sondern weil er mein Freund ist und wie wir alle Höhen und Tiefen durchlebt. Während ich diese Zeilen schreibe, denke ich gleichzeitig an die Zukunft und was ich mir für Wolfgang wünsche, sofern mir das überhaupt zusteht. Eines ist klar: Weder Wolfgang noch MS werden siegen, denn er hat einen Weg gefunden, nicht im Kampf mit MS zu leben, sondern im Einklang mit einer wahrscheinlich zunehmenden Beeinträchtigung seiner Lebensqualität. Er füllt seine Zeit auf dieser Erde mit Liebe, Herz und Sinn und damit ist er uns wahrscheinlich allen voraus!«

Ein bester Freund: »Ich habe von Wolfgangs Krankheit fast nebenbei erfahren. In der Zeit, als wir uns eine Wohnung teilten, kam das Thema in einem Gespräch mit ihm auf und war auch kurz darauf wieder vom Tisch. Zu diesem Zeitpunkt wusste ich noch nicht viel von MS, nur dass der Vater eines guten Freundes ebenfalls daran litt, dessen Zustand aufgrund seines Alters schon weiter fortgeschritten war. Es stimmte mich nachdenklich, doch Wolfgangs gefasste und zielstrebige Einstellung zu der Erkrankung liess wenig Grund zur Sorge. Während der Zeit in der Wohngemeinschaft gab es nur wenige Situationen, in denen ich eine offensichtliche Beeinträchtigung im täglichen Leben bei ihm bemerkt habe. In Erzählungen aus seiner Jugend, zum Beispiel aus der aktiven Radsportzeit, kam das Thema ab und an zur Sprache. Genau genommen kann ich mich nur an eine mehrtägige Phase erinnern, wo er aufgrund eines Schubes und der notwendigen Infusionen extrem müde war. Aber selbst in dieser Zeit wirkte er gefasst. Ein Meilenstein in Richtung Normalität im positiven Sinn war für Wolfgang die erfolgreiche Teilnahme am ›Race Around Austria‹. Es war die Bestätigung, trotz der Beeinträchtigung volle körperliche Leistung bringen zu können.«

Eine ehemalige Arbeitskollegin und langjährige Freundin: »Einige Jahre nach unserem Kennenlernen hat sich erst eine Freundschaft entwickelt, die schlussendlich zu deinem vertrauensvollen Schritt geführt hat, mit mir über deine Erkrankung zu reden. Es verlangt grosses Vertrauen und Wertschätzung, dies mit jemandem zu teilen. Wir sassen in deiner Wohnung in Maria Enzersdorf in der Küche. Ich war schon eine Weile ausser Landes und wir haben uns im Zuge meines Heimatbesuchs zum gemeinsamen Frühstück getroffen; ein sensationeller Obstsalat mit Nüssen wurde mir gereicht. Wir redeten über dein damaliges Bewegungsprojekt in Schulen und Kindergärten und kamen vom Hundertsten ins Tausendste und plötzlich kam deine Erkrankung zur Sprache. Meine Reaktion darauf war gelassen, jedoch mit dem notwendigen Ernst und Interesse für deinen Alltag und deine Erkrankung. Es hat mich schon noch eine Weile begleitet, wieso ich nichts gemerkt habe und wie das sein kann, aber vor allem hat es meine Sicht auf dich und die Erkrankung MS verändert. Mein Verhalten dir gegenüber hat sich nicht verändert, aber ich ertappte mich, wie ich all deine Aktivitäten – vor allem die sportlicher Natur – nun anders betrachtete: mit noch mehr Respekt, aber auch Sorge. Der grosse Erfolg beim ›Race Around Austria‹ war für mich persönlich dann der Punkt, an dem ich gewusst habe, ich kann jegliche Sorge ablegen (zumindest vorerst) und einfach nur stolz und voller Freude bewundern, wie du mit Fleiss, Disziplin und unbändigem Willen deinen Weg mit deiner Erkrankung beispielhaft für viele ebenso Erkrankte gehst.«

Eine ehemalige Arbeitskollegin und Freundin: »Ich habe Wolfgang im Sommer 2016 kennengelernt. Mein erster Eindruck war, dass er im Vergleich zu vielen seiner Kollegen netter und offener auf Leute zuging. Bei einem Abendessen und Gesprächen über die Arbeit wurde es immer tiefgründiger. Dann erzählte Wolfgang, dass er MS habe. Ich war überrascht und traurig zugleich. Im gleichen Atemzug erwähnte er auch, dass nur wenige Menschen in seinem Umfeld von seiner ›Einschränkung‹ wüssten. Beides war sehr schwer für mich nachzuvollziehen, denn er machte einen extrem fitten und gesunden Eindruck auf mich. Nach Rücksprache mit meinem Sohn, der Arzt ist, war es noch unverständlicher. Er ist so ein glücklicher, gesunder und offenherziger Mensch, aber dass er MS haben soll, glaube ich bis heute nicht. Seine Symptome sind und waren von aussen nicht sichtbar. Wenn er es nicht anspricht, weiss man es schlichtweg nicht.

Für mich ist und war er immer gesund. Ich bewundere, wie er sich in der Natur, in den Bergen und in seinem Beruf engagiert und gesund hält. Wolfgang ist ein grossartiger junger Mann, der MS ›gekillt‹ hat. Denn ich kenne drei Leute, die auch MS haben. Einer hat lange gekämpft und lebt jetzt auch ein normales Leben, die anderen beiden sind leider schon verstorben. Deswegen ist MS für mich eine lebensbedrohliche Krankheit und macht Angst. Doch zu sehen, wie er damit umgeht, macht mir und anderen sehr viel Mut.«

Ein Familienmitglied: »Ich war extrem fertig, als ich die Nachricht von der MS-Diagnose erfuhr. Die Information über deine Erkrankung kam, während ich in der Ordination arbeitete. Sofort habe ich mit dem Ordinationsarzt darüber gesprochen, der gleich einen Neurologen kontaktierte. Dieser wiederum hat dich sofort in das SMZ-Süd zum Spezialisten geschickt. Damit begann sich das schulmedizinische Rad zu drehen.

Ich dachte, was muss der Bub noch alles durchmachen? Tausend Dinge sind mir durch den Kopf gegangen. War die erlebte Kindheit unter einem sehr strengen Vater schuld oder waren es die elf Löcher im Kopf? Sind dadurch vielleicht Bakterien in die Blutbahn gekommen, wodurch die Krankheit ausgelöst wurde? Am meisten hat mir leidgetan, dass du deine Radkarriere aufgeben musstest. Ausserdem hat mich geärgert, dass die Schulmedizin nach zehn Infusionen die Behandlung beendet hat. Dein Glück im Unglück war das grosse Engagement deiner Mutter, die mit dir dann einen anderen Behandlungsweg gegangen ist. Du bist dadurch sehr schnell erwachsen geworden. Du hast dir nicht anmerken lassen, wie es in dir ausschaut, hast mit grossem Eifer und Bravour studiert, dein Studium erfolgreich abgeschlossen und dich nicht von der Krankheit besiegen lassen – davor ziehe ich meinen Hut!«

Eine Mentorin und langjährige Freundin: »Es ist schon einige Jahre her, als ich erfahren habe, dass Wolfgang an MS erkrankt ist. Ich konnte es zuerst gar nicht glauben. Ich bin erschrocken und stellte mir einen jungen Mann vor, der bald im Rollstuhl sitzt. Doch das war ein kurzer Gedanke, denn ich bemerkte sehr schnell, dass er alles seiner Gesundheit unterordnet. Zu Beginn achtete ich natürlich aufmerksamer auf seine Bewegungen und registrierte, dass es da ab und zu holperte. Ich glaube, damals war diese Diagnose auch noch viel präsenter als jetzt. So wurde er für mich ganz schnell wieder ein gesunder junger Mann, der sich gerne bewegt und auch ab und zu seine körperlichen Grenzen sucht. Wenn ich es mir genau überlege, sind auch die koordinativen ›Stolperer‹ über die Jahre verschwunden – der Körper hat Ja gesagt zu ihm und seiner Pflege.«

Ein Familienmitglied: »Meine Mama hat mir von deiner Krankheit erzählt. Ich wusste zuerst nicht wirklich was damit anzufangen. Man hat davon gehört, aber sich nicht damit beschäftigt – so wie es halt ist mit Dingen, die einen Gott sei Dank nicht persönlich betreffen. Natürlich habe ich nachgefragt und war dann ziemlich erschüttert. Du hast mir irre leidgetan und plötzlich waren wir eigentlich alle mit MS konfrontiert. Was heisst das nun, was passiert jetzt, was kann man machen? Ich kann mich genau daran erinnern, wie ich dich das erste Mal nach der Diagnose gesehen habe: Du hast anders ausgeschaut, aufgedunsen vom Cortison.

Aber eines hatte sich nicht verändert: Du hast mich zur Begrüssung gedrückt und gelacht. Irgendwie hatte ich schon ein wenig Schiss gehabt vor dieser ›ersten‹ Begegnung, aber du hast uns von Anfang an gezeigt, dass du kein Mitleid brauchst und dass du kämpfst – zumindest habe ich es so empfunden und dich echt dafür bewundert. Natürlich war die Erleichterung gross, als die erste Entwarnung da war. Und dann immer wieder nach den MR-Kontrollen, wenn mir meine Mama erzählt hat, bei Wolfi ist alles okay.

Ich finde es unbeschreiblich toll, wie du es, natürlich auch dank der Hilfe vor allem deiner Mama, geschafft hast, dich nicht entmutigen zu lassen und auch nie den Sport aus den Augen verloren hast. Das hat sicher einen grossen Beitrag dazu geleistet, dass du heute der bist, der du bist. Ich kann mich auch noch gut an den Skiurlaub erinnern, als wir alle krank waren. Da habe ich dann schon bemerkt, dass du ziemlich Angst hattest, dich anzustecken, weil das für dein Immunsystem hätte zu viel sein können. Sonst habe ich eigentlich nie wirklich etwas von deinen Ängsten mitbekommen. Aber bei dieser Gelegenheit habe ich zum ersten Mal realisiert, dass es schon einen Unterschied macht, wenn man mit MS lebt. Als ich Ende 2008 Entzündungen im Gehirn hatte als Reaktion auf eine Impfung, war natürlich mein erster Gedanke: Habe ich jetzt vielleicht auch MS? Liegt das in der Familie? Da habe ich dann erst wirklich verstanden, wie beschissen so eine Situation ist.

Eines ist auf jeden Fall sicher: Ich bin irre stolz auf dich und bewundere dich ehrlich für deine Disziplin und deine Kraft. Mach weiter so! Ich glaube, du hast ein gutes Mittelmass gefunden zwischen den Körper beobachten und auf Zeichen hören, aber sich nicht verrückt machen. Das ist zumindest meine Einschätzung.«

Eine ehemalige Lehrerin, Arbeitgeberin und Mentorin: »Als seine Turnlehrerin war ich zuerst geschockt und dann eigentlich erstaunt, wie schnell Wolfgang mit Ausdauersport seine Krankheit unter Kontrolle bekommen hat. Dann hat er jahrelang als grossartiger Skilehrer und bei Sport- und Schulveranstaltungen mitgearbeitet und ist bewundernswert mit dieser Krankheit umgegangen. Jahre später war Wolfgang auch ein toller Berater bei meiner Nichte, wie man mit dieser Krankheit richtig umgeht.«

Eine langjährige Freundin: »Ich kann mich noch genau an die Situation erinnern. Es war in einem Fitnessstudio, in dem wir (einige Trainerinnen und ich) über den smovey instruiert werden sollten. In einer Pause wurde ich darüber unterrichtet, dass Wolfgang an MS leidet. Das war für mich unglaublich, denn er hatte so viel Lebensfreude, Ausstrahlung, Tatendrang und Energie, dass ich mir diese Krankheit an ihm gar nicht vorstellen konnte. Mein Gefühl war grosse Betroffenheit. An ihm konnte ich die Arbeit mit dem smovey mit ganz anderen Augen sehen. Auch, wie wichtig Sport für jeden ist. Insbesondere dann, wenn man an solchen Krankheiten wie MS leidet. Da habe ich eine sehr grosse Bewunderung für ihn!

Mir ist in den mehr als zehn Jahren, die wir uns kennen, nichts Bestimmtes an Veränderungen aufgefallen. Ich sehe ihn immer noch als den gleichen bewundernswerten jungen Mann, der sich mit Energie, Selbstdisziplin und Wissen über Ernährung und Sport für sein Leben rüstet! Ich freue mich immer wieder, mich mit ihm auszutauschen und zusammenzuarbeiten.«

Eine ehemalige Arbeitskollegin und langjährige Freundin: »Wir waren zu Fuss auf dem Weg von der Turnhalle (in der wir gemeinsam das Kinderturnen gemacht hatten) nach Hause. Du hast es mir fast nebenbei erzählt und ich war ganz kurz wirklich schockiert. Allerdings hast du es mit solch einer Ruhe und relativ grossen Gelassenheit mitgeteilt, dass ich mir gleich gedacht habe, es würde schon alles gut gehen. Du hast mir auch erzählt, du würdest versuchen, dir in deinem Leben so viel unnötigen Stress wie möglich zu ersparen, und ich hatte grosses Vertrauen, dass du das auch schaffen wirst.

In den vielen Jahren, in denen wir uns kontinuierlich immer besser kennengelernt haben, haben wir auch immer mal wieder über deine Krankheit gesprochen. Du hast mir nie das Gefühl gegeben, dass dies ein vordergründiges Thema für dich wäre. Ich bewundere dich dafür, mit welcher Gelassenheit du mit der Krankheit umgehen kannst, und ich weiss, dass du definitiv den richtigen Weg gefunden hast. Deine positive Persönlichkeit und auch Einstellung in allen Lebensbereichen machen sicherlich in jeder Beziehung alles einfacher. Ich bin ein Mensch, der selber versucht, möglichst immer positiv zu denken und das Leben nicht mit ›Befindlichkeiten‹, die keine Relevanz für das Glück haben, zu verkomplizieren. Da waren wir stets einer Meinung und auf einer Wellenlänge, was unserer Freundschaft eine schöne Verbundenheit geben konnte, auch wenn wir inzwischen kaum Kontakt haben.«

Eine langjährige Freundin: »Ich kann mich noch gut an das Gespräch mit deiner Mutter erinnern, in eurer Küche, wo sie mir sagte, dass du MS hast. Ich war damals Physiotherapiestudentin, hatte daher schon von MS gehört. In diesem Moment allerdings war es für mich eine Mischung aus Nichtwissen, was das (speziell für dich) bedeutet, und Schock, dass dich bzw. euch so was trifft. Wohl ein Nicht-Wahrhaben-Wollen im ersten Moment. Und die Frage nach der Ursache: Was ist schuld daran?

Wir beide sahen uns danach erst bei der Einweihungsfeier für meine damalige Wohnung wieder. Wir sassen auf der Couch und irgendwie kam das Thema Militärdienst auf – und du meintest, dich träfe es nicht. Es folgten ungläubige Blicke von meinem Bruder und seinen Freunden. Du hast auf deinen Kopf gedeutet und gesagt, du seist nicht tauglich. Ich weiss noch, dass du MS damals nicht ausgesprochen hast. Ich hatte es verstanden.

Mehr darüber gesprochen haben wir, meiner Erinnerung nach, erst Jahre später. Ich fand deinen Umgang mit MS, den ich über die Jahre mitbekommen habe, sehr beeindruckend. Es war ein Weg, der aus vielen kleinen Puzzleteilen bestand, die du gesucht und zusammengesetzt hast. Ich hab dich erlebt als jemanden, der nicht aufgibt, sondern seinem Gefühl vertraut. Du hast dich auf verschiedenen Ebenen mit dir selbst auseinandergesetzt, sowohl körperlich als auch mental, und bist unbeirrt deinen Weg gegangen. Ich habe dabei über die Jahre keine Zweifel bei dir wahrgenommen. Du hast deinem Leben Sinn gegeben. Du bist, wie man so schön sagt, Pilot deines Lebens.

Was ich an dir bewundere und was mich beeindruckt hat, ist deine Offenheit im Umgang mit dieser Diagnose, deine Bereitschaft zur Reflexion und deine Bereitschaft, deine Grenzen auszuloten. Du hast dein Strahlen und deine Stärke nicht verloren, ganz im Gegenteil. Du hast dich auf den Weg gemacht und immer wenn wir uns gesehen haben, nahm ich dich als reifer und gestärkter wahr. Und trotzdem hast du dir eine gewisse positive Leichtigkeit behalten. Du hast meinen allergrössten Respekt für dein intensives Auseinandersetzen mit deinem Leben, deinem Körper und auch deinem Umfeld. Du bist für mich eine Horizonterweiterung.«

Eine ehemalige Schulkollegin und langjährige Freundin: »Ich kann mich erinnern, dass du in der Schule oft sehr müde und schlapp warst. Irgendwann habe ich dich dann mal scherzhalber gefragt, ob du zu viel Party machst. Darauf hast du recht nüchtern geantwortet, dass bei dir MS diagnostiziert wurde. Ich muss zugeben, ich wusste zuerst gar nicht, was das ist, und hab mich nicht nachfragen getraut. Erst ein paar Monate später, nach dem

Schulabschluss, hast du mir dann auf mein Nachhaken alle Fragen beantwortet. Das hat mich natürlich traurig und nachdenklich gemacht. Aber auch hilflos und irgendwie ohnmächtig, weil man nichts tun kann. Zumindest vor mir hast du die Krankheit nie thematisiert. Ich kann mich noch sehr gut an ein Gespräch nach deinem ›Race Around Austria‹ 2012 erinnern, wo du gesagt hast, du hättest nie gedacht, dass du das so packst. Das war ein toller Erfolg! Ich würde sagen, dass du die Krankheit nie als Ausrede oder als Hindernis dargestellt hast. Wie dein ganzer Wesenszug: Das ist halt jetzt so – Sch***, aber weiter geht's! Frei nach dem Motto: If life gives you lemons, make lemonade!«

Ein Mentor und ehemaliger Arbeitgeber: »Ich habe es von meiner Frau erfahren und schüttelte den Kopf. Ich war im ersten Moment geschockt und fassungslos. Da ich noch nicht viel über diese Krankheit wusste, informierte ich mich dann darüber. Wolfgang hat sich die Antwort selber gegeben, wie man mit Sport und Bewegung sein physiologisches und psychisches Gleichgewicht finden und erhalten kann. Das konnte ich als sein ehemaliger Arbeitgeber nur unterstützen.«

Eine langjährige Freundin: »Ich kann mich kaum an das Gespräch erinnern, bei dem du mir von deiner Diagnose erzählt hast. Ich weiss nur, dass ich dich damals bei einer Trainerschulung als kraftvollen Sportler kennengelernt habe, der schon in jungen Jahren sehr offen für andere Ansätze war. Ich hatte das Gefühl, dass du mit der Diagnose gut umgehen kannst und die Situation im Griff hast, weil du davon überzeugt warst, dass du in dem ganzen Prozess selbst viel lenken kannst. Das hat mich beeindruckt, diese unglaubliche Selbstkompetenz und das innere Vertrauen in so jungen Jahren. Ich weiss noch, dass dir die Medikamente nicht gutgetan haben ... deine Gewichtszunahme, die Müdigkeit und Abgeschlagenheit. Dein Mut, die Medikamente auf eigene Verantwortung abzusetzen, war einfach grossartig. Du hast mit einem Osteopathen gearbeitet, der dich anscheinend gut begleiten konnte. Auch hier warst du offen und interessiert an anderen, neuen Zugängen und bist nicht dem typischen schulmedizinischen Weg gefolgt.

Am meisten habe ich mich gefreut, als du wieder trainieren und an deiner Radfahrkarriere basteln konntest – und somit deine Haxerln (Beine) wieder so knackig rasiert waren. Im Ernst, ab dem Zeitpunkt, als du wieder voll in Bewegung gehen konntest, warst du für mich vollauf geheilt. Du hat die Verantwortung für dich und deine Gesundheit zu hundert Prozent übernommen. Und das ist absolut grandios und bewundernswert!!«

Eine langjährige Freundin: »Oh ja, ich kann mich sehr gut an die Situation erinnern, in der Wolfgang mir von der MS erzählt hat. Das war auf einem Spaziergang und er meinte, dass er in seiner Jugend an MS erkrankt sei. Ich hatte MS davor immer mit körperlichen Behinderungen in Zusammenhang gebracht und dachte bei mir: Der Mann wirkt doch gesund, sportlich und ausgeglichen, wie meint er das jetzt? Er hat mir dann seine Situation erklärt und ich war höchst erstaunt, wie er mit dieser Diagnose umgeht – dieses Annehmen von Tatsachen und dem, was MS mit ihm anstellt. Natürlich habe ich immer wieder nachgefragt, was er tut, wie er sich in bestimmten Situationen verhält und womit er im Alltag zu kämpfen hat. Und ich konnte feststellen: Wolfgang kämpft gar nicht, er nimmt an, was ist. Er beobachtet sich selbst, hat ein enormes Körperbewusstsein entwickelt, sich selbst und seine Empfindungen kennengelernt. Er ist achtsam mit sich und prüft ständig, was ihm guttut und wo sein Körper oder seine Gefühle sich sträuben. Wenn er so etwas feststellt, dann gibt er dem Raum und handelt künftig danach.

Wolfgang ist für mich ein Vorbild. Dadurch, dass er sich selbst so achtsam wahrnimmt und laufend prüft, wo seine Grenzen sind, hat er seine Selbsterkenntnis in jungen Jahren stark entwickelt. Eine Gabe, die vielen Menschen erst in älteren Jahren zuteilwird (wenn überhaupt). Dieses Beobachten hat er nicht nur auf der körperlichen Ebene entwickelt, sondern auch in mentaler Hinsicht. Er hat schnell erkannt, dass alles zusammenhängt.

Ich durfte auch feststellen, dass er mit den Jahren immer mehr Vertrauen in seinen Körper und in sich selbst gewonnen hat, sich mehr zutraut und bereit ist, an seine Grenzen zu gehen. Er kennt inzwischen die Signale, wann es genug ist. Eine Erkenntnis, die wohl uns allen guttäte, wenn ich an die vielen Burnout-Patienten denke, die diese Anzeichen bei sich selbst nicht erkannt und ihre Grenzen viel zu oft überschritten haben. Als er dann vom ›Race Around Austria‹ erzählte, das er zwei Mal mit einem Team bestritten hat und dabei sogar als Sieger durchs Ziel ging, da war ich schon sehr erstaunt. Ein Mensch, der an MS erkrankt ist und solche Leistungen erbringt! Wobei: Ich sehe Wolfgang längst nicht mehr als MS-Patient. Seine Grenzen sind weit gesteckt. Er ist wohl gesünder als viele Menschen, die nie eine solche Diagnose erfahren mussten. Nach meiner Lebensphilosophie wurde Wolfgang mit der Diagnose MS die Möglichkeit gegeben, zu heilen, ganz und rund zu werden. Für mich ist Wolfgang der lebende Beweis, dass Krankheiten uns auch gesund machen können. Ein Prozess, der geistige und körperliche Entwicklung einleiten kann, der uns nützt, der uns heilt und der uns zu vollkommeneren Menschen macht. Menschen, die Freude haben am Leben, die im Hier und Jetzt geniessen können und die ihre Lebensenergie auch auf andere Menschen übertragen. Wolfgang hat grosse Empathie entwickelt, durch sein eigenes Einfühlen in sich selbst kann er sich auch in andere Menschen einfühlen. Der perfekte Coach für sich selbst und für andere.«

13 Mut sammeln

Mut sammeln und zu Multipler Sklerose stehen, auch wenn die gesellschaftliche Akzeptanz wie bei Alzheimer, Depression oder Parkinson oft unzureichend ist, ist eine anspruchsvolle Aufgabe. Man zieht je nach Einschränkung die Blicke anderer Menschen auf sich, was sehr unangenehm sein kann. Dabei bekommt man als Betroffener schnell mal das Gefühl, etwas Falsches getan zu haben, obwohl man nichts gemacht hat. Man löst gewisse Ängste in anderen aus oder kann ihre Erwartungen nicht erfüllen. Die unausgesprochenen engstirnigen Vorstellungen und Vorurteile können verletzend sein. Ich habe Jahre gebraucht, um den Mut zu sammeln, so offen wie in diesem Buch über meine Erfahrungen und Wahrnehmungen zu erzählen.

Familie und Freunde haben mir für diesen Schritt viel Mut zugesprochen. Diesen braucht man, um seinen eigenen Weg zu gehen, wobei es diesen erst zu finden gilt. Man muss darauf achten, dass man so behandelt wird, wie man selbst es möchte. Und manchmal gehört dazu dann, über eine Erkrankung hinwegzusehen, so als hätte man nichts! Anders ausgedrückt: Mitmenschen offen und unvoreingenommen gegenüberzutreten, ohne zu urteilen, bevor man die Geschichte des Gegenübers kennt, ist die Kunst der guten Kommunikation.

Ich hatte lange nicht den Mut, die MS ehrlich nach aussen zu kommunizieren. Ich sagte niemandem etwas, weil ich »normal« behandelt werden wollte. Doch mittlerweile weiss ich, dass es in mancher Hinsicht ein Fehler war. Den Mut zu haben, zu sich zu stehen, mit allen Risiken, die damit verbunden sein können, und an seine Träume zu glauben und daran zu arbeiten, ist nicht selbstverständlich. Das gilt unabhängig von Krankheitsdiagnosen.

Muhammad Ali sagte einmal: »If my mind can conceive it, and my heart can believe it – than I can achieve it.« (Wenn mein Kopf es sich ausdenken kann und wenn mein Herz daran glauben kann – dann kann ich es auch erreichen!)

MS ist die Krankheit mit den tausend Gesichtern. Oft wissen die Menschen selber gar nicht, dass sie MS-ähnliche Symptome haben oder dass Beschwerden auf MS zurückzuführen sind – oder dass es im Bekanntenkreis einen Betroffenen gibt. Es geht nicht darum, diese Menschen zu identifizieren, sondern um eine generelle Sensibilisierung, wie man miteinander kommuniziert und umgeht – auch ohne Krankheit!

Mit dem Mut-Sammeln und Zu-sich-selbst-Stehen verhält es sich ähnlich wie mit dem Selbstbewusstsein: Einmal hat man mehr, manchmal weniger, manchmal empfindet man es als einfacher, dann wieder als schwerer. Während ich Mut gesammelt habe, um vieles niederzuschreiben, hat sich meine Sichtweise auf viele Aspekte des Lebens, der Gesellschaft und der Gesundheit geändert. Das steckt für mich hinter den Worten »Mut sammeln«: Überlegungen anstellen, ob ich etwas im Leben ändern will. Egal, ob diese Frage mit ja oder nein beantwortet wird, Mut braucht es für viele Dinge:

- Um MS zu akzeptieren
- Um über MS zu sprechen
- Um offen mit der Erkrankung oder Einschränkungen umzugehen
- Um zu sich zu stehen
- Um die besten Entscheidungen für sich zu treffen
- Um sein eigenes Leben zu leben

- Um nach Hilfe zu fragen
- Um Hilfe anzunehmen
- Um an sich selber zu glauben

Ein Vorfall im Sommer 2014 ist ein Beispiel dafür, was es bedeutet, mutig zu sein. Gegen die Meinung des Arztes setzte ich Medikamente ab, weil die Nebenwirkungen überwogen. Mein Bauchgefühl sagte mir: Hör auf damit, das brauchst du nicht. Du hast keinen Schub. Du bist gesund. Warum nimmst du Medikamente, die dir schaden? Und so hörte ich gegen den Rat des Arztes, aber in Absprache mit ihm, mit der so neuen und tollen Medikation wieder auf. Dazu brauchte es verdammt viel Mut und Vertrauen zu mir selber. Ich kenne mich selbst am besten und kann und muss daher auch selbst entscheiden. Es war einer der Momente in meinem Leben, in dem ich Mut gesammelt und auf meine Intuition gehört habe – und ich habe es nicht bereut.

Auch die gedankliche Auseinandersetzung mit der Vergangenheit, der Gegenwart und der Zukunft ist ständig gegenwärtig. Doch glücklicherweise ist die Aufmerksamkeit mehrheitlich im Jetzt. Es gibt so viele interessante Kleinigkeiten im aktuellen Augenblick zu entdecken. Ich nehme gerne eine beobachtende Rolle ein. Es ist super spannend, zum Beispiel Tiere zu beobachten und bewusst ihr Verhalten zu verfolgen. Nachdem ich das Glück habe, viel in der Natur unterwegs zu sein, bietet sich oft die Möglichkeit für aufregende Naturbeobachtungen. Am Gesang der Vögel erkenne ich oft schon bevor ich in der Früh die Augen aufmache, wie das Wetter ist. Das fröhliche Gezwitscher bei schönem Wetter bleibt einem lange im Ohr. Stille und stattdessen Regenprasseln auf dem Fensterbrett sind das Gegenteil dazu. Wenn ich mir bei Waldläufen die Zeit nehme, Tiere, die mir über den Weg laufen, ruhig zu beobachten, verhalten sie sich zutraulicher. Natürlich bleibt seitens der Tiere immer ein wachsames Auge auf mich gerichtet, während in mir eine innere Ruhe aufsteigt und ich den Moment unglaublich intensiv erlebe. Ein eindrückliches Erlebnis war ein Eichhörnchen, das direkt in meiner Nähe genüsslich eine Nuss verzehrte, als ich gerade Pause machte. Das macht einem wieder bewusst, dass auch wir Menschen Bestandteil der Natur sind, auch wenn die Menschheit das manchmal zu vergessen scheint.

Schon mal beobachtet, wie sich Menschen im öffentlichen Raum verhalten? Das ist eine Sache, die ich immer wieder gerne mache. Wie geschieht zum Beispiel die Platzwahl im Zug? Setze ich mich alleine auf eine Bank oder setze ich mich zu einem trübsinnigen oder einem lächelnden Mitreisenden? Manchmal können daraus höchst unterhaltsame Begegnungen entstehen. Wie verhalten sich Menschen in alltäglichen Situationen wie Einkaufen oder Autofahren? Ich beobachte, worauf sie achten, was ihre Körpersprache ausdrückt und wie sie (auch auf mich) reagieren. Völlig wertfrei die Beobachterrolle einnehmen und eine Situation auf sich wirken lassen kann einen sensibler machen. Ich konnte schon viel aus diesen Eindrücken lernen. Es ist ein kostenloser Zeitvertreib, mit dem ich auch etwas über mich selber lerne und Mut sammle.

Ich lebe mehr denn je in der Gegenwart und geniesse viele kleine Momente. Ich bin dankbar, wie meine Vergangenheit mich geprägt hat. Angefangen von unzähligen Erlebnissen in der Kindheit, die noch heute Auswirkungen auf meine Persönlichkeit und diverse Gewohnheiten haben. Manchmal richtet sich mein Denken auch weit in die Zukunft. Obwohl ich erfahren musste, dass es eine Illusion ist, die Zukunft unter Kontrolle haben zu wollen, gehören Gedanken über das eigene zukünftige Leben und die Veränderungen in der Welt natürlich dazu. Vor einigen Jahren habe ich aufgehört, regelmässig Nachrichtensendungen anzusehen. Es erscheint mir eine unnötige Zeitverschwendung, mich mit Neuigkeiten berieseln zu lassen, und ich fühle mich wohler ohne diese Informationsflut. Täglich von Dingen zu erfahren, auf die ich kaum Einfluss habe, ist sehr ernüchternd. Daher versuche ich mich auf das zu konzentrieren, was ich persönlich beeinflussen kann. Ich möchte meinen Mitmenschen dabei helfen, sich selbst mehr Aufmerksamkeit zu schenken. Wenn ich beobachte, wie ferngesteuert viele Menschen sind und wie absorbiert vom Konsum der sozialen Medien, dann macht das Angst. Mut sammeln, um erhaltene Informationen kritisch zu hinterfragen und sich aus übermässigem Medienkonsum zurückzuziehen, kann zu einem besser ausbalancierten Leben beitragen.

Alles unter Kontrolle zu haben ist eine Utopie. Früher dachte ich, alles kontrollieren zu müssen. Ich machte Pläne für jeden erdenklichen Bereich, bevor ich begann, irgendetwas umzusetzen. Oft hat es funktioniert, doch noch öfter gab es deutliche Abweichungen von meinen Plänen. Die Zukunft ist nur bedingt planbar. Einen höheren Stellenwert hat für mich inzwischen, wie ich im Jetzt mit mir und den Mitmenschen umgehe. Mit einer offenen und doch fokussierten Einstellung fühle ich mich auf das Alter vorbereitet. Dieser Optimismus treibt mich an.

Mut braucht es aber auch, sich Ziele zu stecken. Sie dürfen ruhig anspruchsvoll oder sogar unmöglich sein. Nur so entwickelt man sich weiter. Es ist nicht so wichtig, ob ich das Ziel erreiche – Hauptsache, ich habe es probiert. Denn nicht nur im Hinblick auf die Gesundheit spielt das Leben uns mit und durchkreuzt mitunter unsere Pläne. Aber mit Mut und Zuversicht lassen sich manchmal selbst unmöglich erscheinende Ziele verwirklichen.

13.1 Mentale Stärke

Ich bin krank im Kopf. Zumindest theoretisch und physiologisch betrachtet. Und mental? Na ja, das lassen wir mal dahingestellt sein. Manchmal werfen mich Kleinigkeiten aus der Bahn, manchmal sind es schwere Brocken, die mich gedanklich überrollen, manchmal überkommen mich Emotionen aus dem Nichts. Ich gestehe mir ein, dass ich ziemlich sicher übersensibel bin. Ich habe gelernt, auf meine körperlichen und geistigen Bedürfnisse zu achten, und beschäftige mich täglich damit. Jede kleine Nuance kann mich hellhörig bzw. »hellfühlig« machen. Über die Jahre hinweg verwende ich vor allem drei Tools, die mir helfen, eine gewisse mentale Standfestigkeit und mentale Balance zu erhalten.

- Fantasievolles Kopfkino

Eine kurzweilige Actionvariante der sogenannten »Gedankenküche«, die im Anschluss genauer beschrieben wird. Ich nenne es Kopfkino. Es geht dabei darum, dass Bilder im Kopf entstehen, Bilder jeglicher Art, von lustig bis aggressiv oder verletzend. Durch das »innere« Rufen von »Kopfkino« stoppe ich diesen gedanklichen Film und lösche ihn gleichzeitig aus meinem Kopf. Es ist ein unmögliches Unterfangen, die Kopfkinogedanken niederzuschreiben. Sie sind zu kurzlebig und ich will sie auch gar nicht festhalten. Die besten gedanklichen Kurzfilme entstehen in unvorhergesehenen Momenten und können grausam oder auch sehr amüsant sein. Es handelt sich dabei um Szenarien, die nur ganz kurz auch mal etwas länger im Kopf ablaufen. Ich erlebe das durchaus intensiv, doch gleichzeitig nehme ich eine Beobachterrolle ein. Das hilft mir, das Kopfkino wie einen tatsächlichen Film wahrzunehmen und auch daraus zu lernen. Diese Gedanken sind oft »Energieexplosionen« und ich teile ihre Inhalte nur mit sehr wenigen Menschen. Vieles sind Gedankenspiele, ohne dass ich daran festhalte oder daran glaube. Es ist ein Zeitvertreib, ein – teilweise lehrreiches – Spiel mit all den Eindrücken, mit denen ich konfrontiert werde.

- Ehrliche und offene Gespräche

Mich interessiert die Tiefgründigkeit hinter der äusseren Fassade eines Menschen. Letztendlich reflektiere ich viel von meinen Erlebnissen und den Erkenntnissen daraus, vor allem in der Hoffnung, dass dadurch auch andere einen Zugang zu ihrem Selbst finden. Oft ist es auch nur ein freies Erzählen von Gedanken. Über solche offenen Gespräche mit Freunden wurde ich ermutigt, das Buch zu schreiben. Das Schöne ist, dass man im Leben immer wieder Menschen trifft, mit denen von Beginn an eine gewisse Vertrautheit vorhanden ist. In solchen Momenten ist es erleichternd, auch über MS und meine persönliche Geschichte zu reden. Dabei höre ich auf mein Bauchgefühl, ob es passt, darüber zu sprechen. Doch Gespräche über MS sind nur ein kleiner Teil meines Lebens. Viel interessanter sind die Geschichten und Lebenserfahrungen all der Menschen, denen ich begegne. Das ist ein Grund, warum ich mich entschieden habe, im Bewegungs-, Sport- und Gesundheitsbereich tätig zu sein – um Menschen kennenzulernen.

- Gedankenküche

Altmodisches Schreiben auf Papier mit einem Stift: Das ist das Wesen der Gedankenküche. Es sind eine Art »gedankliche Rezepte«, die ich niederschreibe, um im Nachhinein zu erkennen, ob diese Gedanken wertvoll sind. Das Aufschreiben von Überlegungen hat viele Vorteile. Ein wesentlicher ist, dass man die ersten Gedanken und Emotionen loswird, ohne jemanden zu verletzen. Oft will ich auch nur vor dem Einschlafen noch vieles aus meinem Kopf bekommen und da ist die Gedankenküche das richtige Tool, um anschliessend bedenkenlos einschlafen zu können. Die Gedankenküche ist ein Ursprung der Idee zu dem Buch. Sie ist ein Werkzeug, um mit belastenden Situationen und MS-Problemen effizient und lösungsorientiert umzugehen. Über die Gedankenküche habe ich Ordnung in mein gedankliches Chaos gebracht und viel Mut gesammelt, mit mir und anderen besonnen umzugehen. Hier ein paar Auszüge aus dem Gedankenküche-Archiv: Ich möchte beispielhaft zeigen, dass es keine Rolle spielt, ob das Geschriebene Sinn ergibt. Bedeutend ist, dass die mentalen Gedanken niedergeschrieben werden.

2007 – der Beginn

Die Gedankenküche steht mir immer und überall zur Verfügung. Entweder sind es ein Blatt Papier und ein Stift oder das Mobiltelefon, das ich nutzen kann, um meine Gedanken, die mich intensiv beschäftigen, loszuwerden. Und das ist die Grundidee der Gedankenküche. Aus unterschiedlichen Gründen kommen und gehen Gedanken wie von alleine. Doch manche bleiben in einer Dauerschleife hängen, über Stunden, Tage oder Wochen. Lange hatte ich kein ideales Werkzeug, damit umzugehen. Mit Familie oder Freunden zu reden ist dabei nicht immer eine Lösung. Gleichzeitig ist es sehr befreiend, die Gedanken loszuwerden. Es kann zu jeder Tages- und Nachtzeit vorkommen. Was dann aus dem Kopf aus mir heraus aufs Papier kommt, ist dem Zufall überlassen. Anfangs war es schwer, die Gedanken in Worte zu fassen. Doch es ist wie mit fast jedem Unterfangen: Je öfter man es macht, desto besser wird man darin. Und ich habe mich deutlich verbessert. Zu Beginn waren es oft nur zwei bis drei Sätze. Wenn ich jetzt im »Schreibfluss« bin, dann strömen die Worte nur so aus mir heraus und die Finger sind zu langsam, um all die Gedanken festhalten zu können. Der längste Eintrag, den ich gefunden habe, umfasste sechseinhalb Seiten(!) reinste Gedanken. Jedenfalls deutet die unleserliche Schrift darauf hin, dass die Worte so schnell wie möglich aus dem Kopf auf das Papier wollten.

Dezember 2009 – über Werte und Lebenseinstellung
In den einsamsten Stunden lernt der Mensch am meisten über sich selber. Es offenbaren sich ihm seine wahren Werte und Gefühle. Dieser emotionale Moment stärkt mit einer Träne, die die Wange runterläuft, mehr denn je das Herz und den Geist. Warum? Weil man nur in diesen ruhigen Situationen zu sich findet. Die Gedanken sind klar und rein wie klares Bergwasser und man fühlt sich seinen engsten Freunden so nahe, wie das Wasser sanft über die Steine fliesst. Die überströmende Dankbarkeit an das Universum zaubert ein Lächeln auf meine Lippen, lässt die Träne trocknen und ein Gefühl der innerlichen Zufriedenheit lässt Herz und Geist wieder zur Ruhe kommen. Ehrlichkeit, Offenheit und Vertrauen – wenn möglich immer und überall ausleben. Ja, es macht mich sehr verletzlich, doch das riskiere ich. Siege und Niederlagen gehören zum Leben und diese Einsicht ist ein grosser Sieg.

April 2012 – Nachdenken und Selbstreflexion
Eine hilfreiche Option ist das Schreiben am Morgen. Durch diesen Input bekommt der Start in den Tag eine neue Dimension. Obwohl der Kopf in der Früh leer ist, ist gerade dann sehr spannend, welche Gedanken trotzdem den Weg aufs Papier finden. Warum ich diese Aktion mache, kann ich im Moment nicht beantworten. Ich muss mich zusammenreissen, ich bin ein bisserl faul geworden. Es gilt, sich in kleinen Schritten vorwärts zu arbeiten in Bezug auf Beruf, Beziehung, Bestimmung.

Mai 2015 – über Beziehungen
In den letzten Tagen habe ich zwei interessante Aussagen gelesen: 1. Löse nicht das Problem, sondern löse dich vom Problem. Manche Menschen versuchen so unabhängig und stark zu sein, dass es keinen Platz für jemand anderen in ihrem Leben gibt. Speziell die zweite Aussage hat sehr viel Wahres für mich. Ich sehe so viele Feh-

ler in alten Beziehungen und werde mir Tag für Tag mehr bewusst, was ich an gewissen Freundschaften habe.

Ich bin sehr glücklich, jetzt den Trip nach Mallorca zu machen. Ich bin einer Freundin unendlich dankbar, dass sie mich aus dem Tal (Anmerkung: Engadin) holt und mir den Besuch auf der Insel ermöglicht. Ich bin erleichtert, dass sie ein Umfeld gefunden hat, das ihr so guttut. Auch wenn wir uns im letzten Jahr seltener gesehen haben als gewohnt, ist das Band sehr fest. Sie ist eine super starke Persönlichkeit und geniesst das Leben. Ich fühle mich im Moment so frei und bin froh, dass sich vieles so entwickelt, wie ich es mir seit Jahren wünsche. Doch im Gegensatz zu früher vermeide ich es, alles zu planen.

Juli 2016 – Bauchgefühl

Mir wird oft gesagt, dass ich nicht alles interpretieren und hinterfragen soll. Doch für mich sind diese Gedankenspiele wie ein Hobby. Meine Selbstreflexion ist wie Atmen. Das ist eine Sache, die sich über die Jahre zu einem »Spiel« entwickelt hat. Vor der Diagnose war ich engstirnig, idealistisch und egoistisch. Na gut, das bin ich heute auch noch. Ich glaube aber an das Gute im Menschen und bin davon überzeugt, dass die mentale Komponente ein unterschätztes Machtpotenzial hat. Das wird unter den Teppich gekehrt, weil man damit kein Geld verdienen kann bzw. selbstständig denkende Menschen für Machtsysteme eine Gefahr darstellen. Jeder muss seine innere Einstellung und seinen Umgang mit der Gesellschaft selbst suchen. Mein Bedürfnis ist es, die Menschen dazu zu bewegen, hinter ihrer Mauer hervorzukommen. Es kann ein sehr schönes und emotionales Erlebnis sein, mal über die eigene Mauer hinauszublicken. Das sind Gedanken, die in mir schlummern und die ich mit dem Buch nach aussen tragen möchte. Ich folge meiner Intuition, sobald ich auf Menschen zugehe. Dort, wo die Tür offen ist, gehe ich durch. Bei vielen klopfe ich an, bei manchen dreh ich mich wieder um. Es ist keinesfalls so einfach, wie diese paar Worte es hier beschreiben. Doch das ist es, was ich will: einen ehrlichen Zugang zu den Menschen. Denn sind sie ehrlich zu sich, dann sind Veränderungen, Lernprozesse und Einsichten möglich. Mein Bauchgefühl führt mich. Ich beginne immer mehr darauf zu vertrauen.

Ich bin überzeugt, dass ich durch den Sport, durchs Lernen und Lesen, durch das Schreiben der Gedankenküche und mit der Hilfe von Freunden so viel Mut sammeln konnte, Dinge anders zu machen. Ja, es braucht Mut – manche würden es auch als Dummheit bezeichnen –, sich gegen eine Menschenmenge zu stellen. Ich habe in den letzten Jahren genügend Mut gesammelt, um zu meiner Einstellung zu stehen. Ich lebe sie. Wenn meine Geschichte gedruckt ist, kann sie Wirkung entfalten! Ich freu mich drauf.

14 Meine Sichtweise 3

Die Entscheidung, entweder alles oder gar nichts Privates zu erzählen, war schwierig. Ich bin jedoch zu der Überzeugung gekommen, dass ich auch über persönliche, auf den ersten Blick nicht direkt mit MS verbundene Dinge schreiben möchte, da sie ein wesentlicher Teil meines Lebens sind. Lange Jahre habe ich viele meiner Gedanken und Empfindungen nicht ausgesprochen. Ich hielt mich früher für engstirnig und verklemmt. Weil ich so streng und komisch mit mir selber umging, bekam das auch mein Umfeld zu spüren. Dadurch zog ich mich noch mehr (in mich) zurück. Es brauchte viele Inputs von aussen und bedeutsame Erlebnisse, um meine Persönlichkeitsentwicklung in eine andere Richtung zu lenken. Um es auf den Punkt zu bringen: MS hat mein Leben bereichert. Vor allem in Bezug auf den Umgang mit anderen Menschen habe ich viel gelernt in Sachen Offenheit, Toleranz, Respekt, Wertschätzung, Dankbarkeit … aber auch Humor und Leichtigkeit.

Irgendwann kommt man nicht daran vorbei, den bewussten und auch unbewussten Einfluss der Familie zu reflektieren. Bin ich zufällig in meine Familie hineingeboren oder haben wir uns »ausgesucht«? Wollte ich immer nur den Erwartungen meiner Eltern entsprechen? War MS ein Ausdruck für kontroverse Familienenergien, für das Leiden meiner Eltern oder eine »g'sunde Watschn« vom Leben für mich – oder hatte sie doch nur eine rational erklärbare medizinische Ursache? Wie auch immer, jetzt rücken meine Mama, mein Papa und mein Bruder noch mal in den Fokus. Alles im Leben hat seinen Sinn. Danke euch dreien!

- Mama

Rund zehn Jahre vor meiner MS-Diagnose machte meine Mama selber eine ernste Erkrankung durch. Ihr Umgang damit sollte später auch mich prägen. Mit ihrem Vorbild zeigte sie mir, dass es keine Situation gibt, in der man den Kopf in den Sand stecken muss. Es gibt immer Möglichkeiten, etwas zu ändern, so schwer es auch manchmal erscheint. Diese Erfahrung teilte sie direkt und auch indirekt mit mir. Ich weiss noch sehr gut, dass sie alles unternommen hat, damit es meinem Bruder und mir gutgeht – sowohl vor als auch nach der Scheidung. Auch mit mehreren Jobs gleichzeitig schaffte sie es, Zeit mit uns zu verbringen, egal wie stressig der Alltag war. Sie hat mich gelehrt, nichts unversucht zu lassen, um mich in meinem Leben wohlzufühlen. Das ist eine gute Grundlage, um frei und vertrauensvoll durchs Leben zu gehen.

Ihre Lebensfreude drückt sich in ihrer farbenfrohen Kleidung aus. Es gibt keine Farbe oder Farbkombination, die in ihrem Kleiderschrank fehlt. So vielfältig und abwechslungsreich kann das Leben sein!

Habe ich meine Mama idealisiert? Ja, denn sie war im Grunde mein einziges Vorbild, das ich in den ersten Jahren nach der MS-Diagnose nahe an mich herangelassen habe. Ausserdem kannte ich nichts anderes, als dem zu folgen, was sie mir vorgelebt hat. Ich habe mir das so ausgesucht. Sie hat mich dazu ermutigt, mir über Menschen, Sachverhalte und andere Dinge meine eigene Meinung zu bilden. Sowohl im emotionalen als auch im finanziellen Sinn hat sie mir sehr viel ermöglicht. Und immer hat sie mich in dem unterstützt, was ich machen wollte. Rückblickend war das Jahr 2013 auch deshalb so enorm wichtig für mich, weil ich mich emotional und räumlich distanziert habe. Es war notwendig, aus dem behüteten Umfeld zu entfliehen und sich komplett neu – in jeglicher Hinsicht – herauszufordern. Wie sich gezeigt hat, war es teilweise zwar sehr schwer, aber lehrreich. Was mir am meisten fehlt, ist das häufige gemeinsame Lachen. Ich liebe dich!

- Papa

Irgendwann in der Persönlichkeitsentwicklung sucht man sich Vorbilder. Ich glaube, ich habe meinen Papa nie als Vorbild gesehen. Ich war beeindruckt von vielen Sachen, die er für mich und die wir gemeinsam gemacht haben, doch zum Vorbild reichte es nicht. Unser Verhältnis hat sich zum Glück in den letzten Jahren geändert. Wir haben viel offener und direkter kommuniziert. Ich konnte besser verstehen, warum er so ist, wie er ist. Das half mir, meinen Umgang mit ihm und meine Erwartungen an ihn anzupassen. Zum Beispiel versprach ich mir keine Reaktion mehr von seiner Seite auf etwas, das ich ihm erzählte.

Immer hatte ich das Gefühl, nie gut genug zu sein für seine Ansprüche. Ich habe diesbezüglich mehrere Begebenheiten im Kopf. Als Kind sah ich ihn nur am Abend oder wenn er sich Ferien genommen hat. Kam er von der Arbeit nach Hause, suchte er sich eine Aufgabe, um etwas Sinnvolles zu tun. Mittlerweile bin ich froh, dieses Engagement und Arbeitsethos, das er vorgelebt hat, selbst zu haben! Es ist tief in mir verankert.

Doch manche Erlebnisse sind mir sehr unangenehm in Erinnerung geblieben:
- Ich dachte, ich hätte Mitschuld an der Scheidung meiner Eltern. Ich machte mir einen unglaublichen inneren Druck und bemühte mich nach der Scheidung sehr um meinen Vater. Weiterhin versuchte ich stets, es ihm recht zu machen. Und wenn ich glaubte, jetzt passt es, bekam ich kein Lob, sondern die »Anregung«, es besser zu machen. Erst bei der Sponsion

zum Abschluss meines Studiums brachte er die Worte »Ich bin stolz auf dich!« über die Lippen. Das machte mich glücklich. Zum einen, weil ich mein Leben lang darauf gewartet hatte, und zum anderen, weil ich ihn endlich als Mensch mit Gefühlen wahrnahm. Es war eines der seltenen Male, dass ich Emotionen bei ihm erlebte.

- Kurz nach der MS-Diagnose war ich mit meiner Mama bei einer Psychologin. Was da ans Tageslicht kam, war für mich sehr befreiend. Meine Mama war dagegen im ersten Moment schockiert, wie sie in ihrem Kapitel selbst erzählt. Ja, mein Vater hat mich aus seiner Wohnung geschmissen. Aus der Wohnung, in der ich gross geworden bin. Ein emotionales Desaster! Der Hintergrund: Er wollte, dass ich ihm helfe, einen alten Computerbildschirm aus dem ersten Stock zum Auto zu tragen. Unter normalen Umständen kein Problem, doch es war die Woche nach dem Radrennen, in der ich wie bereits beschrieben die ersten heftigen Symptome spürte. Ich war wirklich nicht in der Lage, das Ding zu tragen, denn es war schon schmerzhaft genug, mich »normal« zu bewegen. Ausser bei der Psychologin hatte ich mit niemandem über diesen Vorfall geredet, sondern die ganze Enttäuschung in mich hineingefressen. Ich war ein emotionales Wrack und innerlich total am Ende.
- Doch das war nur die Spitze des Eisbergs. Denn im Anschluss hatte ich den Eindruck, dass mein Papa vor dem Hintergrund der MS-Diagnose nichts mit mir anfangen konnte. Ich habe nie seine genauen Gedanken erfahren. Zwar erkundigte er sich nach meinem gesundheitlichen Zustand – aber nur, wenn ich ihn anrief. Von sich aus zeigte er keine Initiative, auf mich zuzugehen. Er hat in dieser Phase seine Vaterrolle nicht so wahrgenommen, wie ich es erhofft hätte.

Diese Ausführungen sind hart und ehrlich. Ich liebe meinen Vater aus tiefstem Herzen, nur kann er es leider nicht annehmen. Er schützt sich selbst, indem er nach aussen keine Emotionen zeigt. Das ist mir inzwischen klar geworden. Etwas von diesem Charakterzug finde ich auch bei mir. Aber er ist und bleibt mein Papa, egal was passiert. Ich kümmerte mich auch nach der MS-Diagnose um ihn, aber ich konnte es besser hinnehmen, dass dies nicht auf Gegenseitigkeit beruhte. Ich habe die Situation genauso akzeptiert wie MS und versuchte, das Beste daraus zu machen. Ich bemühe mich, aus seinen Gewohnheiten zu lernen – indem ich in manchen Dingen das Gegenteil mache: mich auf Menschen einlassen, mir nichts beweisen müssen und lieber früher als zu spät um Hilfe fragen.

Zu guter Letzt eine öffentliche Liebeserklärung an dich, Papa: Ich bin dein Sohn! Du hast mich geprägt, mir die Welt gezeigt und mir viel ermöglicht. Genauso warst du aber auch hart und erdrückend streng. Ich weiss, dass es dir schwer gefallen ist, mich und mein Leben zu akzeptieren. Wir haben unsere Höhen, Tiefen und Differenzen erlebt. Manchmal haben sie uns näher zusammengebracht, manchmal weiter auseinander. Ich hätte mir gewünscht, dass er öfter Gefühle mir gegenüber zeigt, wie das eine Mal, als wir uns weinend im Wohnzimmer umarmt haben. Du bist zu perfekt. Und ich habe auch immer nach Perfektion gestrebt, bis zu meiner Erkrankung. Ich strebe nach wie vor danach – aber jetzt verbunden mit viel mehr Gelassenheit. Die Welt geht nicht unter, wenn es nicht so läuft, wie ich oder du es uns vorgestellt haben. Ich bin dankbar, dass es dich gibt. Ich liebe dich!

Anmerkung: Mein Papa ist im September 2018 gestorben. Und seitdem ist er mir näher als in den Jahren vor seinem Tod. Es herrscht Frieden zwischen uns. Für mich gibt es unterschiedliche Erklärungen, warum mein Papa so früh von uns gegangen ist: Er hat seine Seelenruhe gefunden. Er hatte seine Aufgaben auf der Erde erfüllt. Und er hat Frieden mit der Familie geschlossen. Wenn ich an seine letzten Monate denke, ist es bemerkenswert, was da alles passiert ist. Ich sehe ihn mit einem Lächeln vor mir. Bitte begleite mich weiter auf meinem Weg. Der Lernprozess über und mit meinem Papa geht weiter.

- Bruder

Vorbild. Streber. Mir kam es immer so vor, als mache mein Bruder alles mit Leichtigkeit. Bis ich in den letzten Jahre erfahren habe, wie es tatsächlich in ihm aussieht. Je älter er wird, desto tiefgründiger erlebe ich ihn. Ich liebe es, mit ihm intensiv über Gott und die Welt zu sprechen. Es gibt Augenblicke, in denen wir uns fast beängstigend nahe sind. Wir haben den gleichen Vater, die gleiche Mutter, haben ca. zehn Jahre in einem Kinderzimmer miteinander gelebt, haben während unserer Studienzeit gemeinsam in einer WG gehaust … Unsere Geschichten könnten ein eigenes Buch füllen, denn wir sind total unterschiedlich – zumindest nach der Aussage von Familie und Freunden. Er hat früher als ich damit angefangen, sich durchzusetzen und das zu machen, was er will. So ein Sturkopf! Doch das hat ihn stark gemacht. Er hat die gleiche Konsequenz, Dinge zu erledigen, wie ich sie von unserem Papa kenne.

Ab meiner MS-Diagnose war ich nur mit mir beschäftigt. Deshalb weiss ich gar nicht, wie es meinem Bruder in dieser Zeit ergangen ist. Ich weiss nur eines: Wenn ich ihn brauchte, war er für mich da. Er hat mich wie immer behandelt, so als hätte ich keine Einschränkungen. Und genau das hat mir das Gefühl gegeben, nicht »defekt« zu sein. Er hat mich zu Unternehmungen mit seinen Freunden mitgenommen. Er hat mich gefordert. Er war nervig, wie es Brüder einfach sind – und das beruhte auf Gegenseitigkeit. Wir lachen unglaublich viel miteinander. Wir machen nach wie vor gerne und viel Blödsinn miteinander. Wir sind kleine Kindsköpfe geblieben. Er ist einfach ein cooler Typ. Er ist für mich ein Vorbild! Obwohl inzwischen eine grosse räumliche Distanz da ist, haben sich unsere Gespräche über das Leben vertieft. Auch das gehört zum Erwachsenwerden. Ich liebe dich, Bruderherz!

15 Mutig sein

Das meiste rund um die MS-Diagnose habe ich mit mir selber »abgemacht«. Ich war weder in einer Selbsthilfegruppe noch in regelmässiger psychologischer Behandlung. Es waren zu Beginn der Familienkreis und später die engen Freunde, mit denen ich mich ab und zu ausgetauscht habe. War das der richtige Umgang? Für mich in diesen Momenten wohl ja. Doch mittlerweile habe ich gelernt, Dinge viel früher anzusprechen, anstatt sie in mich hineinzufressen. Es erforderte grossen Mut, meine Geschichte öffentlich zu erzählen. Doch ich bin glücklich über diesen Schritt.

Gleichzeitig ist es eine Aufforderung an mich und andere, mutige Entscheidungen zu treffen. Das betrifft jede Lebenslage. Es braucht grundsätzlich niemand anderen, der einem sagt, was gut oder schlecht für einen ist. Veränderungen muss man selbst vornehmen und ihre Auswirkungen Schritt für Schritt beobachten und einschätzen. Es braucht Mut, neugierig und kritisch zu bleiben und sein Leben möglicherweise neu auszurichten oder anzupassen. Es braucht Mut, »über den Tellerrand hinauszusehen«, anstatt dem Mainstream zu folgen. Es braucht Mut, zu handeln und Änderungen tatsächlich umzusetzen. Aber man darf auch jederzeit den Mut haben, zu fragen und Hilfe anzunehmen.

Wenn ich auf meine MS-Geschichte zurückblicke, dann habe ich keine Antwort auf die Frage, woher ich den Mut genommen habe, trotz der Symptome und Ängste optimistisch und positiv zu bleiben. Es war nicht immer leicht. Doch kritisches Hinterfragen hat geholfen. Und die Motivation, Sport treiben und ein unabhängiges, selbstständiges Leben führen zu wollen, natürlich auch. Wenn Untersuchungsergebnisse nicht mit der eigenen Wahrnehmung übereinstimmen, sollte man nicht ausschliesslich diesen »Belegen« glauben. Oft wird so lange gesucht, bis eine Krankheit definiert ist, anstatt nach jenen Faktoren und Behandlungen zu suchen, die einem helfen gesund zu werden. Mit der Macht des Geistes, der Seele und natürlich mit körperlicher Bewegung ist mehr möglich, als man denkt, unabhängig von Befunden.

- 10. September 2003

Drei aktive Läsionen (Herde) in der Halswirbelsäule zwischen C2/C3, C5/C6 und C8 – im Nervensystem, in der Wirbelsäule! Die Ausmasse sind 3, 6 und 8 Millimeter im Durchmesser mit 10, 12 und 17 Millimetern Ausdehnung Richtung Kopf und Füsse. Das bedeutet, von der dicksten Stelle breitet sich der Herd nach oben und nach unten aus. Ich habe einen im Durchmesser 4 Zentimeter grossen aktiven Herd im Gehirn, plus drei weitere aktive an anderen Stellen, in der Grösse zwischen 0,5 und 2 Zentimetern. Die Blut-Hirn-Schranke ist nicht gestört.

- 19. September 2003

Neun Tage nach der ersten Untersuchung haben sich bei der zweiten Kernspintomografie die Ergebnisse der ersten Untersuchung bestätigt. Das Spital hat trotz des aktuellen Befundes eine eigene Testung durchgeführt, wobei ich den Befund nicht schriftlich bekommen habe.

Medikation: Cortisonbehandlung bis Dezember 2003, im Anschluss folgte bis 2007 die Copaxone-Therapie.

- 23. April 2004

Herde im C8 sind nicht mehr detektierbar. Der Rest ist ident. Im

Gehirn sind drei neue Herde in der Grösse von 12 und 3 Millimetern dazugekommen. Die bereits bekannten sind ident geblieben.

- 20. Oktober 2004

Im Bereich C2 / C3 ist die Ausdehnung unverändert. Die Läsionen auf Höhe C5 / C6 sind nicht mehr erkennbar. Geringfügige Verbesserungen, Rückbildung und Verkleinerung der zuletzt aufgekommenen Läsionen.

- 1. Juni 2005

Keine Aktivitätsanzeichen mehr. Die Herde auf Höhe C2 / C3 sind deutlich abgrenzbar, d. h., es dürfte zu keiner weiteren Ausdehnung und Aktivität kommen. Im Schädel sind keine Befunddynamiken mehr zu erkennen sowie keine neuen Läsionen.

- 23. Oktober 2006

Befundkonstanz, keine erkennbaren Veränderungen.

- 13. August 2007

Keine neuen Aktivitätsanzeichen, trotz zweier neuer kleiner Herde. Auf Höhe C2 / C3 ist weiterhin alles unverändert inaktiv.

- 17. Dezember 2008

Geringe Störung der Blut-Hirn-Schranke, die als Aktivität gewertet wird. Die bekannten Herde sind unverändert vorhanden. Im Gehirn ist es zu keinen erheblichen Veränderungen gekommen, zwei Läsionen ein wenig deutlicher erkennbar und minimale Aktivität.

- 30. November 2009

Die Störung der Blut-Hirn-Schranke im Gehirn in der Grösse von 16 Millimetern ist weiter deutlich vorhanden. Auch ein mässiges

Ödem und ein weiterer Herd von 6 Millimetern Grösse identifiziert. Der Zustand im Halswirbelbereich ist unverändert.

Medikation: Nach dieser Untersuchung wird mir bis einschliesslich März 2011 einmal pro Monat eine Intratect-Infusion verabreicht.

- 23. Juli 2010

Die vormals 16 Millimeter grosse Läsion hat sich auf 5 Millimeter reduziert. Zudem gibt es keine Anzeichen der Störung der Blut-Hirn-Schranke mehr. Sonst keine Veränderungen. In C2/C3 weiterhin ident wie bei den vorangegangenen Untersuchungen.

- 18. Juni 2012

Eine klassische Kontrolluntersuchung. Für mich ist es die letzte, weil ich schon länger das Gefühl habe, keine MS mehr zu haben. Obwohl der Befund einige neue Läsionen in der Grösse von 10, 10 und 7 Millimetern zeigt, die gering aktiv sind. An meinem Optimismus ändert das nichts, denn meine Spezialistin hat gesagt, dass Veränderungen im Gehirn grundsätzlich normal sind.

- 10. Juli 2014 und 12. Juni 2015 (Untersuchungen in der Schweiz)

Die verfügbare CD enthält leider keinen leserlichen Befund der Untersuchung. Ich hätte zwar gerne die letzte Stellungnahme präsentiert, anscheinend soll es nicht sein.

Medikation: eine Kapsel Gilenya pro Tag von August 2014 bis Mai 2015.

Meine »Life-Changer« abseits dieser Befunde sind in den vorangegangenen Kapiteln detailliert beschrieben. Am meisten Mut benötigte ich dabei für Eingeständnisse im emotionalen Bereich. Zum Beispiel musste ich manche Glaubenssätze, die ich mir (bewusst oder unbewusst) angeeignet hatte, ändern. Dazu gehört der Satz:

»Zuerst denken, dann reden!« Ich bin sicher nicht der Einzige, der diesen Satz in der Kindheit oft gehört hat. Doch ich habe herausgefunden, dass Gedanken und Emotionen nicht grundlos in einer bestimmten Situation aufkommen. Weshalb also darüber nachdenken, ob ich die Emotionen zeigen oder den Gedanken aussprechen will? Klar, die gesellschaftlichen Verhaltensweisen lehren uns was anderes. Es braucht schon Mut, seine Emotionen offen zu zeigen. Ich mache häufig die Erfahrung, dass Menschen sich ihrer Gefühle kaum mehr bewusst sind. Das ist sehr schade, denn sie machen uns menschlich.

Ich habe nur eine Gesundheit und um die kümmere ich mich. Daraus resultiert ein individuell erlebbares Wohlbefinden. Zahlreiche Artikel und Bücher bestätigen, dass es grossartige Erfolge gibt, wenn man selbst Verantwortung übernimmt. Im Zuge dessen bin ich u.a. auf den Ausdruck »Weltmedizin« gestossen. Mir hat diese Idee von Anfang an gefallen. Warum sollen wir nur das glauben, was wir erzählt bekommen? Was hindert uns daran, für andere Ansichten und Methoden offen zu sein, die einem persönlich und womöglich auch der Menschheit weiterhelfen? Egal, wo auf der Welt wir wohnen: Wir sind alle Menschen. Es gibt so viele unterschiedliche Wege zur Gesundheit, da sollte die Herkunft dieser Methoden keine Rolle spielen.

Kurz vor Abschluss des Buches durfte ich eine Alzheimeruntersuchung[10] kennenlernen, in der sechsunddreissig unterschiedliche Behandlungsmethoden angewendet werden, um Alzheimer zu heilen. Und Alzheimer steht da beispielhaft für viele andere Erkrankungen. Wir sind Teil der Natur und in ihr ist das Wissen über Gesundheit und Harmonie vorhanden. Wenn technischer »Fortschritt« die Menschen überrumpelt oder ungerechte Systeme

---

[10] Dale E. Bredesen (2017): *The End of Alzheimer's*

Chancengleichheit verhindern, dann ist das der verkehrte Weg. So sollten wir nicht weitermachen. Toleranz, Liebe, Respekt und Menschlichkeit sind der Schlüssel zu einer besseren Welt. Es entscheidet jeder selbst, wie er mit seinem Umfeld umgehen will – und damit auch, wie seine Welt aussehen soll. Daher möchte ich eindringlich zu einem bewussten Umgang mit der Natur und den Mitmenschen aufrufen.

15.1 Menschlich sein

Können wir den Grund identifizieren, warum etwas passiert ist, dann haben wir die Chance, unser Leben zu überdenken und die Ursachen zu hinterfragen. Manchmal braucht es einen Anstoss, um uns unserer Empfindsamkeit als Mensch bewusst zu werden. An seiner persönlichen Entwicklung zu arbeiten bedeutet nicht, ein Egoist zu sein, sondern dass man seine Stärken, Schwächen, seine Menschlichkeit und Ambitionen herausfindet. Mir selbst sind zum Beispiel drei Grundsätze wichtig, die ich als meine Stärken betrachte: nämlich meine Versprechen zu halten, meine Vorhaben auch umzusetzen und mit meinen Mitmenschen so umzugehen, wie ich auch selber behandelt werden möchte.

Das wird im vorliegenden Buch am deutlichsten, da ich sehr vertrauensvoll vom Umgang mit der MS-Diagnose erzähle. Doch nur zu häufig ist es auch vorgekommen, dass nicht einmal langjährigen Bekannten oder Arbeitskollegen meinen prägenden gesundheitlichem Hintergrund mitteilte. Ich kann mir gut vorstellen, dass nicht jeder dieses Vorgehen gutheisst. Es war meine persönliche Entscheidung. Spätestens jetzt ist die Zeit gekommen, in der zwar die Diskrepanz zwischen persönlicher und digitaler Kommunikation immer mehr zunimmt, aber Aufrichtigkeit und Offenheit immer mehr geschätzt werden.

Ich bin oft gegen »geschlossene Türen« gelaufen und das wird auch in Zukunft immer wieder passieren. Manche werden sich öffnen, manche werden mich aber auch umhauen. Dann wieder aufzustehen ist die wahre Herausforderung. Denn ein persönlicher Rückschlag kann schmerzen, aber er bietet auch die Möglichkeit, sich neu zu orientieren.

Ich bin überzeugt, in jedem von uns stecken die Fähigkeiten, menschlich würdig miteinander umzugehen und im Einklang in und mit dem persönlichen Umfeld zu leben. Der Mensch als soziales Wesen ist ständig in Kommunikation mit anderen, auch wenn diese häufig unbewusst abläuft. Es ist ein grundlegendes menschliches Bedürfnis, sich mit den Mitmenschen auszutauschen. In welchen Situationen erzählt man von persönlichen Dingen, die einen gedanklich beschäftigen? Vermutlich nur dann, wenn man das Gefühl hat, auf Wohlwollen und Verständnis zu stossen. Es kann beglückend sein, wenn einem in einer Situation, in der man einen Freund braucht, jemand aufmerksam zuhört – ohne zu unterbrechen und ohne Ablenkung durch ein Mobiltelefon. Deshalb bin ich froh, dass ich meine Passion zum Beruf machen konnte. Denn ich möchte Menschen begleiten und unterstützen, indem ich ihnen zuhöre. Das funktioniert am besten in Bewegung. Und so stehe ich als »Sportlehrer« an ihrer Seite und helfe ihnen, ihre gesundheitlichen und sportlichen Ziele zu erreichen. Es ist eine grosse Befriedigung, wenn man in ihren Augen bzw. ihrem Verhalten ablesen kann, dass sie glücklich und dankbar sind, weil sie etwas erreicht und neue Fähigkeiten in sich entdeckt haben. Es ist mir immer sehr ernst, mich für persönliche Anliegen oder Ziele meiner Mitmenschen helfend einzusetzen.

Jeder Mensch hat den gleichen Stellenwert in der Gesellschaft. Jeder hat etwas zu erzählen, und es liegt an uns, zuzuhören und seine Welt dadurch besser zu machen. Menschlich sein macht uns zu besseren Menschen.

16 Menschen sensibilisieren

Ich möchte Menschen wachrütteln und sie ermutigen, sich mehr zu besinnen. Achtet auf eure Gesundheit, eure Mitmenschen und den Umgang mit der Erde! Ich möchte meine MS-Geschichte nutzen, um Menschen zu mehr Menschlichkeit und Rücksicht zu sensibilisieren. Deshalb sehe ich hierin meine Berufung:

- Menschen unterstützen – Selbstreflexion und Perspektivenwechsel anzuwenden
- Menschen ermutigen – Verantwortung für ihre Gesundheit zu übernehmen
- Menschen anregen – hartnäckig, diszipliniert und weltoffen zu sein
- Menschen helfen – ihre innere Haltung selbstbestimmt zu gestalten
- Menschen bestärken – ihre selbstdefinierten Ziele zu erreichen
- Menschen anleiten – ihre Gesundheit gezielt zu verbessern

Dass viele Menschen selbstständiges und kritisches Denken verlernt haben, macht mich wütend. Es wird zu viel Unehrliches nach aussen posaunt, statt mit der Sprache des Herzens zu kommunizieren. Mehrheitlich steht das gesprochene oder geschriebene Wort im Vordergrund. Auch das ärgert mich. Wieso glauben wir, dass unser (bewusster) Verstand so bedeutend ist? Wieso fällt es so schwer, Dinge anzunehmen, die wir nicht erklären können? Sagt der Verstand, ob wir glücklich oder unglücklich sind, oder ist es ein Gefühl, das wir wahrnehmen? Und warum verstecken wir uns hinter den sozialen Medien und vermeiden immer mehr die persönliche Kommunikation?

Ich glaube an das Gute im Menschen. Die vielfach zu beobachtende emotionale Unsensibilität ist ein Zeichen, dass sich Menschen von sich selber entfernt haben. Und das ist schade. Emotionen sollten ausgelebt werden, denn nur so kann der mentale und geistige Zustand ausbalanciert sein. Es gilt herauszufinden, ob man sein Leben lieber selbst gestalten und in die Hand nehmen will, oder ob man zulässt, dass man fremdbestimmt lebt. Wir lernen das am besten, was für uns persönlich eine hohe Bedeutung hat. Und wir sind (grundsätzlich) diejenigen, die die Entscheidung treffen, was uns in unserem Leben glücklich macht! Wenn uns etwas wichtig ist, strengen wir uns mehr dafür an. Sich mit Beruf, Hobby, Verein und anderen Situationen und Dingen zu identifizieren, löst nicht nur in uns Begeisterung aus, sondern eventuell auch bei anderen.

Hier meine Empfehlungen zu einem sensiblen und ausgeglichnen Umgang mit sich selber – und natürlich mit anderen:

- Keep your life honest, keep it simple, keep it real
  Im Leben ehrlich bleiben. Daran glauben, dass das Leben auch einfach sein darf. Bewusst im Hier und Jetzt (real) leben. Die Übersetzung der englischen Redewendung hinkt ein wenig, doch die Botschaft sollte klar sein.
- Bewegung
  Wer aufhört, sich zu bewegen, ist tot. Das gilt für das Herz, die Muskeln und die Gedanken. Umkehrschluss: Immer in Bewegung bleiben, körperlich, geistig und seelisch, und das ein Leben lang.
- Sport
  Sport braucht es grundsätzlich nicht, wenn wir uns genügend bewegen! Aber weil wir uns zu wenig bewegen, brauchen wir

heutzutage den Sport, um uns wieder auszugleichen und besser wahrzunehmen. Zumindest aus einer gesundheitlichen Sichtweise betrachtet.

- Ernährung

  Wir brauchen weniger, als wir denken. Wir brauchen vor allem weniger von dem, was uns die Werbung ständig einreden will. Es gibt einen Unterschied zwischen Essen als Genuss und Essen aus Notwendigkeit. In beiden Fällen gilt es, auf Quantität und Qualität von Nahrungsmitteln zu achten.

- Emotionen

  Emotionen zu zeigen ist keine Krankheit, es ist menschlich. Zu schade, dass dies überhaupt erwähnt werden muss.

- Embodiment[11]

  Psychische und seelische Prozesse (innere Haltung) sind immer in Bezug zum Körper (äussere Haltung) zu betrachten. In diesem dynamischen Prozess kann es aus beiden Richtungen, soweit Psyche und Körper unterscheidbare Kategorien sind, zu einer Beeinflussung kommen. So weit die Kurzfassung dieser These.

- Individuell und persönlich

  Ein gesunder Egoismus ist hilfreich. Um mit oder ohne Hilfe herauszufinden, wie die individuelle Lebenssituation oder die Gesundheit verbessert werden kann, braucht es eine persönliche (Selbst-)Analyse.

- Ziele und Träume

  Ziele ohne einen konkreten Plan bleiben Träume. Wobei das Erreichen des Ziels nicht immer das Entscheidende ist, sondern der Weg dorthin. Träume können helfen, Visionen und

---

[11] https://embodiment.ch/research/embodiment-def.html (9.10.2019).

Ziele zu identifizieren, die für einen persönlich erstrebenswert sind.

- Ab in die Natur
Je länger man sich in der Natur aufhält, desto vorteilhafter ist das für Körper, Geist und Seele – auch wenn man diesen Eindruck vielleicht nicht teilt. Der Mensch ist aus der Natur entstanden und dort gehört er auch hin. Alles andere ist im Prinzip ein Kompromiss.

- Glaube an sich selber
In den Spiegel sehen und »Ich liebe dich« sagen, sich selber anlächeln und ehrliche Zufriedenheit in sich verspüren. Klingt einfach, ist aber oft mit viel Arbeit verbunden. Wer es schafft, im Einklang mit sich, dem Umfeld und seinen Zielen zu leben, hat den Glauben an sich verinnerlicht.

- Neugierig bleiben

- Persönlichkeit weiterentwickeln

- Lernen, reflektieren, handeln, anpassen, nachdenken, agieren – und das in sich wiederholenden Rhythmen.

- Erfolgserlebnisse bewusst machen
Es sind nicht immer »grosse« Erfolge, die erstrebenswert sind. Oft genug können Kleinigkeiten, die sich summieren, persönliche Erfolge darstellen. Die Definition von Erfolg sollte man weiter fassen, damit Verbesserungen bzw. Änderungen im Leben als Erfolg gesehen werden.

- Körperlich und geistig aktiv bleiben
Auch die Kombination aus beidem ist möglich, zum Beispiel während des Gehens oder sportlicher Aktivität über anspruchsvolle Themen sprechen. Natürlich sind geistige Herausforderungen wie Sprachen lernen, lesen oder Rätsel lösen lebenslang angebracht.

- Bedürfnisse, Intuition und Instinkte
Als Baby schreit man so lange, bis das Bedürfnis befriedigt

ist. Je mehr Selbstbeherrschung man im Laufe der Erziehung beigebracht bekommt und je weniger individuelle Bedürfnisse und Instinkte berücksichtigt werden, desto höher ist die Gefahr, sich in einer »Negativ-Spirale« von sich selbst zu entfremden. Umkehrschluss: seine Bedürfnisse kennen, Intuition zulassen und achtsam mit seinen Instinkten umgehen.

- Selbstreflexion
  Die Vergangenheit loslassen und dennoch von ihr lernen. Regelmässig sich selbst kritisch reflektieren – alleine oder am besten mit Freunden, die einem auch mal sagen, was man nicht hören will. Nachdenken, wie Taten und Einstellungen wahrgenommen werden, und Verantwortung für das eigene Handeln übernehmen.

- Selbstvertrauen und Selbstbewusstsein stärken
  Beides steht für die persönliche Überzeugung von eigenen Fähigkeiten, Denkmustern und Handlungen und drückt sich im Verhalten aus. Es ist die Überzeugung, schwierige Anforderungen bewältigen zu können, um seinen eigenen Vorstellungen gerecht zu werden. Und die Begriffe drücken aus, dass das eigene Handeln wirksam ist, und zwar im Sinne des Erreichens der gesteckten Ziele.

- Gewaltfrei kommunizieren
  In Anlehnung an Marshal Rosenberg, Psychologe und Begründer dieses Konzepts, wird auf der Basis von vier Aspekten – Beobachtung, Gefühle, Bitte und Bedürfnis – der Umgang mit sich selber und den Mitmenschen vorbildlich erlernbar.

- Offenheit und Kreativität
  Die wirklich kreativen Einfälle oder Lösungen für ein Problem kommen ohne Anstrengung des Gehirns, oft bei körperlicher Aktivität wie zum Beispiel beim Spazieren gehen, oder beim Duschen, beim Einschlafen oder in tiefer Entspannung. Mit

offenen Augen durch die Welt gehen und unvoreingenommen Situationen im Jetzt erleben.
- Glaubensätze
Das sind Routinen und Gewohnheiten, die uns meist unsere Eltern bewusst und unbewusst vermittelt haben. Sind sie noch gültig oder sind sie eher nachteilig?
- Empathie und Engagement
Der Mensch ist ein soziales Wesen und auf andere angewiesen. Es liegt in unserer Verantwortung, die Möglichkeiten wahrzunehmen, etwas für Freunde, Mitmenschen, Familie und die Gesellschaft zu leisten. Dafür ist persönlicher und direkter Kontakt mit anderen Menschen erforderlich, damit wir die Reaktionen sehen, die Stimme hören und die Umgebung des Verhaltens mitberücksichtigen können.
- Nachhaltigkeit des eigenen Handelns und Denkens regelmässig reflektieren
- Verantwortung
In Anlehnung an die Definition im Duden[12]: Verpflichtung (gegenüber dem eigenen Handeln!), dafür zu sorgen, dass (innerhalb eines bestimmten Rahmens) alles einen möglichst guten Verlauf nimmt, das jeweils Notwendige getan wird und möglichst kein Schaden entsteht.

Je häufiger der Mensch die Erfahrung macht, dass über seinen Kopf hinweg oder gegen seinen Willen Entscheidungen für ihn getroffen werden – egal ob im Beruf, in einer Beziehung oder in der Gesellschaft –, desto mehr wird er der Gelegenheit beraubt, sich als Entdecker und Gestalter des eigenen Lebens zu fühlen. Sobald die Fremdsteuerung von aussen zu dominant ist, lassen sich viele

---

[12] https://www.duden.de/rechtschreibung/Verantwortung (29.9.2019).

der hier beschriebenen Empfehlungen nicht gut umsetzen. Vor allem ist eine von aussen geforderte Motivation ein viel schwächerer Ansporn, wenn sie nicht eigenen Zielen dient. Der innere Drang, etwas zu erreichen, was man als erstrebenswert erachtet, entfacht viel eher Begeisterung.

Zugleich sollen die Empfehlungen und meine Geschichte eine Anregung sein, sich in seinen Vorhaben keine Grenzen zu setzen. Es ist so viel mehr möglich, als man sich vorstellen kann. Das Urvertrauen in das Universum und in sich selbst hilft, einen Sinn in den verschiedenen Puzzleteilen des Lebens zu erkennen.

Das Kompliment »Bleib so, wie du bist!« ist in meinen Augen kein guter Ratschlag. Denn das würde heissen, ich bleibe stehen und entwickle mich nicht weiter. Besser sollten wir doch Ambitionen haben, im Leben dazuzulernen. Und das kann auch bedeuten, dass man sich und seine Einstellung zum Leben ändert. Ich habe mich in meinem Leben oft verlaufen – bildlich gesprochen. Ich wusste manchmal nicht, wo und wie es weitergehen wird. Das ist menschlich. Man muss die Chance, einen Lernschritt zu machen, nutzen, wenn man sie angeboten bekommt. Trotz Rückschlägen mutig seinen Weg zu gehen, Gewohnheiten zu ändern, wenn sie nicht mehr passen, und offen zu sein für Neues führt zu Selbstvertrauen und Selbstbewusstsein.

17 Maskierte Seelen

Es war mir im Frühjahr 2020 ein grosses Bedürfnis, dieses umfangreiche Nachwort zu schreiben. Die COVID-19-Pandemie hat unseren Alltag und unseren Blick auf die Welt auf ganz unvorhergesehene und radikale Weise verändert. Und so bietet diese Situation im Frühjahr 2020 die Chance für jeden Einzelnen, einen Perspektivenwechsel zu wagen. Zeit genug war und ist ja vorhanden. Jetzt ist die Gelegenheit, eine (neue?) innere und äussere Haltung anzunehmen, an einem persönlichen Mindset zu arbeiten, gesundheitliche Aspekte zu klären und nicht unreflektiert alles zu glauben, was in der Medienwelt in dieser Zeit erzählt wird. Ich schliesse mich den Aussagen vieler an, dass solche »Krisenzeiten« eine Chance darstellen für (positive) Veränderungen auch der Gesellschaft und vieler Systeme.

Das Potenzial jedes Menschen liegt in ihm selbst. Die Arbeit an der eigenen Haltung nimmt einem keiner ab – obwohl sie natürlich immer auch von aussen beeinflusst wird. Es liegt an jedem Einzelnen, sein individuelles Potenzial auszuschöpfen, sich also seine Ängste, aber auch seine Stärken bewusst zu machen und an seiner inneren Balance zu arbeiten. Und gerade jetzt in dieser Zeit der Umbrüche und Unsicherheit ist es unabdingbar, das eigene Wohlbefinden im Auge zu behalten und sich um gesundheitliche Aspekte zu kümmern. Es gibt viele Möglichkeiten, die Resilienz zu fördern. Für manche sind es körperliche Aktivitäten wie regelmässige Bewegung und Sport. Andere profitieren von einer passenden Meditation und Achtsamkeitstraining, um die Aufmerksamkeit für den Alltag und das Leben zu steigern. Soziale Anliegen wie das gegenseitige Unterstützen in Familien, im Freundeskreis oder in der Nachbarschaft stärken den Zusammenhalt und bewirken, dass sich die Menschen trotz Abstand näher kommen. Auch in dieser Frage lässt sich eine menschliche persönliche Haltung beweisen.

Meine Erfahrung über die letzten Jahre hat gezeigt, dass es vor allem vier Bereiche sind, in denen eine Änderung von Gewohnheiten zu Erfolgen führt. Diese Aspekte sind hier nur als Anregungen und Hinweise zusammengeführt. Für jeden Bereich gibt es Spezialisten, die vertieftes Wissen dazu anbieten. Ich hingegen habe mich entschieden, den Blick auf die Gesundheit als ganzheitlichen Prozess zu richten. Mit der analogen Kommunikationsform – also im direkten persönlich Kontakt statt über digitale Medien – fühle ich mich am wohlsten.

Nachfolgend sollen praktische und bewährte Ansatzpunkte für gesunde Angewohnheiten in diesen vier Gebieten dargestellt werden.[13]

A Bewegung und Sport

Bewegung oder Sport, am besten in der Natur, ist unabkömmlich für die Gesundheit. Wer körperlich in Bewegung bleibt, hat als Nebeneffekt auch den mentalen Ausgleich. Spazieren gehen ist kostenlos! Leider scheitert regelmässige körperliche Aktivität häufig an der dafür nötigen Zeit. Ziel ist es, eine Bewegungsart oder Übung zu finden, die *jeden Tag* ohne Kompromisse umgesetzt wird. Am besten zum gleichen Zeitpunkt, damit es langfristig zur Routine wird. Zum Beispiel ein Liegestütz, eine Rolle vorwärts,

---

[13] Suchen sie bitte eine Fachperson auf.

eine Minute am Stand gehen, zehn Sprünge im Stand oder eine Runde um den Häuserblock gehen etc. Jede Woche kommt eine Steigerung für diese eine Aktivität hinzu: eine Wiederholung mehr, zehn Sekunden länger usw. Nach 52 Wochen behält man diese Übung bei, beginnt aber zusätzlich unbedingt mit einer neuen!

An dieser Stelle soll auch die oft im Zusammenhang mit Meditation genannte bewusste Atmung erwähnt werden. Vom ersten Atemzug bei der Geburt bis zum letzten beim Tod atmet der Mensch. Für das bewusste Atmen braucht man keine Ressourcen, sondern Achtsamkeit und Konzentration auf den Moment im Hier und Jetzt.

So hart es klingen mag: Wer sich nicht jeden Tag ein paar achtsame Minuten an körperlicher Aktivität gönnt, sollte nicht verwundert sein, wenn es früher oder später zu gesundheitlichen Einbussen kommt.

B Ernährung und Darmgesundheit

Der Teufelskreis aus Belastung, Stress und anderen Dingen, die uns aus der Balance werfen, spiegelt sich oft im Essverhalten wider. Bei der Ernährung und der Bewegung zeigt sich meistens am offensichtlichsten, ob man Chef seines Gehirns ist oder ein Opfer seiner Süchte und Unzulänglichkeiten. Doch die Botschaft ist klar: Je hochwertiger und wertvoller die *Leben*smittel sind, die wir essen, desto glücklicher ist unser Darm und desto wohltuender schlägt sich das – fast wortwörtlich – auf unser Gemüt. Um herauszufinden, welche Ernährung guttut, braucht es oft disziplinierte Tage oder Wochen der Umsetzung. Die Zeit der Ernährungsumstellung kann schwierig sein, doch was sind ein paar Tage oder Wochen im Vergleich zu den folgenden gesunden Jahren, die sich daraus mehrheitlich ergeben können? Je nach Ziel und Vorhaben können durchaus in kürzester Zeit die ersten positiven Veränderungen wahrgenommen werden. Das Darmsystem wird es danken. Zusätzliche Supplementierung (Nahrungsergänzung) kann sinnvoll sein, sollte jedoch mit Experten individuell besprochen werden.

So hart es klingen mag: Wer sich nicht jeden Tag ein paar achtsame Minuten beim Genuss von hochwertigen Lebensmitteln und genügend Wasser gönnt, sollte nicht verwundert sein, wenn es früher oder später zu gesundheitlichen Einbussen kommt.

C Meditation und Selbstreflexion

Jedes individuelle Bewusstsein ist Teil eines Grösseren. Das mag eine Glaubensfrage sein, doch liegt dem eine simple Wahrheit zugrunde, zumindest behaupten das weltweit anerkannte Persönlichkeiten. Die Vertiefung durch weiterführende Literatur sei hier empfohlen! Und so sollen die nächsten Stichworte zur Selbstreflexion anregen – am besten über den eigenen Tellerrand hinausdenkend.

- *Eigenverantwortung*: Wie oft am Tag überlassen wir uns Routinen und Gewohnheiten, die den Alltag leichter zu machen scheinen, anstatt die Gesundheit mit kleinen Dingen zu forcieren? Wie oft wählt man die vermutlich einfachere Option (z. B. ein Medikament nehmen, Auto statt Fahrrad), um Sachen schnell erledigt zu haben? (Um mich nicht falsch zu verstehen: In diversen Situationen ist es sinnvoll, Verantwortung abzugeben, z. B. in einem Notfall an Sanitäter.)
- *Motivation*: Die intrinsische Motivation, also wenn man den Grund kennt, warum man gesund werden und bleiben will, unterstützt die Bemühungen, in die persönliche Gesundheit zu investieren. Anstatt seine Motivation von äusseren Umständen (z. B. Vorsatz zum Jahreswechsel, genügend Zeit etc.) abhängig zu machen, sollte man seine Ziele festlegen und sich die erwarteten Vorteile intensiv vor Augen führen, um sich dadurch selbst zu motivieren. Natürlich soll und kann Hilfe aus dem sozialen Umfeld in der Umsetzung angenommen werden.

- *Mut*: Es braucht Mut, unvoreingenommen das Beste für das eigene Wohlbefinden zu tun, ohne Rücksicht darauf, was andere Menschen darüber denken könnten – denn immerhin geht es um die eigene Gesundheit (und nicht die der anderen). Auch dieser Prozess ist meist an kleinere, tägliche Veränderungen geknüpft.
- *Emotionen*: Sobald man sich selbst reflektiert und alte Muster aufzubrechen beginnt, können viele Emotionen aufkommen. Der ehrliche und offene Umgang damit braucht Mut und Eigenverantwortung. Doch Emotionen bereichern das Leben, also raus damit!
- *Respekt:* Respekt war eine der ersten Emotionen, die nach meiner Diagnose in mir aufkamen. Ich bezeichne Respekt bewusst als Emotion, weil er so nahe verwandt ist mit Frieden, Dankbarkeit und Vergebung. All das führt zu Demut und Menschlichkeit. Und schlussendlich führt Respekt auch zu einem respektvollen Umgang im Leben.

Meditation als Schulung der Achtsamkeit oder der Selbstreflexion ist eine Möglichkeit, sich auf einen neuen und spannenden Weg zu begeben. Machen Sie sich Ihre Gedanken zu einzelnen Themen und beobachten Sie sie dabei, ohne zu bewerten. Als hilfreiches Mittel zur (Selbst-)Erkenntnis kann das handschriftliche Aufschreiben genutzt werden.

Um gesund zu werden, muss man manchmal tief nach innen graben. Man muss eine andere Brille aufsetzen, um Aspekte im Leben neu zu beleuchten. Das Hinterfragen kann und soll Spass machen. Nachfolgend ein paar Anregungen, sich jeden Tag fünf Minuten mit einer dieser Fragen zu befassen. Die Auseinandersetzung mit Fragen ist ein Weg, schrittweise Veränderungen herbeiführen.

- Wie sieht deine ideale Welt 2.0 aus? (Dieter Broes)

- Was wärst du ohne diesen Gedanken? (Byron Katie)
- Warum bist du hier? (Dalai Lama)
- Wo lässt du dich im Moment aufhalten? (Christian Bischof)
- Lebst du im Jetzt? (Eckart Tolle)
- Was ist das? (Zen-Meisterin Daehaeng)
- Was fehlt dir? (Rüdiger Dahlke)
- Sind unsere Zellen klüger als wir? (Bruce Lipton)
- Welche Grenzen setzt du dir selbst in deinem Geist? (Napoleon Hill)
- Warum willst du die Natur – unseren Planet Erde – besiegen? (Osho)
- Was hört der andere, wenn ich etwas zu ihm sage? (Vera Birkenbihl)
- Macht das, was du bisher lebst, für dich Sinn? (Robert Betz)
- Warum ist es nicht noch schlimmer? (Roman Braun)
- Ist es wirklich so schwierig, seine Freiheit zu nutzen? (Möwe Jonathan)
- Was ist die wichtigste Sache, die zu tun ist? (Ajahn Brahm)
- Ist das Nicht-wahrnehmen-Können ein schlüssiger Grund dafür, an anderen Existenzen (oder Dimensionen) zu zweifeln? (Christina von Dreien)
- Worüber bist du in diesem Augenblick in deinem Leben glücklich? (Tony Robbins)
- Wie kommen wir hierher? (Gregg Bradon)
- Passt schon, oder – das Leben und so?
- Worüber ärgerst du dich am meisten?
- Was ist deine lebendigste Erinnerung, in der du Euphorie und uneingeschränkte Freude erlebt hast?
- Was ist deine erste bewusste Erinnerung aus der Kindheit?
- Ist das Leben ohne Sinn lebenswert?
- Was tust du für deine Gesundheit?
- Wie sieht deine Beziehung zu dir selbst aus?

- Hast du Angst zu versagen?
- Wie siehst du dich selbst?
- Wofür sind Veränderungen wichtig?
- Willst du den Tag wissen, an dem du stirbst?
- Wie sieht die Welt aus, wenn sich die Menschen ihrer Herzensangelegenheiten bewusst sind und diese ausleben?
- Wie gehst du mit deinen Ängsten um?
- Was erzählst du als Hundertjähriger den Menschen über dein Leben?
- Bist du so, wie du sein möchtest?
- Was sind deine Stärken?
- In welchen Momenten bist du glücklich?
- Liebst du dich selbst, so wie du bist?
- Bist du stolz auf dich?
- Wann hast du dir das letzte Mal Zeit für dich selber genommen – ohne Ablenkungen?
- Wann warst du das letzte Mal so richtig ausser Atem?
- Wann hast du das letzte Mal ein Buch gelesen?
- Welche Masken trägst du im täglichen Leben?
- Wie authentisch bist du zu dir und deinen Mitmenschen?
- Wer oder was inspiriert dich?
- Was ist dir unangenehm?
- Wie achtsam atmest du?

So hart es klingen mag: Wer sich nicht jeden Tag ein paar stille, achtsame Minuten gönnt oder Zeit für sich alleine nutzt, sollte nicht verwundert sein, wenn es früher oder später zu gesundheitlichen Einbussen kommt.

D Soziales Umfeld gestalten

Manchmal ist auch das soziale Umfeld ein Hindernis auf dem Weg zur Gesundheit. Damit ist nicht gemeint, dass man sein Umfeld für das eigene Fehlverhalten oder die Unzulänglichkeit, Veränderungen zu initiieren, verantwortlich macht. Vielmehr geht es um das Gefühl, dass man sich in der Gegenwart von manchen Menschen unwohl fühlt oder von seinem Umkreis in der persönlichen Entfaltung behindert wird. Ein ziemlich sicheres Zeichen, dass etwas unstimmig ist, ist regelmässiges Beschweren, Jammern und Aufregen über Situationen. Zweifellos steht es in der eigenen Verantwortung, Massnahmen zur Gesundheitsförderung umzusetzen. Doch es kann tatsächlich das Umfeld sein, wie Arbeit, Finanzen, Wohnsituation, Beziehungen, das einen hemmt. Somit liegt es an einem selbst, falls möglich etwas daran zu ändern, so schwer es im ersten Moment auch sein mag. Was als hinderlich oder störend empfunden wird, entscheidet jeder für sich selbst. Man muss den Mut aufbringen, eine Entscheidung auf Basis der eigenen Emotionen (Bauchgefühl, Intuition) zu treffen und diese respektvoll im Umfeld zu kommunizieren, um letztendlich neue Motivation für das eigene Leben daraus zu gewinnen.

So hart es klingen mag: Wer sich nicht jeden Tag ein paar achtsame Minuten mit der Familie oder Freunden gönnt, sollte nicht verwundert sein, wenn es früher oder später zu gesundheitlichen Einbussen kommt.

Zu beachten ist, dass theoretisch keine dieser vier Empfehlungen notwendig ist. Es sind Ansatzpunkte, die Abhilfe leisten können. Zumal steht keiner dieser Punkte für sich alleine – sie hängen zum Glück(!) alle zusammen und beeinflussen sich gegenseitig. Denn die Gesamtheit des Körperlichen, Geistigen, Seelischen und Sozialen ermöglicht dem Menschen den direktesten Zugang zum wahren Selbst. Dafür braucht es Mut und kritische Selbstreflektion.

Am Beginn von Veränderungen, die zu mehr Gesundheit führen sollen, ist man oft auf Hilfe angewiesen. Oder man nutzt die Macht der kleinen Schritte. Gesund wird man nicht von heute auf morgen, es ist ein lebenslanger Prozess mit vielen Aufs und Abs. Man kommt um kontinuierliche Arbeit nicht herum. Man muss sich mit seinen Ängsten und Gewohnheiten auseinandersetzen. Alte Gewohnheiten aufzugeben kann mühsam sein. Doch die Vorstellung, schon über kleine Veränderungen viel Positives bewirken zu können, sollte uns mutig machen.

Per Definition ist Gesundheit mehr als das Fernbleiben von Krankheiten. Gesundheit[14] ist der Zustand oder ein bestimmtes Mass an körperlichem, psychischem oder geistigem Wohlbefinden. Aus dem Althochdeutschen wird Gesundheit[15] als wohlbehalten, lebendig, heil werden übersetzt. Gesundheit ist per se ein subjektives Erleben. Es ist kritisch zu hinterfragen, ob Gesundheit objektiv feststellbar ist als Nicht-Vorliegen von Krankheit auf Basis einer medizinischen Diagnose. Eine der genialsten deutschen Beschreibungen, die ich gefunden habe, stammt aus dem 10. Jahrhundert. Ihr zufolge wurde Gesundheit als der geistig ausgeglichene und als harmonisch empfundene, in körperlicher und vor allem praktischer Hinsicht als ausreichend kraftvoll erlebte Allgemeinzustand voller Arbeits- und Leistungsfähigkeit und damit uneingeschränkter Handlungsfähigkeit betrachtet.

Ich möchte mich auf keine Definition von Gesundheit festlegen. Gesundheit ist etwas subjektiv Empfundenes. Ihre individuelle Einschätzung kann nicht von aussen vorgegeben werden. Mir wurde leider viel zu oft gesagt, dass ich krank sei und lernen solle, mit MS und den dazugehörigen Symptomen zu leben. Solche Aussagen machen passiv. Mich dagegen motivierten sie, das Gegenteil zu beweisen. Mein Ziel ist es, Ressourcen im Bereich der individuellen Gesundheit freizusetzen und Vertrauen in die Kontrollierbarkeit des eigenen Lebens zu erlangen.

---

[14] https://www.duden.de/rechtschreibung/Gesundheit (29.5.2020).

[15] https://www.dwds.de/wb/Gesundheit (29.5.2020).

Dieses Nachwort habe ich »Maskierte Seelen« genannt, weil wir viel zu häufig unser wahres Ich maskieren! Manche Menschen sind so weit von ihren Herzensangelegenheiten und ihrem Sinn im Leben entfernt, dass sie vermutlich selbst nicht wissen, welche Maske sie gerade tragen. Doch ich bin überzeugt, dass unser Leben wertvoller ist, wenn wir uns auf die Suche nach unserem wahren Selbst, unserer inneren Stimme machen. Der Erfolg ist es wert, denn wir beeinflussen damit nicht nur unser eigenes Leben positiv, sondern können auch in der Öffentlichkeit unser ehrliches Gesicht zeigen.

Die Menschen sind soziale Wesen, die sich gegenseitig unterstützen und voneinander lernen, vor allem wenn sie der Stimme des Herzens folgen. Ja, ich idealisiere die Welt und bin noch naiv genug, an das Gute zu glauben. Das Leben ist ein schöner Spielplatz, abwechslungsreich, freudvoll und spannend. Machen wir die Welt durch Helfen, Vergeben und Lieben gemeinsam zu einem friedlichen Ort!

Der Optimist in mir sagt: Jeder kann ganzheitlich gesund sein! In diesem Sinne: Danke und seien Sie achtsam!

Interview

Die Fertigstellung des Buches hat sich lange hingezogen. Und so ist im November 2020 noch dieses Interview mit einem Freund entstanden.

Warum hast du das Buch geschrieben?
Die erste Intuition war, es für mich zu schreiben. Die Vergangenheit aufzuarbeiten und daran zu wachsen. Nachdem sich dieser Prozess über die Jahre hinzog, wurde mein persönlicher Zugang zum Thema *Gesundheit* immer prägender. Mir wurde bald klar, dass ich für andere Menschen, egal ob gesund oder krank, als Vorbild dienen kann, sich um die eigenen Bedürfnisse zu kümmern und sich kritisch mit sich selber auseinanderzusetzen. Ein Prozess, der meist alles andere als einfach und angenehm ist. Wer seine innere Zufriedenheit gefunden hat und sich selbst lieben kann, kann diese Liebe auch an andere Menschen weitergeben. Und mein Thema ist halt Gesundheit – physisch, geistig und spirituell betrachtet. Wir sind holistische Wesen, auch wenn es Leute gibt, die das noch bestreiten.

Das Bedürfnis, meinen Weg mit der Öffentlichkeit zu teilen, hat über die Jahre immer mehr zugenommen. Ich will mich in den Kreis der vielen Menschen einreihen, die nach schweren Unfällen oder Krankheiten den Mut aufgebracht haben, eigenverantwortlich und mündig (kritisch) denkend im Leben zu stehen. Dazu kommt, dass ich lange über die MS-Diagnose, die ich 2003 erhielt, geschwiegen habe. Ich hatte quasi den Stempel MS auf der Stirn und fühlte mich nicht mehr als Teil der Gesellschaft. Ich hatte Diskriminierung erlebt und wollte diese vermeiden. Nun bin ich älter und selbstsicherer geworden und erzähle es jedem, der es wissen will.

Gibt es besondere Erkenntnisse, die du während des Schreibens deiner Geschichte gewonnen hast?
Vor allem, dass jeder Mensch eine Geschichte zu erzählen hat. Nur wenige machen sie öffentlich. Trotzdem ist jede Geschichte wertvoll und einzigartig und von ihrem Erfahrungsschatz lässt sich profitieren. Ausserdem ist mir in diesem Zusammenhang aufgefallen, dass jedes Buch mit den Erlebnissen und Erfahrungen des Autors zu tun hat. Damit meine ich nicht nur Biografien. Beschäftigt man sich mit den Hintergründen von Autoren und deren Büchern – egal ob Sachbücher, Romane oder Fantasiegeschichten – ist dieser Einfluss auf ihre Einsichten und Ideen leicht zu erkennen. Egal ob von Politikern, Sportlern, Stars oder anderen, auch nicht prominenten Personen: authentische und ehrliche Geschichten begeistern die Menschen.

Des Weiteren bin ich zu der Überzeugung gekommen, dass die zunehmende Digitalisierung viele Menschen überfordert. Die sprunghafte Entwicklung in den letzten fünfzehn Jahren hat definitiv vieles erleichtert, aber leider gehen auch viele menschliche Fähigkeiten verloren. Ich glaube, ich wäre früher gesund geworden, hätte ich mehr Mut und Disziplin aufgebracht, mich gegen die Anwendung des allgegenwärtigen digitalen Zugangs zu Informationen, sozialen Netzwerken und oft einseitigen Medieninhalten zu wehren. Die Ablenkung, die ich dadurch erfahren habe, hat mich von meinem inneren Selbst entfernt – und damit auch von meiner Gesundheit. Natürlich möchte ich Teile der neuesten Entwicklung nicht missen, doch ich möchte auch menschlich und fehlerhaft bleiben dürfen! Gewisse Zukunftsaussichten sind haarsträubend, denn wenn der Mensch zunehmend in die Robotik integriert wird, wird er auch immer mehr von aussen fremdgesteuert. Liebe, Respekt, Anerkennung, Empathie und andere menschliche Fähigkeiten sind Werte, an denen die Menschheit festhalten sollte.

War die Diagnose ein Wendepunkt in deinem Leben?
Ja klar, definitiv. Sie war nicht nur ein Wendepunkt, sie war der Beginn von etwas Neuem. Ich bekam die Möglichkeit, mein Leben neu auszurichten. Ich habe alles hinterfragt und mich seitdem mehrmals verändert, bis ich dort angekommen bin, wo ich heute bin, und werde mich von hier auch wieder weiterentwickeln.

Vor der Diagnose war ich der junge ambitionierte Sportler, kopfgesteuert, hart zu sich selber und einer, der es allen recht machen wollte. Danach habe ich mich selbst analysiert und reflektiert – das war nicht immer amüsant. Im Anschluss konnte ich dann Schritt für Schritt mein Leben neu ausrichten, um schliesslich diese Erfahrungen mit anderen zu teilen und sie bei ihren Zielen zu unterstützen. Mir wurde anfangs ja gesagt, dass ich eventuell mein Leben lang krank bleiben würde. Das wollte ich nicht akzeptieren. Und so habe ich Möglichkeiten und Wege gesucht, gesund zu werden. Es ist bis heute eine spannende Reise, auf allen Ebenen zu lernen, Spass zu haben und das Leben jeden Tag zu geniessen. Ich möchte, naiv und optimistisch ausgedrückt, aufzeigen, dass jeder gesund werden kann, wenn er das will.

Irgendwann in diesem Prozess bin ich damals an Grenzen gestossen. Ich hatte auf körperlicher Ebene alles ausgereizt, was mir nach dem damaligen Stand der Wissenschaft empfohlen wurde. Doch ich war überzeugt, dass noch mehr möglich ist, um tatsächlich wieder gesund zu sein. So bin ich bei der Psychologie gelandet (und hatte sogar überlegt, dieses Fach zu studieren). Mein Interesse und die Suche nach neuen Wegen bescherten mir schnell neue

Erfolge und führten mich auch zur Spiritualität. Mit der Veröffentlichung des Buches wird sich ein emotionaler Kreis in meinem Leben schliessen und in ein neues Kapitel übergehen.

Welche Bedeutung hat für dich Gesundheit heute?
Gesundheit ist ein ständiges Auf und Ab, doch ich habe jeden Tag Spass daran, diese Balance zu suchen und Gesundheit zu geniessen. Es passiert nichts, wenn es auch mal mehrere schlechtere Tage gibt. Doch die Fähigkeit, sich flexibel und angemessen an neue Situationen anzupassen, ist wohl ein weiterer Aspekt von Gesundheit. Das Thema ist zum Glück vielfältig und ganzheitlich – das durfte ich seit meiner Diagnose Jahre für Jahr lernen. Wir haben nur eine Gesundheit und auf die sollten wir achtgeben.

Gesundheit ist vor allem Wohlbefinden und Wohlbefinden ist wiederum ein Zustand von langfristiger Ausgeglichenheit. Gesundheit als ganzheitliches und dynamisches Sein zu betrachten, macht mich glücklich. Man darf ruhig auch mal etwas Extremes machen, nur wer zu lange im Extremen bleibt, wird sich auf Dauer schaden. Vernetzt denken, über den Tellerrand hinaus blicken und die eigene Komfortzone verlassen – so hat mich meine persönliche Geschichte zu meinem Beruf geführt. Sich jeden Tag verantwortungsvoll um sich selber, seine Familie, Freunde oder Kunden zu kümmern, ist in meinen Augen sehr gesund. Aber letzten Endes darf man das Thema nicht zu »verbissen« sehen und sollte die Lebensfreude nicht vernachlässigen. Ich esse zum Beispiel sehr gerne Schokolade oder Eis. Nur die Dosis macht das Gift! Ich bin zudem auch ein fauler Mensch, der ab und zu den Weg des geringsten Widerstandes geht.

Wie bist du vom Sport auf das Thema Gesundheit gekommen?
Ich habe gelernt, mich zu spezialisieren. Und das Thema Gesundheit ist mir anfangs nicht in den Sinn gekommen – auch weil

mir beigebracht wurde, dass ich mich darauf nicht spezialisieren könne. Doch seit der Schule und später auch im Studium hatte ich meine Probleme damit, diesen Aspekt aussen vor zu lassen. In der interdisziplinären (übergreifend denkenden) Sportwissenschaft hätte ich mir von Anfang an mehr Offenheit gewünscht. Erst gegen Ende des Studiums bastelte ich das Puzzle aus den Inhalten der spezialisierten Professoren zusammen.

Anschliessend bemühte ich mich lange Zeit, die Menschen über Bewegung und/oder Sport zu sensibilisieren. Mit der Gesamtheit des im Studium erworbenen Wissens wollte ich als Spezialist für Bewegung arbeiten. Doch in den Augen vieler Menschen hat man als solcher keine richtige abgeschlossene Berufsausbildung, ist aber auch kein Mediziner, sondern nur irgendetwas dazwischen. Nach Jahren der Berufserfahrung ist der Gesundheitsspezialist in mir herangewachsen. Das heisst, ich habe gelernt zu ergründen, wo Ressourcen frei gemacht werden können, und das muss nicht zwangsläufig durch Bewegung sein! Denn häufig ist der Mensch auf allen Ebenen ausgelastet, und dann kommt ein – damals noch sehr junger – Mann und erzählt ihm, er solle sich bis zu dreissig Minuten am Tag bewegen, um gesünder zu werden. Das bringt das Fass nur zum Überlaufen! Ein wesentlicher Schritt war es, bei den Menschen dort anzusetzen, wo ihr grösstes Bedürfnis besteht, etwas zu verändern. Und so habe ich mich auf das Thema Gesundheit spezialisiert, um ihre Ressourcen mit ganz individuell für sie passenden Methoden stärken zu können. Ich möchte Menschen aufzeigen, wie sie mit kleinen Schritten grosse Veränderungen herbeiführen können. Das betrifft neben Sport und Bewegung eben auch Themen wie Ernährung, Schlafen oder Achtsamkeit.

Ich sehe mich mittlerweile als »Koordinator« rund um das Thema Gesundheit. Ich begleite Menschen ganzheitlich in ihrer persönlichen Gesundheitsthematik und helfe ihnen, bei Bedarf

Spezialisten für einzelne Bereiche zu finden, die tiefer in gewisse Prozesse einsteigen können.

Was möchtest du den Menschen zum Thema Gesundheit vermitteln?
Kein Computer, keine gefilterte Information von aussen kann uns sagen, was für unsere individuelle Gesundheit, für unser subjektives Wohlbefinden wichtig ist. Lasst nicht andere entscheiden, wie es euch geht und was gut für euch ist. Ich möchte die Ganzheit und das Zusammenwirken von Körper, Geist und Seele für die Gesundheit aufzeigen. Nehmt Hilfe an, doch entscheidet selbst, was für euch sinnvoll ist. Es gibt nicht den einen Weg, gesund zu sein und zu werden. Menschen sind oft zu sehr in alltäglichen Gewohnheiten gefangen und brauchen womöglich Hilfe, das zu erkennen. Ich möchte, dass Menschen kritisch hinterfragen, was für sie Gesundheit bedeutet. Wir werden so enorm durch Medien oder unser Umfeld beeinflusst, dass oft unklar ist, ob etwas auch den eigenen Bedürfnissen entspricht.

Wie lange hast du gebraucht, um den Status »Ich bin gesund« zu erkennen?
Ich denke, es gab zwei entscheidende Erlebnisse. In der Schule hatte ich gelernt, dass sich alle Körperzellen innerhalb von sieben Jahren erneuert haben. Diese Information ist irgendwie hängen geblieben. Als ich die Diagnose bekam, war mir klar, dass ich mich in diesen sieben Jahren deutlich verbessern kann, um nicht mehr als krank zu gelten. Und das Lustige war, dass meine behandelnde Ärztin bei einem späteren Jahrescheck mal so nebenbei sagte: »Wenn du 2008 oder 2009 keine weiteren merklichen Schübe hast, dann können wir dich als gesund betrachten.«

Erfreulicherweise war ich 2007 schon »gesund«. Auch wenn das medizinisch nicht ganz gilt, weil man sagt, MS hat man ein Leben lang und kann davon nicht geheilt werden.

Das zweite Erlebnis war das »Race Around Austria« 2012. Sport und speziell das Radfahren waren von Anfang an unvorstellbar wichtig und ein Weg für mich, wieder zurück in ein selbstständiges Leben zu kommen. Und als wir dann im Team über die Ziellinie fuhren, wusste ich, dass alles und noch mehr möglich ist! Das war für mich der Beweis, dass ich mehr leisten kann, als ich bewusst oder unbewusst bis dahin angenommen hatte.

Jahrelang war es schwierig, in unserer spezialisierten Welt den richtigen Arzt, Therapeuten oder Begleiter zu finden, der mich als ganzheitliches Wesen betrachtet und nicht nur als jemanden, dessen Immunsystem das eigene Nervensystem angreift. Erfreulicherweise habe ich immer wieder Menschen getroffen, die mich bei verschiedenen Aspekten des Lebens an die Hand genommen haben. Ich hatte das Glück, mehrere Menschen an meiner Seite zu haben, an die ich mich bis heute wenden kann. Doch das Meiste habe ich trotzdem mit mir selber ausgemacht. Deshalb hat vermutlich der Gesundungsprozess auch so lange gedauert.

Was wünscht du dir für die Zukunft?
Das ich am Morgen mit einem Lächeln aufwache. Ich lebe das Leben, das ich mir wünsche. Ich bin zufrieden und stolz auf mich. Ich liebe mich so, wie ich bin. Das bedeutet nicht, dass ich nicht weiter an mir arbeite. Das passiert zwangsläufig, weil ich älter werde und mich allein schon dadurch verändere. Ich hoffe, ich werde nie müde, neugierig zu bleiben. Ich will weiterhin Menschen kennenlernen und mit ihnen über ihre Perspektiven, Weltanschauungen und Lebenserfahrungen sprechen – nur so können wir uns weiterentwickeln und miteinander in eine friedvolle Zukunft blicken. Ich hoffe, dass die Menschheit sich auf ihre gemeinsamen Interessen besinnt und sich kollektiv dafür einsetzt, anstatt ihre eigenen Lebensgrundlagen zu untergraben.

Eine andere Zukunftsvision ist, ein Schul- bzw. Unterrichtsfach

»Gesundheit« zu etablieren, am besten schon vom Kindergarten an und bis in die Oberstufe – sprich nach der Pubertät. Es gibt weltweit viele Experten, die dringend raten, unseren Kindern etwas über Gesundheit beizubringen. Gesundheit steht dabei als Synonym für einen ausgeglichenen, friedvollen Umgang mit sich selbst (nach innen) sowie mit den Mitmenschen und der Erde (nach aussen).

Zum Schluss schliesse ich mich der Meinung von Albert Einstein an: »Probleme können niemals durch die selben Denkweisen und Methoden gelöst werden, welche die Probleme verursacht haben.« Mit anderen Worten: Warum halten Teile der Menschheit an »veralteten« Strukturen und Methoden fest? Warum ist der andere Teil der Menschheit noch(!) unfähig, sich gegen Unwahrheiten, Diskriminierungen und Unterdrückung zu stellen? Die Menschheit hat sich selber Probleme geschaffen, die sie nicht lösen wird, wenn kein Umdenken stattfindet. Und ich möchte mit meinem Buch einen Teil dazu beitragen, die Welt wachzurütteln. Es braucht alte Weisheiten, die neu aufgegriffen und mit neuem Wissen kombiniert werden, um den Planeten Erde wieder zu einem liebenswerten und respektvollen Ort im Universum zu machen. Jeder Einzelne ist gefordert.

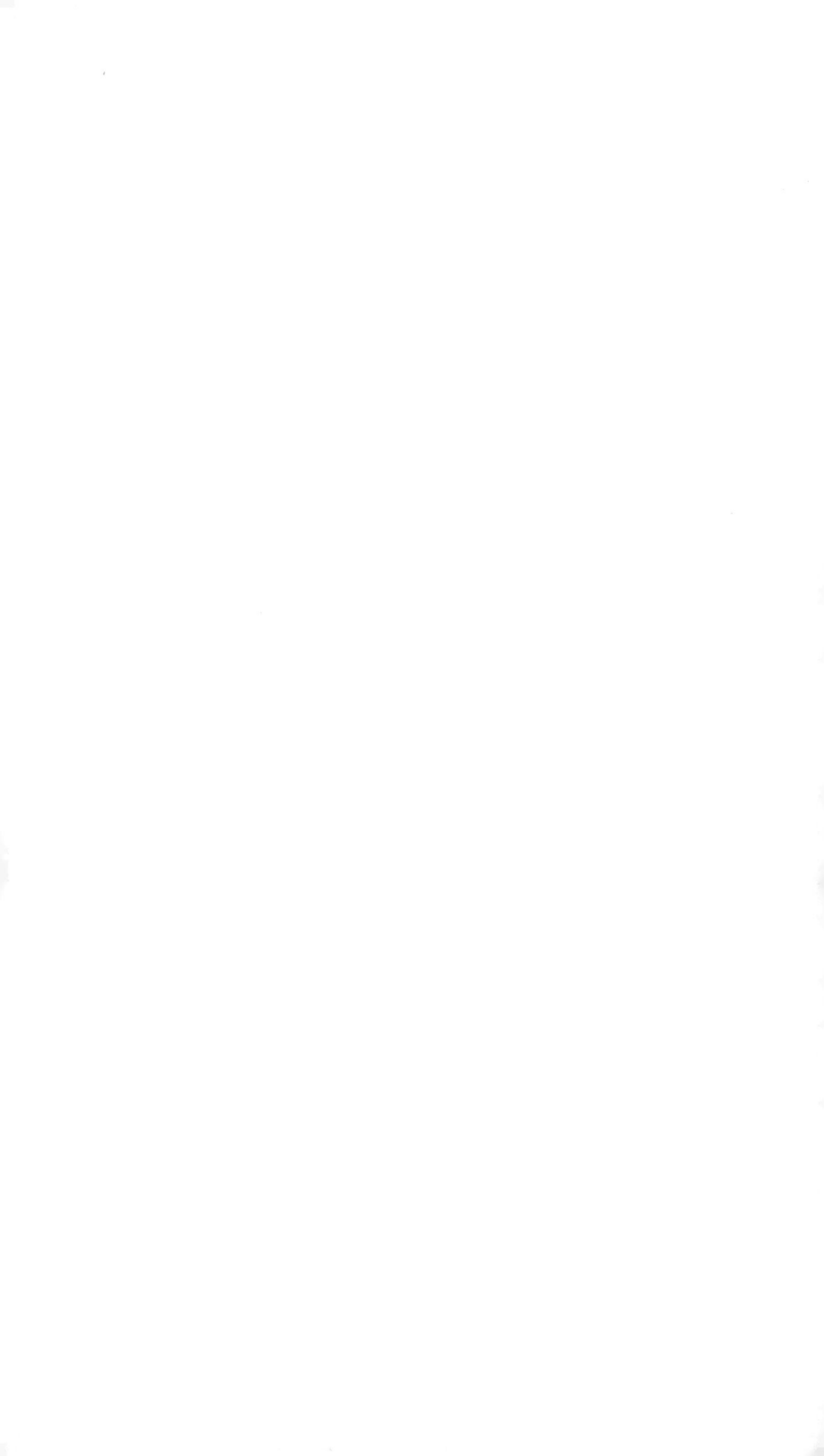